作るモノ

JN246139

君の未来は過去にある。

生き残る種とは最も強いものではない。
最も知的なものでもない。それは変化に
最もよく適応したものである。

いいじゃないかおくれても、
最後までがんばれ。

思ったことが全部実現できたら危ない。
3回に1回くらいがちょうどいい。

じゃないわ。

わたしは「結果」だけを
　　　　　　　求めてはいない。

「結果」だけを求めていると
　は近道をしたがるものだ……

道をした時、
　　　真実を見失うかもしれない。

大事な仕事は、人からは
見えない方がいいんだ。

LOW RISK IS
NOT NO RISK.

盤を叩くことだけさ。

『任務は遂行する』
『約束は守る』

で決めるもの
手に対して

つなくっちゃぁ
てのが
らい
な。

あきらめたら
そこで試合終了ですよ…？

それが普通なんだと思う。

人はそれぞれ……スッキリしないものを
いくつか抱えたまま生きてる……

ER1.5

増井伸高

札幌東徳洲会病院救急センター

中外医学社

まえがき

次の患者さん，入院・帰宅どちらですか？

- ・20 歳女性がアナフィラキシーで来院したが，アドレナリン筋注後に症状消失．
- ・45 歳男性が高エネルギーの交通外傷で搬送，全身造影 CT では所見を認めない．
- ・85 歳女性が元気がなく，娘が入院希望で来院，ER の検査はすべて正常．

　ER は一次（帰宅）と二次以上（入院）の判断に迷う「ER1.5」の患者さんばかりです．困った研修医が開くマニュアル本には，診断や初期対応の記載はあっても，入院・帰宅の決定方法については何も書いてありません．

　こうした入院・帰宅の決定を『Disposition』と呼びます．初学者が Disposition を決断できないのは，関連するエビデンス教育が不十分だからです．「アナフィラキシーの二峰性反応の発生率は？」「高エネルギー外傷で造影 CT 正常時の偽陰性率は？」……実は上級医でも，これらの質問に答えられないことは多いのです．研修医が上に挙げた症例の Disposition に困るのも無理もありません．

　そこで本書『ER1.5』の登場です．今まで情報提供されていなかった Disposition のエビデンスを漏らすことなく集めて明示しました（例：二相性反応は p.2，高エネの造影 CT は p.251 にあります）．入院か帰宅かで迷った時のガイドブックになること間違いなしです．

　一方で，我が国では医学的根拠（エビデンス）が不十分なままでも，コンサルトを受けた医師たちが経験則でなんとか Disposition を決めてきた事実も無視できません．高齢者の社会的入院などはまさにその例です．ローカルルールを尊重しつつ，エビデンスも反映させるにはどうするか？　私が成功と失敗を繰り返して見つけた「秘密の方法」を，こっそり教えちゃいます．このノウハウは，20 年間 ER で患者さんと，専門医と，自分自身と向き合って集めた「財宝」だと言っても過言ではありません．

> **俺の財宝か？ 欲しけりゃくれてやるぜ…**
> **探してみろ この世の全てをそこに置いてきた**
> ゴール・D・ロジャー（『ONE PIECE』）

　私の救急医人生の全てをこの本に注ぎ込みました．本書を手にした全員に，この財宝を差し上げます．ER に携わる医師はもちろん，総合内科医や開業医の先生，看護師やソーシャルワーカー，さらに昨今増えてきた院内救命士もその対象です．さあ，本書を片手に入院・帰宅をマネジメントしていきましょう！

　2025 年 2 月

增井伸高

▶『ER1.5』のトリセツ◀

> 「未来のイメージ」は持っているか. 持っていないなら, 今からでも作ろう.
> それが人生の地図となって, 窮地のあなたを助けてくれるだろう.
> エウクレイデス（数学者）

　本書は Disposition について特化した書籍であり, 他の医学書とは体裁が異なります. そこで, 最初にこのトリセツで, Disposition に関する概要と本書の読み進め方を読者が理解できるように,「1. ER1.5 の守備範囲」,「2. 各論の解説順」,「3. Disposition の決め方」,「4. コンサルトの方法」の 4 つに分けて解説します.

　このトリセツを熟読することで, 以降の各論の理解が深まるようになっています. また, 各論を読みながら適時トリセツを再確認することで相互に理解できるようになります. 繰り返し読んで, Disposition の理解と実践を目指してください.

1-1 ER1.5 の守備範囲（一次～三次救急とは？）

　我が国で「○次救急」という言葉が生まれたのは 1977 年の救急医療対策事業に遡ります. 医療機関を機能別に一次・二次・三次救急医療機関と分け, ヒト・モノを整備しました[1]（図 1）. ここから派生して, 独歩で来院して帰宅となる一次救急患者, 一般病棟に入院となる二次救急患者, ICU に入院となる三次救急患者という表現が使われるようになりました.

　本書では, 帰宅症例の一次救急患者を「ER1.0」, 一般病棟入院症例の二次救急患者を「ER2.0」, ICU 入院症例の三次救急患者を「ER3.0」と表記します. また入院症例の二次・三次救急患者を合わせて ER≧2.0 と表記します. そして ER1.0 か ER≧2.0 か, 入院か帰宅かの判断に迷う症例を「**ER1.5**」と表記します. この ER1.5 が本書の守備範囲です.

　高度救命センターなどの三次医療機関へ搬送される患者のほとんどは ER≧2.0 の入院患者であり, Disposition に迷うことは少ないです（図 1 右）. また, 一次医療機関では ER1.0 の帰宅患者が大部分のため, やはり Disposition に迷う症例は少ないです（図 1 左）. しかし, その間に位置する二次医療機関では ER1.0～ER3.0 までが入り乱れ, ER1.5 のケースを数多く診療する必要があります（図 1 中）. 統計上も我が国の ER3.0 はたった数％であり[2], 大部分は ER1.0～ER2.0 ですから, Disposition に迷う ER1.5 のケースは非常に多いのです.

『ER1.5』のトリセツ

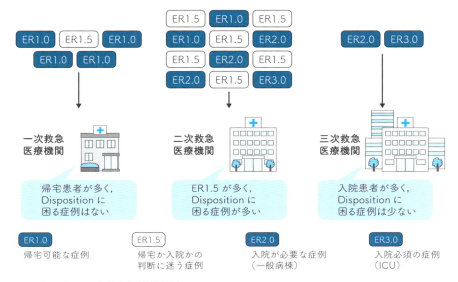

図1 | 一次～三次救急医療機関とER1.0～3.0

1-2 ER1.5の守備範囲に含まれる疾病・症候

　では，ER1.5にはどのような疾患や症候が含まれるのでしょうか？　もれなくER1.5を拾い上げるためには，まずER1.0～ER3.0をすべて集め，その中からER1.5をピックアップする必要があります．そこで，世界中で最も読まれているであろうERの教科書2冊（『Rosen's Emergency Medicine[3]』と『Tintinalli's Emergency Medicine[4]』）の目次をチェックして，ER1.0～ER3.0を網羅することからスタートします．

　ただし，この2冊の教科書は米国ERのものであり，日本では稀な疾病や症候があったり，日本に多い病態がなかったりします．その部分を日本のERにマッチするよう追加・修正したものが次ページからの表1「ER1.0～ER3.0の疾患と症候」です．

　表1の各疾患と症候がER1.0～ER3.0のどれに該当するかは私が分類しました．分類後にER1.0（帰宅）やER≧2.0（入院）となったものはDispositionが決まっているため，本書では取り扱いません．本書ではDispositionに迷うER1.5（表2）だけを取り扱い，これが本書の目次へとつながります（p.xxiv）．

　初診医がER1.0，ER≧2.0，ER1.5の選別を終えた段階が本書のスタートラインです．各論では診断がついた段階のER1.5症例を提示し，どのようにDispositionを決めるかにフォーカスして解説していきます．

表 1a | ER1.0〜ER3.0 の疾患と症候（前半）

0. 蘇生	心肺停止	ER3.0
	ショック	ER3.0
1. アレルギー疾患	アナフィラキシー	ER1.5
2. 呼吸器疾患	呼吸不全	ER1.5
	急性上気道炎	ER1.0
	肺炎→8. 感染症へ	ER≧2.0
	肺膿瘍	ER≧2.0
	気胸	ER1.5
	喘息	ER1.5
	COPD	ER1.5
3. 循環器疾患	胸痛	ER1.5
	ACS	ER3.0
	失神	ER1.5
	心原性ショック	ER≧2.0
	心不全	ER≧2.0
	弁膜症	ER1.5
	心内膜炎	ER≧2.0
	肺塞栓・深部静脈血栓	ER≧2.0
	急性大動脈解離	ER3.0
	大動脈瘤	ER≧2.0
	急性動脈閉塞	ER≧2.0
4. 神経疾患	頭痛	ER1.0
	SAH, 脳出血	ER≧2.0
	脳梗塞	ER≧2.0
	意識障害	ER≧2.0
	めまい	ER1.5
	痙攣	ER1.5
	末梢神経疾患	ER1.0
	脊髄神経疾患	ER≧2.0
	中枢神経感染症	ER≧2.0
5. 腹部疾患　　　　─消化器疾患	腹痛	ER1.5
	嘔気・嘔吐	ER1.5
	下痢	ER1.0
	便秘症	ER1.0
	上部消化管出血	ER≧2.0
	下部消化管出血	ER1.5
	食道・胃・十二指腸消化器疾患	ER1.5
	膵炎・胆嚢炎	ER≧2.0
	急性虫垂炎	ER1.5
	大腸憩室炎	ER1.5
	腸閉塞	ER≧2.0
	消化器疾患の手技	非該当
**　　　　　　　　　─婦人科疾患**	婦人科腹症	ER1.5
	異所性妊娠	ER≧2.0
	周産期トラブル	非該当

（文献 3, 4 を参考に日本の ER に合せて作成）

『ER1.5』のトリセツ

表 2a | ER1.5 を抜粋したもの（前半）

0. 蘇生		心肺停止	ER3.0
		ショック	ER3.0
1. アレルギー疾患		アナフィラキシー	ER1.5
2. 呼吸器疾患		呼吸不全	ER1.5
		急性上気道炎	ER1.0
		肺炎→8. 感染症へ	ER≧2.0
		肺膿瘍	ER≧2.0
		気胸	ER1.5
		喘息	ER1.5
		COPD	ER1.5
3. 循環器疾患		胸痛	ER1.5
		ACS	ER3.0
		失神	ER1.5
		心原性ショック	ER≧2.0
		心不全	ER≧2.0
		弁膜症	ER1.5
		心内膜炎	ER≧2.0
		肺塞栓・深部静脈血栓	ER≧2.0
		急性大動脈解離	ER3.0
		大動脈瘤	ER≧2.0
		急性動脈閉塞	ER≧2.0
4. 神経疾患		頭痛	ER1.0
		SAH，脳出血	ER≧2.0
		脳梗塞	ER≧2.0
		意識障害	ER≧2.0
		めまい	ER1.5
		痙攣	ER1.5
		末梢神経疾患	ER1.0
		脊髄神経疾患	ER≧2.0
		中枢神経感染症	ER≧2.0
5. 腹部疾患	―消化器疾患	腹痛	ER1.5
		嘔気・嘔吐	ER1.5
		下痢	ER1.0
		便秘症	ER1.0
		上部消化管出血	ER≧2.0
		下部消化管出血	ER1.5
		食道・胃・十二指腸消化器疾患	ER1.5
		膵炎・胆嚢炎	ER≧2.0
		急性虫垂炎	ER1.5
		大腸憩室炎	ER1.5
		腸閉塞	ER≧2.0
		消化器疾患の手技	非該当
	―婦人科疾患	婦人科腹症	ER1.5
		異所性妊娠	ER≧2.0
		周産期トラブル	非該当

表 1b | ER1.0〜ER3.0 の疾患と症候（後半）

6. 血液検査の異常	**―腎・泌尿器疾患**	急性腎障害	ER1.5
		横紋筋融解	ER1.5
		透析患者のトラブル	非該当
		電解質異常	ER1.5
		尿路感染症→8. 感染症へ	ER≧2.0
		尿閉	ER1.0
		前立腺疾患	ER1.0
		尿管結石→6. 腹部疾患へ	ER1.0
		泌尿器疾患のデバイス問題	非該当
	―内分泌・代謝	糖尿病	ER1.0
		DKA	ER≧2.0
		AKA	ER1.5
		HHS	ER≧2.0
		甲状腺クリーゼ	ER≧2.0
		急性副腎不全	ER≧2.0
	―血液/腫瘍疾患	貧血	ER1.5
		出血疾患	ER1.5
7. 外傷・筋骨格系疾患		頭部外傷（脳振盪）	ER1.5
		顔面外傷	ER1.5
		胸部外傷	ER1.5
		腹部外傷	ER1.5
		四肢外傷	ER1.5
		妊婦の外傷	ER1.5
		腰痛	ER1.5
		高齢者外傷	ER1.5
		関節炎→8. 感染症へ	ER1.5
		創傷処置（動物咬傷，異物など）	ER1.0
8. 感染症		発熱	ER1.5
		細菌感染	ER1.5
		ウイルス感染	ER1.0
		新型コロナウイルス	ER1.5
		寄生虫	ER1.0
		STD	ER1.0
		骨関節感染	ER1.5
		皮膚軟部組織感染	ER1.5
		敗血症	ER≧2.0
9. その他の救急疾患	**―中毒**	薬物中毒	ER1.5
		アルコール中毒	ER1.5
	―精神科疾患	行動障害（behavior disorder）	ER1.0
		不安症，パニック発作	ER1.0
		自傷行為，希死念慮	ER1.5

（文献 3，4 を参考に日本の ER に合せて作成）

『ER1.5』のトリセツ

表2b | ER1.5 を抜粋したもの（後半）

6. 血液検査の異常	—腎・泌尿器疾患	急性腎障害	ER1.5
		横紋筋融解	ER1.5
		透析患者のトラブル	非該当
		電解質異常	ER1.5
		尿路感染症→8. 感染症へ	ER≧2.0
		尿閉	ER1.0
		前立腺疾患	ER1.0
		尿管結石→6. 腹部疾患へ	ER1.0
		泌尿器疾患のデバイス問題	非該当
	—内分泌・代謝	糖尿病	ER1.0
		DKA	ER≧2.0
		AKA	ER1.5
		HHS	ER≧2.0
		甲状腺クリーゼ	ER≧2.0
		急性副腎不全	ER≧2.0
	—血液/腫瘍疾患	貧血	ER1.5
		出血疾患	ER1.5
7. 外傷・筋骨格系疾患		頭部外傷（脳振盪）	ER1.5
		顔面外傷	ER1.5
		胸部外傷	ER1.5
		腹部外傷	ER1.5
		四肢外傷	ER1.5
		妊婦の外傷	ER1.5
		腰痛	ER1.5
		高齢者外傷	ER1.5
		関節炎→8. 感染症へ	ER1.5
		創傷処置（動物咬傷，異物など）	ER1.0
8. 感染症		発熱	ER1.5
		細菌感染	ER1.5
		ウイルス感染	ER1.0
		新型コロナウイルス	ER1.5
		寄生虫	ER1.0
		STD	ER1.0
		骨関節感染	ER1.5
		皮膚軟部組織感染	ER1.5
		敗血症	ER≧2.0
9. その他の救急疾患	—中毒	薬物中毒	ER1.5
		アルコール中毒	ER1.5
	—精神科疾患	行動障害（behavior disorder）	ER1.0
		不安症，パニック発作	ER1.0
		自傷行為，希死念慮	ER1.5

JCOPY 498-16674

ix

2-1 各論の解説順：Disposition→診断→コンサルト

ER1.5の目次を確認したところで，各論の解説の順番について説明していきましょう．ERでは一般的に「診断」→「Disposition」→「コンサルト」の順で診療が進んでいきます（図2）．しかし本書では，「Disposition」についてまず解説し，それから「診断」と「コンサルト」について述べていきます（図2）．解説順が臨床の時系列順と異なるのは，本書がDispositionにターゲットを絞っているためです．

なお，「Disposition」「診断」「コンサルト」は各々で一部オーバーラップします．そのため「診断」「コンサルト」を一緒に解説した方が理解しやすい場合は，あわせて解説します．

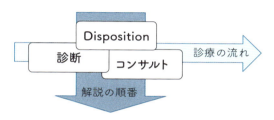

図2｜Disposition, 診断, コンサルト

2-2 各論の解説順：実臨床で意識する順番

実臨床でも診断前にDispositionが決まりそうなケースはありますが，この場合には注意が必要です．たとえば，腹痛患者で「軽い症状なので帰宅だろう」と早々にDispositionを決定した後で緊急手術が必要な疾患と診断されれば失敗です．また，体動困難な高齢者へ「動けないなら入院！」とDispositionを決めたものの，診断がつかないまま入院して適切な治療ができなければ，患者さんはよくなりません（図3）．

特に初学者は，Dispositionが決まりそうになると安心して診断がおろそかになる傾向があります．まずはしっかりと診断をつけることが大切です．Dispositionは正確な診断の先にあることを強く意識しましょう．

一方，実臨床では診断がつかないままDispositionが求められる場面もあります．診断がつかないのは仕方ありませんが，その場合のDispositionはより難しくなります．そこでまずは「診断→Disposition」をめざし，だめなら「診断不明→Disposition」とします（図3）．

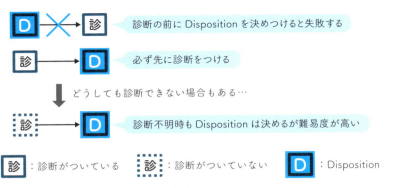

図 3 | 診断してから Disposition を決める

3-1 Disposition の決め方：4 つの型

続いて，Disposition の具体的な方法について解説していきます．本書では，診断がついた場合は①**リスク型**，②**OPE 型**，③**検査型**，どうしても診断が不明な場合は④**症候型**の計 4 つの Disposition 法に分類します（図 4）．

この分類は私のオリジナルであり，それぞれ詳しく解説していきます．ほとんどの疾患や症候はこの 4 つの型のいずれかに当てはめることができますが，感染症や高齢者の Disposition など，一部例外的なものについては後述します．

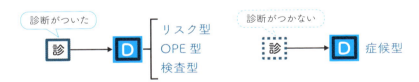

図 4 | 4 つの Disposition 法

3-2 Dispositionの決め方：①リスク型

リスク型は，疾病のリスクをできるだけ「数値化」し，高ければ入院，低ければ帰宅とする方法です．リスク型にはアレルギー疾患（第1章），呼吸器疾患（第2章）などの内科疾患が該当します．たとえばアナフィラキシーでは症状が再燃する二相性反応があり，このリスクを数値化してDispositionを決定します（図5）．

リスク型のポイントは，いかにリスクを数値に落とし込むかです．数値化せず感覚的にリスク評価をすると判断を誤り，Dispositionの失敗につながります．「このアナフィラキシー症例では二相性反応が○％」とズバリ数値化できれば，経験が浅い医師でも正確なDispositionを実践でき，上級医と議論することも可能になります．

Dispositionのその他の内科的影響因子として「患者背景」と「治療」の2つがあります．「患者背景」には病院からの距離や，治療コンプライアンスなども含まれ，たとえば自宅療養の負担が大きければ入院検討，小さければ帰宅検討，とDispositionに影響します．「治療」も頻回の点滴が必要なら入院検討，内服でも十分治療できれば帰宅検討，とDispositionに影響します（図5）．

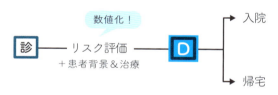

図5｜リスク型のDisposition

3-3 Dispositionの決め方：②OPE型

OPE型は，手術の可能性がある症例のDisposition決定法です．OPE型には消化器外科疾患や脳外科疾患などの外科疾患が該当します．また，消化管出血の内視鏡的止血術など内科医が手術室以外で処置する一部の疾患も含まれます（p.188）．

OPE型のマネジメントは「手術or保存」の判断からスタートします．保存であればリスク型のDisposition法で対応します．手術（処置）の可能性があれば術者へコンサルトし，共同作業でDispositionを決めていきます（図6）．

ここで注意が必要なのは，「手術or保存」の判断を誰が行うかは疾患によってある程度決まっているという点です．たとえば急性虫垂炎の手術or保存の判断は外科医がすることが一般的です．初診医が「この虫垂炎は帰宅して抗菌薬投与で通院か

な?」と思っても,いったんは外科にコンサルトして「手術 or 保存」の判断を委ねます.

一方,大腸憩室炎のように保存加療が比較的多い一部の疾患は「手術 or 保存」の判断は初診医が行うのが一般的です.初診医が保存加療と判断すればリスク型でDisposition を決め,手術の可能性がある場合のみコンサルトします.OPE 型となる各疾患や症候での「手術 or 保存」の判断の担い手が初診医か外科医のどちらになるかは,各論で詳しく解説します.

OPE 型で手術の場合の Disposition は,その手術の緊急度で決まります.緊急手術や準緊急手術であれば原則入院（ER≧2.0),待期手術であれば原則帰宅（ER1.0)という Disposition です（表 3).外科医が手術の実施やタイミングを決める疾患でも,初診医は必要な情報を集めて外科医が Disposition の判断ができるように情報提供することが重要です.

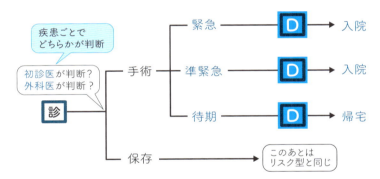

図 6 | OPE 型の Disposition とコンサルト

表 3 | 手術のタイミングと Disposition

分類	手術のタイミング	Disposition	例
緊急手術	夜間・休日であっても緊急手術	入院（ER≧2.0)	下部消化管穿孔
準緊急手術	夜間なら翌朝,休日なら翌日に手術	入院（ER≧2.0)	急性虫垂炎
待期手術	手術室の予約次第	帰宅（ER1.0)	鼠径ヘルニア*

*反復するが陥頓していない場合

3-4 Dispositionの決め方：③検査型

　検査型は，低Na血症や貧血など主に血液検査でみつかる病態で，腎電解質，代謝内分泌，血液疾患などの内科疾患が該当します（p.214～）．

　検査型のDispositionは「症状」の有無を評価することからスタートします．低Na血症であれば「意識障害」，低K血症であれば「脱力」，貧血であれば「失神前駆症状」などです．こうした症状を伴う症候性の検査異常は原則入院とします（図7）．

　一方，無症候性の低Na血症や低K血症，また原則症状を認めない高Kや高Cr血症は異常値（検査値）からDispositionを決定します（図7）．たとえば，低Na血症で「120 mEq/L未満（高度）なら入院，130 mEq/L以上（軽度）なら帰宅」という感じです．

　ただし，異常値とDispositionの相関関係にはエビデンスが乏しく，経験的に判断する場合も多いです．このように異常値はクリアカットには決められないため，本書ではグラデーションで示し，9割以上の医師はこの値なら入院させるだろうというものは「高度」，逆に帰宅させるだろうというものは「軽度」として示します．そして，数値だけでは迷うケースは「患者背景」や「治療」といった他のパラメーターも加味してDispositionを決定します（図7）．

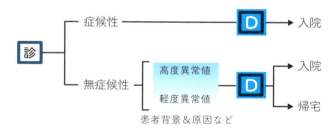

図7｜検査型のDisposition

　検査型は単独なら診断・Dispositionは比較的容易なのですが，問題は重複した場合です．実臨床では「高K血症＋腎不全＋貧血」のように複数の検査で異常となる場合は珍しくありません．また，リスク型や手術型の評価過程で検査型が重複することもあり，「急性虫垂炎＋低Na血症」のようなケースもあります．

　重複例では，各診断のDispositionを1つずつ判断することからスタートします．そして1つでも入院が必要な診断があれば，Dispositionは入院とします．また，すべての診断で帰宅可能と判断しても，総合的に入院か帰宅かを再検討してDispositionを決定します（図8）．

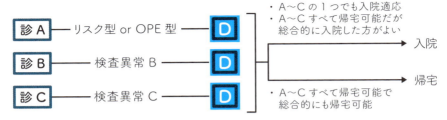

図8 | 検査型が重複した時のDisposition

3-5 Dispositionの決め方：④症候型

次に，診断がつかないケースとして**症候型**のDispositionについて解説します．症候型には確定診断に至らない呼吸不全，胸痛，腹痛などの症候が含まれます（p.62, 84, 198）．

症候型のDispositionでは，確定診断に至らなくても，ER≧2.0の緊急性疾患をいかに除外診断できるかがポイントです．たとえば胸痛では，ACS，急性大動脈解離，肺塞栓などのER≧2.0疾患がすべて除外され，残った鑑別疾患がすべてER1.0疾患なら帰宅とします（図9）．

1つでもER≧2.0疾患が除外できない場合は，その疾患の可能性をできるだけ数値化して評価します．たとえば胸痛でASCを除外できない場合は，その可能性（例：5％以上なら入院検討，1％未満なら帰宅検討のようなイメージ）からDispositionを決定します．

また，一部の緊急性疾患は専門医の診察・検査で診断できることがあります（例：ACSにおける冠動脈造影検査など）．そのため症候型はコンサルトとDispositionが同時となる場合もあります（図9）．

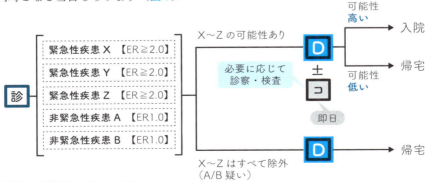

図9 | 症候型のDisposition

3-6 Dispositionの決め方：感染症の場合

　感染症はERで最も多い病態の1つです．敗血症（ER≧2.0）や感冒（ER1.0）のように入院・帰宅のDispositionを即決できるものがある一方，判断に迷うER1.5の疾患も少なくありません．

　こうした感染症ER1.5では，前述した4つの型単独でのマネジメントが難しい場合があります．この場合は，4つの型を適宜組み合わせた**複合型**として対応します（図10）．感染症にだけ別のDisposition法があるのではなく，それまでに身に付けたDisposition法の組み合わせで対応するのがポイントです．

　そこで感染症は，4つのDisposition法の解説が進んだ本書の後半部で解説します（p.312～）．また，感染症は高齢者が罹患してER受診することが多い病態なので，次に述べる高齢者のDispositionも併せて対応していきます．

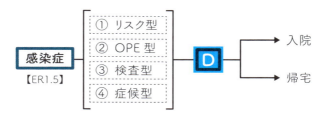

図10 ｜ 感染症は4つの型を併せた複合型のDisposition

3-7 Dispositionの決め方：高齢者の場合

　最後は高齢者のDispositionです．高齢者でも，まずは一般成人と同様のDispositionを用いてマネジメントします．しかし，帰宅と判断した場合でも，高齢者では**延長戦**として社会的入院について再評価します．具体的には，疾病発症前の患者の生活状況を確認し，疾病でその生活が不可能なら入院，可能なら帰宅と判断します（図11）．たとえば，腰椎圧迫骨折で医学的なDispositionは帰宅可能であっても，疼痛により自宅生活が困難なら入院とします．一方，疼痛があっても施設に入居しているなどで介護者の支援により生活可能なら帰宅とします．

　この社会的入院の判断は，必ず医学的評価が終わってから行います．たとえば体動困難になった独居の高齢者のDispositionは社会的評価だけで入院と決定可能です．しかし，体動困難の原因となる医学的評価がなければ，入院後の治療は不十分となってしまいます．社会的評価はあくまで延長戦であり，本戦である医学的評価を

十分行った後に評価しなくてはいけません（図11）．

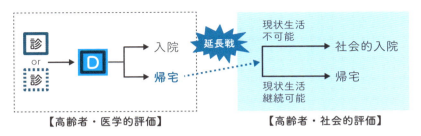

図11｜高齢者の Disposition 帰宅は延長戦（社会的入院）あり

4-1 コンサルトの方法：タイミングその1

　おわりに，コンサルトについて解説します．まず重要なのはコンサルトのタイミングで，「診断」→「Disposition」→「コンサルト」と最後になるようにします．

　最初にコンサルトしてしまうと，診断や Disposition もすべてコンサルト医へ丸投げしてしまうことになるためです．また「診断」→「コンサルト」→「Disposition」の順番でも，入院・帰宅の判断はコンサルト医に任せることになります（図12）．

　中には，OPE 型でコンサルト医（外科医）に手術判断を含めたコンサルトと Disposition 依頼を同時に行うケースもありますが，これは例外です．原則は「診断」→「Disposition」→「コンサルト」の順で診療することを目標とします（図12）．

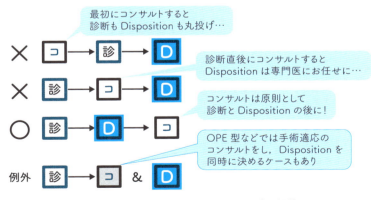

図12｜コンサルトは診断や Disposition のあとが理想的

4-2 コンサルトの方法：タイミングその2

　専門医へのコンサルトでは，「即日」か「後日」かのタイミングも重要です．リスク型や検査型では時間帯や曜日で判断します．たとえば気管支喘息発作でDisposition を入院と判断した場合，日中・平日であれば「即日」呼吸器科医へコンサルトし主治医を依頼します．一方，夜間・休日では初診医が主治医対応をし，「後日」呼吸器科医へコンサルトし転科依頼も検討します（図13）．

　Disposition を帰宅とした場合は，「後日」呼吸器科外来フォローアップ目的でコンサルト診療とする場合や，全くコンサルトなしで終了となるケースもあります（図13）．このようにリスク型や検査型ではDisposition と来院の時間帯や曜日でコンサルトのタイミングを調整しますが，疾病ごとの微調整は各論で詳しく解説します．

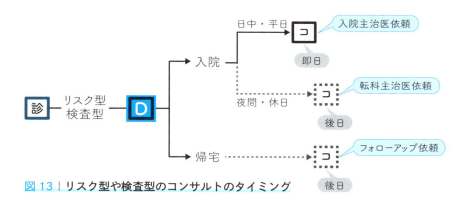

図13｜リスク型や検査型のコンサルトのタイミング

4-3 コンサルトの方法：タイミングその3

　OPE型のコンサルトのタイミングは，手術か保存かを誰が判断するかで変えます．
まず外科医が判断する場合は，「即時」に手術適応のコンサルトをしつつDisposition を決めます．この場合はコンサルトがDisposition と同時ないしは先行してしまうので，情報をきちんと集め，外科医に丸投げ感を出さないように配慮します．
（ERに慣れた初診医限定ですが，緊急手術ではないという自信がある場合は，夜間・休日の症例を翌朝や後日まで待ってコンサルトすることも検討可能です．）

　次に初診医が判断する場合で，保存のケースではリスク型と同じタイミングでDisposition 決定後にコンサルトします（図14）．初診医が手術と判断した場合は，緊急・準緊急・待期といった手術のタイミングで分けて考えます．緊急は「即日」，準緊急や待期は日中・平日なら「即日」ですが，夜間・休日なら「翌朝・翌日」のコ

ンサルトを検討します（図14）．

たとえば，深夜1時に来院した四肢外傷が開放骨折（緊急）なら即時コンサルトですが，大腿骨近位部骨折（準緊急）なら翌朝まで待ってコンサルトすれば夜間に整形外科医を休ませつつ，患者が不利益になることも少ないです．

また，待期手術ではDispositionは帰宅なのですが，日中・平日なら手術室と外科医の余力があれば即日入院→手術を検討することもあるので，即日コンサルトがベターです（図14）．

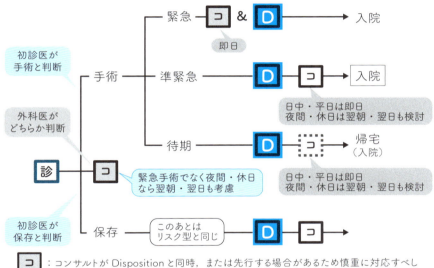

図14 | OPE型のコンサルトのタイミング

4-4 コンサルトの方法：診療科不明・不在の場合

コンサルト先が何科かわからない，または近くに専門医がいないというケースもあるでしょう．こうしたケースでDispositionが入院の場合は，初診医が入院主治医となります．後日コンサルト先がわかれば転科依頼をしますが，不明なら主治医継続です．帰宅の場合も，コンサルト先の外来担当医を探す必要はあり，不明なら初診医が外来担当医を継続することも検討します（図15）．

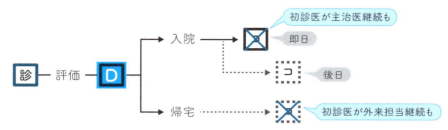

図 15 | コンサルト先が不明の場合

4-5 コンサルトの方法：複数診療科の場合

　検査型や症候型では複数の病態が重複し，コンサルト医も複数科にまたがるケースがあります．この場合は重症度の高い病態や，主治医になる可能性の高い診療科のコンサルト医から相談するようにします．その際には，複数の病態があり他のコンサルト医にも連絡する予定であることを必ず伝えます．

　コンサルト医が併発病態を自分でマネジメント可能と判断して併診コンサルトを不要とする可能性や自ら別の診療科へ併診を依頼する可能性はありますが（図16上），こうした対応はレアケースです．

　多くは初診医が当該科へ複数のコンサルトを実施した後で方針が決定するケースです（図16下）．コンサルトが重複するケースでは初診医が上手く立ち回り，主治医と担当医をコーディネートしていきます．

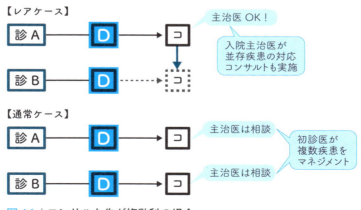

図 16 | コンサルト先が複数科の場合

> 「未来のイメージ」は持っているか．持っていないなら，今からでも作ろう．
> それが人生の地図となって，窮地のあなたを助けてくれるだろう．

　入院・帰宅の方針を決める時には「この患者さんはこれからどうなるのか」という未来のイメージをもつことが重要です．こうしたイメージ作りのために，ここまで解説してきた Disposition 法を，1 枚の地図「Disposition MAP」にまとめて，次のページにお示しします．

　各章の病態で患者さんの方針決定に迷ったら，Disposition MAP を再確認してみてください．窮地のあなたを助けてくれるはずです．

ER1.5　トリセツのまとめ

- [x] Disposition に迷う ER1.5 の疾患や症候を押えておく（目次参照）
- [x] ER では，「診断」→「Disposition」→「コンサルト」の順番で診療を進める
- [x] 診断がついたら，「リスク型」，「手術型」，「検査型」の 3 パターンで Disposition を決定する
- [x] 診断がつかない場合は，「症候型」として Disposition を決定する
- [x] 感染症は複合型，高齢者は延長戦で Disposition を決定する
- [x] コンサルトは時間帯や曜日でタイミングを調整していく

文献

1) 厚生労働省．第 11 回第 8 次医療計画等に関する検討会（令和 4 年 7 月 27 日）資料．5 疾病・5 事業について（その 2; 5 事業について）．p.17. https://www.mhlw.go.jp/content/11908000/000991711.pdf（2023 年 9 月 20 日閲覧）
2) 総務省．令和 4 年版 救急・救助の現況．https://www.soumu.go.jp/main_content/000856261.pdf（2023 年 6 月 16 日閲覧）
3) Walls R, et al. Rosen's Emergency Medicine: Concepts and Clinical Practice. 10th ed. Philadelphia: Elsevier; 2022.
4) Tintinalli JE, et al. Tintinalli's Emergency Medicine: A Comprehensive Study Guide. 9th ed. New York: McGraw Hill; 2019.

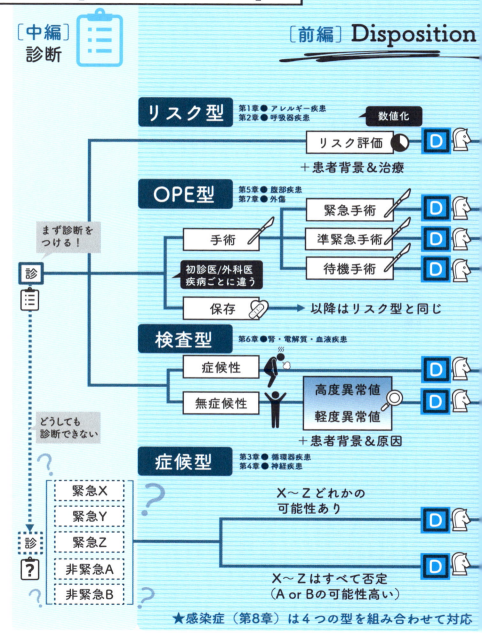

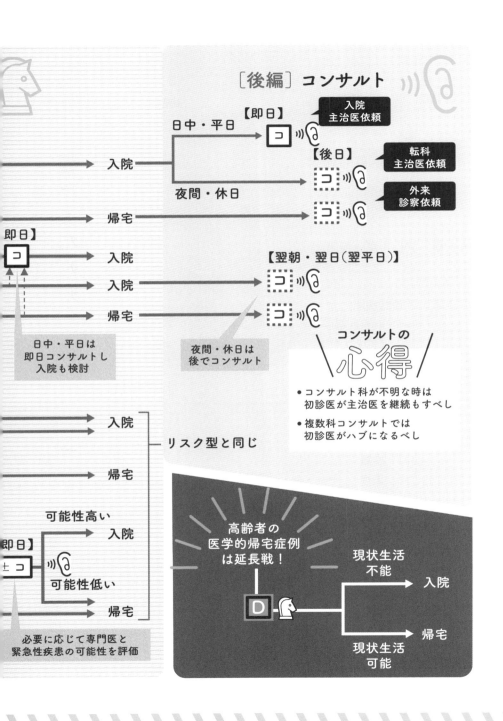

もくじ

まえがき	ii
『ER1.5』のトリセツ	iv
Disposition Map	xxii

第1章▶アレルギー疾患
1-1　アナフィラキシー ……………………………………………………… 2

第2章▶呼吸器疾患
2-1　喘息増悪 …………………………………………………………………… 22
2-2　COPD増悪 ……………………………………………………………… 36
2-3　ACO増悪 ………………………………………………………………… 48
2-4　気胸 ………………………………………………………………………… 52
2-5　呼吸不全 …………………………………………………………………… 62

第3章▶循環器疾患
3-1　胸痛 ………………………………………………………………………… 84
3-2　失神 ………………………………………………………………………… 100

第4章▶神経疾患
4-1　痙攣 ………………………………………………………………………… 132
4-2　めまい ……………………………………………………………………… 148

第5章▶腹部疾患
5-1　急性虫垂炎 ………………………………………………………………… 172
5-2　大腸憩室炎・虚血性腸炎 ……………………………………………… 178
5-3　胆道系疾患 ………………………………………………………………… 184
5-4　消化管出血 ………………………………………………………………… 188

	5-5	婦人科腹症	192
	5-6	腹痛	198

第6章▶ 腎・電解質・血液疾患

	6-1	低 Na 血症	214
	6-2	低 K 血症	220
	6-3	高 K 血症・高 Cr 血症	226
	6-4	高 CK 血症（横紋筋融解症）	232
	6-5	貧血	236

第7章▶ 外傷

	7-1	外傷総論	250
	7-2	頭部外傷	254
	7-3	胸部外傷	261
	7-4	腹部外傷	266
	7-5	四肢外傷	270
	7-6	脊椎外傷	276
	7-7	高齢者外傷	280
	7-8	小児外傷	288
	7-9	妊婦外傷	296

第8章▶ 感染症

	8-1	感染症総論	312
	8-2	肺炎	316
	8-3	蜂窩織炎	324
	8-4	偽痛風	330
	8-5	尿路感染症	334
	8-6	COVID-19	338

第9章▶ その他の救急疾患

	9-1	家族が入院希望の高齢者	348
	9-2	アルコール関連疾患	354
	9-3	急性薬物中毒	362
	9-4	自傷・自殺行為	368

第 10 章 ▶ ER1.5 のトラブルシューティング

10-1 コンサルト医と Disposition が違う時 ……………………… 378

10-2 入院病床がない時 ………………………………………………… 382

各症候・病態と格言のまとめ 386

あとがき 395

さくいん 397

第1章

アレルギー疾患

1-1 アナフィラキシー

前編：Disposition

> 小惑星群カラ抜ケ出セル確率ハ，オヨソ 3,720 分ノ 1 デス．
> C-3PO（『スター・ウォーズ／帝国の逆襲』）

症例 1-1-1	**20 歳女性　呼吸苦**
現病歴	夕食後に友人の頼んだパフェを 1 口もらった．口に入れた後にピーナッツが入っていたことに気がつき食べるのをやめたが，15 分後に呼吸苦が出現し救急要請となる．
既往歴	ピーナッツアレルギーの指摘がある．
Vital signs	GCS E4V5M6，BP 135/85 mmHg，HR 108 回/分，RR 22 回/分，SpO₂ 90％（room air）→100％（10 L），BT 36.9℃
身体所見	四肢体幹に膨疹あり．両肺野で喘鳴あり．眼前暗黒感なし．嘔吐，下痢，腹部症状なし．
来院後の経過	来院直後にアドレナリン 0.5 mg（0.01 mg/kg）を筋注．40 分後には呼吸症状や皮膚所見は緩解している．

Q
① Disposition（入院・帰宅）をどのように決めますか？
② 入院（または帰宅）後の具体的マネジメントは？

アナフィラキシーの Disposition

今回は「アナフィラキシー」と診断がついている内科疾患であり，手術や検査疾患ではないため，Disposition はリスク型で進めていきます（図 1）．リスク型では，何をリスクとするかを具体的にするところから始めます．アナフィラキシーでは遅発性のアレルギー反応である二相性反応（biphasic reaction）が知られており，これが今回のリスクとなります．

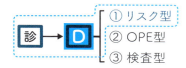
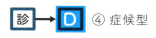

図 1｜アナフィラキシーの Disposition はリスク型

リスク型のDispositionでは，リスクをいかに数値化できるかが重要です．そのために，今回は二相性反応の発生率が何％かというエビデンスを知っている必要があります．これを感覚や経験で判断してはいけません（図2）．

アナフィラキシーにおける二相性反応の発生率は過去には約20％といわれていましたが[1,2]，近年ではもっと少なく，軽症を入れても**4〜5％**とされます[3-6]．さらに，介入が必要な重症**二相性反応の発生率は0.2〜0.3％**と非常に低く[3,7]，真に入院が必要なアナフィラキシー患者は計算上は300〜500人に1人です．

このように臨床的に重要な二相性反応は稀であり，なんでもかんでも入院とするのではなく，リスクの高い患者をピックアップして，入院を検討するという戦略をとります．特に二相性反応のリスクが高いのは①**重症例**（オッズ比：2.11，95％ CI：1.23-3.61，NNT: 41）と，②**アドレナリンの複数投与例**（オッズ比：4.82，95％ CI：2.70-8.58，NNT: 13）です．

NNTはNumber Needed to Treatの略で，ある疾病イベントが1人に起きるのを予防するために何人に治療介入を行えば実現するかという数字です．たとえば，重症のアナフィラキシー患者を41人入院させると1人は二相性反応で介入が必要になります．

また，重症のアナフィラキシーとは，チアノーゼ・低酸素血症（room airでSpO$_2$＜90％），低血圧（SBP＜90 mmHg），失神・意識低下・せん妄を認めた場合であり，この定義も知っておく必要があります[8,9]．アドレナリン再投与は初回投与後5〜15分で臨床的に改善が乏しい場合に実施されます[10-12]．

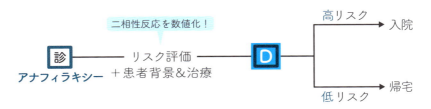

図2｜リスク型のDispositionはリスクの数値化から始める

患者背景や治療についても数値化する

リスク自体を数値化できたら，患者背景や治療についてもできるだけ数値化します．たとえば，患者背景として病院から自宅までの距離は数値化できます．一方で数値化できない要素（例：再発時にサポートしてくれる家族などがいるか，など）も評価しておきます．

アドレナリン以外の治療には H1 ブロッカー[11]，H2 ブロッカー[11]，ステロイド[6,11]
もありますが，これらは二相性反応を減らしません．つまり，アドレナリン以外の
投薬の有無は Disposition に影響しないのです．

H1 ブロッカーには皮膚病態を改善する効果があるので[13]，投薬で皮疹が消えると
「効いた！」と思うかもしれませんが，ただ見た目がよくなっているだけです．呼
吸・循環には全く効果がなく，むしろ低血圧をきたしたという報告すらあります[14]．

このように，アドレナリン以外の治療薬はアナフィラキシーに対するメリットに
乏しく，ガイドラインでもルーチン使用は勧められていません[10,11,12,15,16]．私も原則
使用していません．

ER で 6～8 時間だけ経過観察する？

アナフィラキシーの対応について「6～8 時間は経過観察」と教わった医師もいる
かもしれません．しかし，このマネジメントに科学的根拠はないのです．Lee らは
4114 人のアナフィラキシー患者の調査で二相性反応の発生時間は 0.2～72 時間後[6]
と症例により幅があることを報告しました[6]，Pourmand らも二相性反応の中央値を
4～22 時間と報告しており[17]，6～8 時間がよいというエビデンスはありません．想
像するに，二相性反応の発症まで 6～8 時間が多いという経験則から，このような経
験的治療が生まれたのでしょう．

Kim らは 2019 年のメタアナリシスで，二相性反応発生の陰性的中率を 1 時間の観
察で 95％，6 時間の観察で 97％と報告しています[18]．英国のガイドライン[10]では，
6～12 時間の経過観察でも二相性反応の 50％は見逃されると述べられています[10]．

23 時に入院したアナフィラキシー患者を，翌朝には 6～8 時間経っているから帰
宅 OK とするマネジメントをときどきみかけますが，これも正しくありません．入
院期間は 1 泊 2 日だから十分なのではなく，24 時間以上は経過をみるのが理想です．

アナフィラキシーの Disposition のまとめ

アナフィラキシーのようなリスク型の Disposition では，①リスク，②患者背景，③
治療をエビデンスに基づいて数値化し，入院・帰宅を決めていきます（図 3）．アナ
フィラキシーが重症でなく，アドレナリンの複数回投与もなければ，介入が必要な二
相性反応は稀なので帰宅検討です．一方，重症度が高い場合や，アドレナリンの複数
回投与があれば入院を考慮しますが，これは患者さんと相談して決定していきます．

小惑星群カラ抜ケ出セル確率ハ，オヨソ 3,720 分ノ 1 デス．

そしてアナフィラキシーのDispositionについて相談する場合は，二相性反応の確率を数字として提示する必要があります．さらに帰宅とした場合は，二相性反応が起こった場合の対応方法も決めておきます．重症なら救急車を呼ぶ，軽度なら電話で受診を相談するなど，具体的に指示を出します．また入院であれば，患者さんへは皮膚・呼吸・循環・消化器など二相性反応を疑う自覚症状があった時はすぐにナースコールするように説明しておきます．二相性反応が起こった場合はアドレナリンを筋注できるようにナースへ指示を出しておくことも忘れずに．

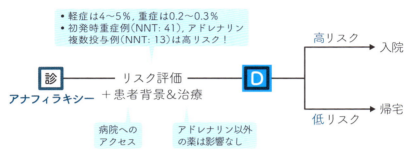

図3｜アナフィラキシーのDisposition

それでは，症例の続きをみてみましょう．

症例1-1-1

20歳女性がピーナッツによるアナフィラキシーで呼吸症状があり来院した．アドレナリン筋注し症状は軽快した．二相性反応のリスクを説明し，患者と協議の結果，帰宅経過観察とし，症状があれば再診の方針となった．

アナフィラキシーのER1.5

- ☑ アナフィラキシーと診断がついており，リスク型でDispositionを決める
- ☑ リスク（二相性反応）を数値化，重症例や複数回のアドレナリン投与例は入院検討
- ☑ 入院例は患者背景を加味して検討，アドレナリン以外の治療は方針に影響しない

以上，前編ではアナフィラキシーのDispositionについて解説しました．次の中編では診断について，後編では帰宅後の専門医へのコンサルトについて解説します．

Advanced Lecture
Systematic review と forest plot

　Systematic review は同類の臨床研究を比較した論文です．Systematic review では，複数の臨床研究を比較した結果を forest plot と呼ばれる図で示します．この forest plot の読み解き方について，重症のアナフィラキシーの二相性反応のリスクの研究[11]を例に確認してみましょう（図A〜C）．

　Forest plot では各研究の 95% CI を横線で，中央値を■で表します．■の大きさは研究の患者数で，多いほど大きくなります．リスク比1の左側にくればリスクが減り，右にくればリスクが増えると判断します．そして各研究をまとめた結果を◆で最下部に示します．

　◆が完全に1の右側にある（95% CI が1をまたがない）場合はリスクが増えると解釈します（図A，B）．一方，◆が1に重なる（95% CI が1をまたぐ）場合はリスクに関係しない（増えも減りもしない）と解釈します．図Cをみると，ステロイド，H1 ブロッカー，H2 ブロッカーの投与は二相性反応へのリスクに影響しないことが読み取れます．

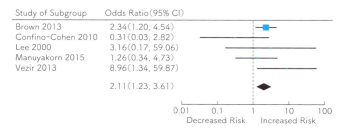

図A｜重症のアナフィラキシーが二相性反応を起こすリスク
(Shaker MS, et al. J Allergy Clin Immunol. 2020; 145: 1082-123[11]より)

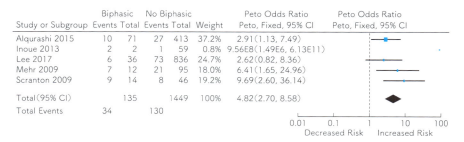

図B｜アドレナリンの複数回投与症例が二相性反応を起こすリスク
(Shaker MS, et al. J Allergy Clin Immunol. 2020; 145: 1082-123[11]より)

1-1 アナフィラキシー

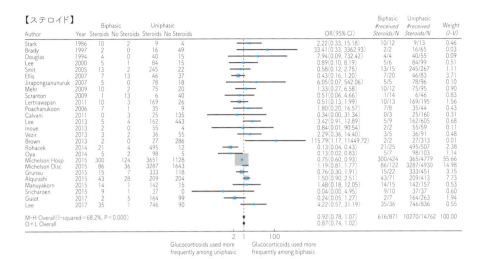

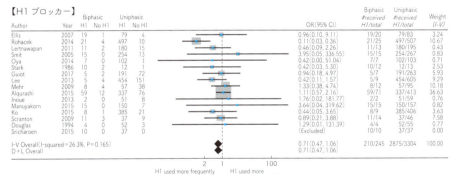

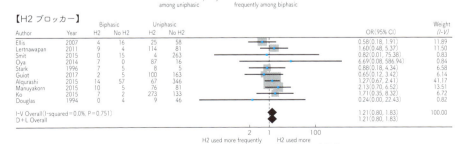

図C | ステロイド，H1ブロッカー，H2ブロッカーの二相性反応への影響
(Shaker MS, et al. J Allergy Clin Immunol. 2020; 145: 1082-123[11])

Advanced Lecture

アドレナリン筋注の正解は？

「アナフィラキシーならアドレナリンを大腿外側に 0.3 mg 筋注」と覚えているかもしれません．しかし，筋注の場所はホントに大腿外側がいいのでしょうか？ また，0.3 mg で十分なのでしょうか？ 今一度アドレナリンについて深掘りしてみましょう．

どこに筋注が正解？

血管内投与以外の薬剤投与（皮下注射や筋肉注射）では，皮下よりも解剖学的に血液量が多い筋肉の方が薬剤の血中への移行が早く，効果も早く発現します．実際にアドレナリンの注射でも大腿外側＆筋注でより血中濃度が上昇することがわかっています[19]（図D）．ガイドラインでも皮下注より筋注，上腕より大腿と明記されています[10-12]．

なお，注射針は NICE ガイドラインでは 21G か 23G と記載されています（ただし日本では 21G は ER に置かれていないことが多い）．23G だと太った患者さんでは筋肉にまで届かない可能性があるので，私は原則として 22G を使っています．

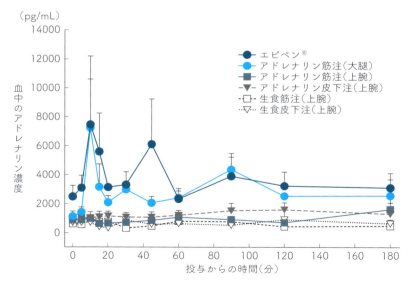

図D｜アドレナリン投与方法ごとの血中濃度と投与時間の関係
(Simons FE, et al. J Allergy Immunol. 1998; 101: 33-7[19])

0.3 mg が正解？

「アナフィラキシーのアドレナリン筋注は 0.3 mg」と覚えている医師は多いかもしれません．しかし現在のガイドラインでは 0.01 mg/kg で，最大量 0.5 mg がスタンダードです[10-12]（小児では 6〜12 歳が 0.3 mg，6 歳〜6 カ月が 0.15 mg[10]）．

アドレナリンの添付文書でも「通常成人 1 回 0.2〜1 mg（0.2〜1 mL）を皮下注射または筋肉内注射する．なお，年齢，症状により適宜増減する」[20]と記載され，成人 0.5 mg，小児 0.3 mg 筋注は適応内使用です．私は成人であれば 0.5 mg を，小児であれば年齢・体重に合わせて 0.15〜0.3 mg を筋注しています．

私はアドレナリンを蘇生用の注射製剤から 1 cc のシリンジで必要量だけ引いて使っています．成人は体重 50 kg 以上の患者が多いので 0.5 mg（0.5 cc）を筋注していますが，明らかに体重が 30〜40 kg の場合は適宜調整しています．

また初回のアドレナリン投与の反応が悪ければ，5〜15 分後に同等量を追加投与します[10-12]．血圧が上がらない場合はアドレナリンの効果が乏しいことだけでなく，分布異常性ショックのため血管内ボリュームが足りないことが原因でもあります．ショックであれば細胞外液を成人では 500〜1000 mL，小児なら 30 mL/kg[21] ボーラス投与します．ちなみに，静脈確保はアドレナリン投与後で構いません．

アドレナリン？　エピネフリン？　どっちが正解？

アドレナリンとエピネフリンは同一物質です．呼び方は国により異なり，米国ではエピネフリン，欧州ではアドレナリンが一般的です．ガイドラインでも米国[11]では Epinephrine，NICE（英国）[10]では Adrenaline と記載されます．

我が国では過去にはエピネフリンが一般的でしたが，2006 年 4 月の日本薬局方改正で一般名がアドレナリンに変更されました．そのため本書でも「エピネフリン筋注」でなく「アドレナリン筋注」と記載します．

けれども臨床現場では"エピネフリン"は生きた言葉として使われています．特に「エピ」という略称はなじみ深いですね．「エピを筋注」は通じるけれど，「アドを筋注」では通じません．「エピペン®」もやっぱりゴロがいい．「アドペン」だと違和感があります．口語はエピ，文語はアドレナリンというのが今の日本の状況です．

中編：診断

　アドレナリンの筋注は，二相性反応を予防するだけでなく[10,11]，救命のために必須のマネジメントです[10,11]．超重症のアナフィラキシーでは曝露から心停止までの時間は5〜30分と短く，さらに最初にアドレナリンの筋注がされなかった症例はすべて死亡したという報告もあります[22]．アナフィラキシーと対峙した初診医には，誰かの助けを借りることなく，正確に診断し治療することが求められます．

　また「アドレナリンはショックや重症例だから使用する」というのは間違いです．重症化する前にアドレナリンを速やかに筋注し，重症化を防ぐのが正解です．では，ここでクイズを1つ．

> **Q** すぐにアドレナリンを打つべきなのはどの症例？（答えは p.13）
> ①アレルゲンの曝露がないのに皮疹と呼吸苦が出現した
> ②そばアレルギー疑いの小児が蕎麦屋でうどんを食べた後に全身に皮疹が出た
> ③蜂アレルギーあり，蜂に刺されたあと軽い眼前暗黒感のみあり

アナフィラキシーを正しく診断しているか？

　このクイズを研修医に出すと，正解率は約6割です．臨床研究でもアナフィラキシーの57％が認識されていなかったという報告があり[23]，実際にアナフィラキシーの診断の約4割が間違っているのです．

　そのためか，アナフィラキシー症例の半分でアドレナリン筋注が利用されていないという報告[24]や，逆にアナフィラキシーではないのにアドレナリンが誤投与されてしまったという報告があります[25]．意外と多いアナフィラキシーの誤診を防げるように，その診断について再確認してみましょう．

　アナフィラキシーの診断基準は，2006年に NIAID（National Institute of Allergy and Infectious Diseases）と FAAN（The Food Allergy Anaphylaxis Network）が共同で発表した診断基準[26]が元になっています．この診断基準は陽性尤度比3.26，陰性尤度比0.07と，特に除外診断に有用です[27]．ACAAI（American College of Allergy, Asthma & Immunology），AAAAI（American Academy of Allergy, Asthma & Immunology）などの関連組織や日本アレルギー学会のガイドラインも2020年まではこの criteria を用いていました．

　しかし，その後 World Allergy Organization のガイドライン2020[12]では，この診断基準がやや煩雑なため，修正版の criteria を発表しました．2022年の日本のガイド

ラインもこの criteria を採用しているので，国内でもコンセンサスのあるこの criteria でアナフィラキシーの診断をするようにしましょう．

この criteria では，皮膚（80〜90％），気道/呼吸（70％），循環（45％），消化器（45％）[9]の4つの臨床症状と，アレルギーの曝露の有無を確認します．そして皮膚症状あり（Criteria 1）とアレルギー曝露あり（Criteria 2）の2パターンで判断します（図4）．

Criteria 1 の場合は，アレルギーの曝露は関係ないのがポイントです．アナフィラキシーでも曝露不明なケースは11％あるためです[28]．急性発症の皮膚症状に，気道/呼吸・循環・消化器のいずれかの症状があれば診断とします（図4）．

Criteria 2 の場合は，アレルギーの曝露があれば，気道・呼吸・循環のいずれかの症状で診断とします．この場合，皮膚症状がなくてもよいのがポイントです（図4）．

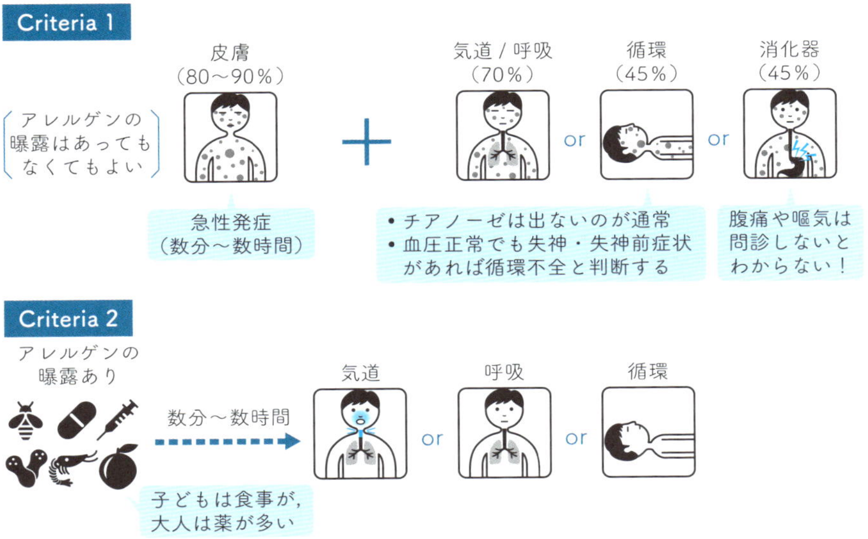

Criteria 1

皮膚（80〜90％）

アレルゲンの曝露はあってもなくてもよい

急性発症（数分〜数時間）

気道/呼吸（70％）

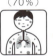
循環（45％）

消化器（45％）

- チアノーゼは出ないのが通常
- 血圧正常でも失神・失神前症状があれば循環不全と判断する

腹痛や嘔気は問診しないとわからない！

Criteria 2

アレルゲンの曝露あり

数分〜数時間

気道

呼吸

循環

子どもは食事が，大人は薬が多い

- 皮膚/粘膜症状：全身性蕁麻疹，痒疹，口唇や口腔粘膜の浮腫
- 気道/呼吸症状：呼吸苦，喘鳴，咳嗽，stridor，低酸素血症
- 循環器症状：血圧低下*，眼前暗黒感など末梢組織循環不全症状も含む
  - *成人：BPS＜90 mmHg または平常時血圧の70％未満
  - *小児：1〜10歳は BPS＜70 mmHg＋（2×年齢），1歳未満は BPS＜70 mmHg
- 消化器症状：腹部蠕動痛，嘔気・嘔吐
- 気道症状：吸気性喘鳴，変声，嚥下痛など

図4｜アナフィラキシーの診断
(Anaphylaxis 対策委員会, 編. アナフィラキシーガイドライン 2022. 東京: 日本アレルギー学会; 2022 ほか各種ガイドラインを参考に著者作成)

アナフィラキシーの原因は？

診断に続き，アナフィラキシーの原因についても確認してみましょう．原因は多い順に①食事（35％），②薬剤性（17％），③蜂刺傷（6.5％）となります[29]．

食事は小児や若年者では多いのですが，加齢とともに徐々に減って30歳代以降では薬剤性の方が多くなり，中年以降では食事の可能性はかなり低くなります[28,29]（図5）．

薬剤性で最も多いのは抗生物質（48.3％）で約半分を占めます[30]．頻度の高い順に並べるとペニシリン（9.5％），ST合剤（6.7％），テトラサイクリン（5.2％）となりますが[30]，抗生物質なら何でも起こりうると思っておきましょう．抗生物質の次に多いのがNSAIDs（9.8％）です[30]．なお非ヨード系造影剤（一般的な造影CTの造影剤）のアレルギーは有名ですが，薬剤性全体の1.8％と稀な部類に入ります[30]．

多くは病歴で原因が確認できますが，約25％は原因不明とされることも覚えておきましょう．

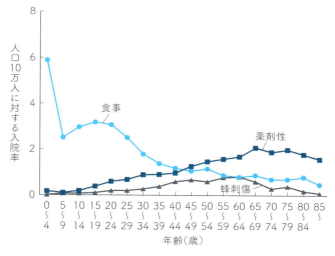

図5 ｜ アナフィラキシーで入院した原因疾患と年齢の関係
(Turner PJ, et al. J Allergy Clin Immunol. 2015; 135: 956-63. e1[29])

では，ここでp.10のクイズの答えを確認しましょう．

> **Q** すぐにアドレナリンを打つべきなのはどの症例？
> ①アレルゲンの曝露がないのに皮疹と呼吸苦が出現した
>   →曝露不明だが皮膚＆呼吸症状があり，アナフィラキシーとしてアドレナリンを打つ
> ②そばアレルギー疑いの小児が蕎麦屋でうどんを食べた後に全身に皮疹が出た
>   →皮膚症状のみであればアドレナリンなしで経過観察
> ③蜂アレルギーあり，蜂に刺されたあと軽い眼前暗黒感のみあり
>   →既知アレルギーの曝露＋循環症状があり，アナフィラキシーとしてアドレナリンを打つ

皮疹に騙されないこと！

「アナフィラキシーは皮膚所見が前面に出る」というイメージをもっているなら注意が必要です．皮膚所見はアナフィラキシーの10〜20％では認めず[9,31]，初期には出現しないこともあります[31]．重度の呼吸・循環症状のみで来院し，アドレナリン筋注後に皮膚症状が出現したアナフィラキシー症例を私も何度か経験しています．皮疹がないからといってアドレナリン投与を躊躇するのでは，アナフィラキシーの初期対応は不合格です．

また，アナフィラキシーではショックになっても皮疹のせいで全身状態が不良にみえないことがあります．重症のショックで認めるチアノーゼはアレルギー反応特有の皮膚症状に隠されてしまいます．Worm shockとなるアナフィラキシーは，冷感著明で末梢が締まって四肢が冷たいcold shockとは見た目が正反対です．見た目に騙されずに，vital signsや脳循環不全である気分不良や眼前暗黒感などを聞き出して診断することが重要です．

皮膚所見だけでアナフィラキシーと診断しないこと，皮膚所見がなくてもアナフィラキシーと診断できること．アナフィラキシーの診断の失敗は皮疹に騙される時に起こります．

アナフィラキシー診断のピットフォール

- ☑ アナフィラキシーの早期診断は早期治療のために必須である
- ☑ 自分がアナフィラキシーを正しく診断できているかを見直そう
- ☑ 皮膚所見に惑わされないことが重要

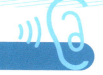

後編：コンサルト

後編はアナフィラキシーのコンサルトについて解説しましょう．コンサルトでは「目的」と「タイミング（即日 or 後日）」を明確にすることがポイントです．アナフィラキシーをコンサルトする目的は「原因診断と予防（±脱感作）」です．この目的には緊急性はないので，タイミングは「後日」でOKです（図6）．

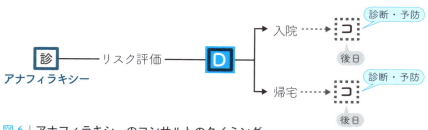

図6｜アナフィラキシーのコンサルトのタイミング

アナフィラキシーのコンサルトは全例にする必要はなく，選択的に実施します．どんな症例でコンサルトが必要なのかを，症例ベースで考えてみましょう．

症例 1-1-1（最初の症例）
20歳女性，ピーナッツアレルギーと診断されている患者が，ピーナッツを食べてアナフィラキシーになった．

Q 専門医へコンサルトする/しない？（するなら目的は？）

初発例か再発例かでコンサルトを決める

アナフィラキシーショックの原因となる食物は，多い順に鶏卵（28％），乳製品（23％），小麦（18％），そば（7％），ピーナッツ（5％）と報告されています[32]．これらは通常の食生活でも摂取する可能性が高いため，アレルゲンの特定，さらには脱感作や曝露回避の指導が必要となります．

もちろん食物のアレルゲンが特定できないことや，特定できても脱感作が難しいこともあります．しかし，こうした症例でこそ専門医の判断と詳細なマネジメントが必要となります．そのため**初発のアナフィラキシーは原則としてコンサルト**です．アレルギー専門医へコンサルトされた患者の35％で診断が変更され，32％は原因が

特定されたという報告もあります[33].

では，症例 1-1-1 のような再発の場合はどうでしょう？ すでに専門医にピーナッツアレルギーと診断され，食事療法も徹底した中でのアクシデントであれば，再発防止を啓蒙した上でコンサルなし，でも構いません．ちなみにピーナッツの脱感作は一般的に難しいとされるので，予防法はピーナッツを食べないことです．一方で，診断があいまいなケースや食事指導が不十分なケースでは専門医コンサルトを検討すべきでしょう．

専門医はどこにいるのか？

コンサルしたくても，アレルギー専門医に心当たりがない場合はどうしたらよいでしょうか？ 近年は web 検索が充実しているため，各専門医をみつけるのはかなり容易になりました．まずは各病態に合致する学会の HP などで「専門医マップ」を探すのがオススメです．アレルギー専門医なら，日本アレルギー学会の HP やエピペン® の HP から検索可能です．

①**日本アレルギー学会専門医・指導医一覧（一般用）**
https://www.jsaweb.jp/modules/ninteilist_general/

②**ヴィアトリス製薬株式会社「アナフィラキシーってなあに.jp」医療施設検索**
https://allergy72.jp/search/

COLUMN

エピペン® はいつ処方する？

エピペン® は，web サイト（https://www.epipen.jp）で動画講義を視聴すれば非専門医でも処方することが可能です．私も資格を持っています．ただし処方の機会は数年に 1 回です．

アナフィラキシーの原因は，薬剤性，食物，蜂が大半を占めます．薬剤性では院内アドレナリンを使うので，エピペン® は使われません．また，食物アレルギーでは食事療法のみで，エピペン® を処方されているケースは多くありません．残る蜂アレルギーがエピペン® 処方の典型例ですが，頻度としては少ないのです．

また，エピペン® は使用期限が 1 年と短いので，「日切れ」を避けるため院内在庫は置かない医療機関が多く，院内処方する場合は取り寄せて数日後の再診時の処方となってしまいます．その場合は在庫を備蓄しているアレルギー専門医のもとへ処方依頼することも検討します．

続いて，次のケースのコンサルトについて考えてみましょう．

症例 1-1-2　19 歳男性
初めてマツタケを食べてアナフィラキシーになった．

Q 専門医へコンサルトする/しない？（するなら目的は？）

　松茸のアナフィラキシー症例です[35-37]．今回は初発例ですが，専門医への紹介が必要でしょうか？　実はこの症例は私が担当したのですが，専門医へは紹介しませんでした．この患者さんの最終的なマネジメントは松茸を食べないことです．食事頻度が低い食材であり，曝露リスクの高い小麦や卵のような食生活への影響はほぼありません．高級食材でメニュー表記も明確なため，曝露を避けることは容易です．仮に専門医が診断しても「松茸禁止」という方針は同じです．そのことを患者さんへ説明して理解してもらい，コンサルトはなしで OK と判断しました．

　では，次の運動後の2症例について考えてみましょう．

症例 1-1-3　16 歳男性
回転ずしを食べた後に全速力で自転車をこいで発症した．

症例 1-1-4　48 歳女性
初めてプロテインを飲んでジョギングをして発症した．

Q 専門医へコンサルトする/しない？（するなら目的は？）

FDEIA のコンサルト

　この2つの症例は，食物依存性運動誘発アナフィラキシー（food-dependent exercise-induced anaphylaxis: FDEIA）と呼ばれるアレルギー疾患です．「特定の食事」→「運動」の2つが連続して初めて起こるのが FDEIA です．食事だけなら大丈夫なのに，＋運動で発生するのは，運動負荷による腸管の透過性の亢進が関与していると推測されています[38]．

　FDEIA もアナフィラキシーであることには変わりはなく，コンサルトの目的は診断と治療です．ただし FDEIA は運動負荷試験をしても約1/3の症例では誘発されず，診断は難しく，暫定診断のまま曝露回避がゴールとなることが多いです．食事 or 運

動の単独では起こらないので，同時曝露を避けること自体は難しくありません．

症例を振り返ってみましょう．症例 1-1-3 の 16 歳男性（回転ずし→自転車）では FDEIA を疑います．初発であり，再曝露の可能性も高い FDEIA のケースです．アレルギーの診断・指導が必要なためコンサルトとします．回転ずしはメニューも豊富で，魚介類以外の小麦などがアレルゲンである可能性もあります．初診の記憶が新しい時に食事情報をキッチリ集めてコンサルトしましょう．

症例 1-1-4 の 48 歳女性（プロテイン飲料→ジョギング）のコンサルトはどうでしょう？　プロテイン飲料に含まれる一部のたんぱく質がアレルゲンとなる報告もあり[39,40]，今回はプロテイン飲料→ジョギングの FDEIA と暫定診断します．

この際のマネジメントはズバリ，プロテイン→運動をやめることです．患者さんの話を聞くと，雑誌に載っていたプロテインダイエットに挑戦したものの，「もうこりごり！　プロテインは捨てるわ！」と自ら申し出ていました．プロテインのどのたんぱく質かを特定することは難しく，また診断によって曝露回避の方針が変わることはないため，専門医のコンサルトはなしとしました．

最後に，もう 1 つの症例について確認してみましょう．

症例 1-1-5　16 歳男性
オリンピックのジュニア強化選手．初めてプロテインを飲んでジョギングをして発症した．

Q 専門医へコンサルトする/しない？（するなら目的は？）

症例 1-1-5 は，将来もプロテインを摂取する必要性が高いので，診断・食事指導を専門医にコンサルトするのがよいでしょう．

このように，全く同じエピソードでも，年齢や患者背景によって今後の曝露をイメージして，コンサルトの有無を変えていくようにしましょう．

アナフィラキシーのコンサルト
- ☑ アナフィラキシーのコンサルトは後日で OK，目的を明確にして必要時のみ依頼する
- ☑ 初発ではコンサルトを考慮，再発の多くはコンサルトなしで OK
- ☑ FDEIA でもコンサルトの判断基準は同じ
- ☑ 例外として，今後の曝露防止が可能なら初発でもコンサルトなしで OK

第 1 章　アレルギー疾患

1.　アナフィラキシー　文献

1) Stark BJ, et al. Biphasic and protracted anaphylaxis. J Allergy Clin Immunol. 1986; 78: 76-83. PMID: 3722636.
2) Ellis AK, et al. Incidence and characteristics of biphasic anaphylaxis: a prospective evaluation of 103 patients. Ann Allergy Asthma Immunol. 2007; 98: 64-9. PMID: 17225722.
3) Grunau BE, et al. Incidence of clinically important biphasic reactions in emergency department patients with allergic reactions or anaphylaxis. Ann Emerg Med. 2014; 63: 736-44.e2. PMID: 24239340.
4) Rohacek M, et al. Biphasic anaphylactic reactions: occurrence and mortality. Allergy. 2014; 69: 791-7. PMID: 24725226.
5) Alqurashi W, et al. Epidemiology and clinical predictors of biphasic reactions in children with anaphylaxis. Ann Allergy Asthma Immunol. 2015; 115: 217-23.e2. PMID: 26112147.
6) Lee S, et al. Time of onset and predictors of biphasic anaphylactic reactions: a systematic review and meta-analysis. J Allergy Clin Immunol Pract. 2015; 3: 408-16.e1-2. PMID: 25680923.
7) Kraft M, et al. Risk factors and characteristics of biphasic anaphylaxis. J Allergy Clin Immunol Pract. 2020; 8: 3388-95.e6. PMID: 32763470.
8) Brown SG, et al. Anaphylaxis: clinical patterns, mediator release, and severity. J Allergy Clin Immunol. 2013; 132: 1141-9.e5. PMID: 23915715.
9) Brown SG. Clinical features and severity grading of anaphylaxis. J Allergy Clin Immunol. 2004; 114: 371-6. PMID: 15316518.
10) Working Group of Resuscitation Council UK. Emergency treatment of anaphylaxis: Guidelines for healthcare providers. May 2021. https://www.resus.org.uk/sites/default/files/2021-05/Emergency%20Treatment%20of%20Anaphylaxis%20May%202021_0.pdf
11) Shaker MS, et al. Anaphylaxis-a 2020 practice parameter update, systematic review, and Grading of Recommendations, Assessment, Development and Evaluation (GRADE) analysis. J Allergy Clin Immunol. 2020; 145: 1082-123. PMID: 32001253.
12) Cardona V, et al. World allergy organization anaphylaxis guidance 2020. World Allergy Organ J. 2020; 13: 100472. PMID: 33204386.
13) Dodd A, et al. Evidence update for the treatment of anaphylaxis. Resuscitation. 2021; 163: 86-96. PMID: 33895231.
14) Ellis BC, et al. Parenteral antihistamines cause hypotension in anaphylaxis. Emerg Med Australas. 2013; 25: 92-3. PMID: 23379461.
15) Australasian Society of Clinical Immunology and Allergy (ASCIA) Guideline for the Acute management of anaphylaxis. 2020. https://www.allergy.org.au/hp/papers/acute-management-of-anaphylaxis-guidelines
16) Muraro A, et al; EAACI Food Allergy and Anaphylaxis Guidelines Group. Anaphylaxis: guidelines from the European Academy of Allergy and Clinical Immunology. Allergy. 2014; 69: 1026-45. PMID: 24909803.
17) Pourmand A, et al. Biphasic anaphylaxis: A review of the literature and implications for emergency management. Am J Emerg Med. 2018; 36: 1480-5. PMID: 29759531.
18) Kim TH, et al. Duration of observation for detecting a biphasic reaction in anaphy-

18　　JCOPY 498-16674

laxis: a meta-analysis. Int Arch Allergy Immunol. 2019; 179: 31-6. PMID: 30763927.

19) Simons FE, et al. Epinephrine absorption in children with a history of anaphylaxis. J Allergy Clin Immunol. 1998; 101: 33-7. PMID: 9449498.

20) アドレナリン注 0.1%シリンジ「テルモ」添付文書.

21) Singer E, et al. Allergy and anaphylaxis: Principles of acute emergency management. Emerg Med Pract. 2015; 17: 1-19; quiz 20. PMID: 26237051.

22) Pumphrey RS. Lessons for management of anaphylaxis from a study of fatal reactions. Clin Exp Allergy. 2000; 30: 1144-50. PMID: 10931122.

23) Hitti EA, et al. Acute allergic reactions in the emergency department: characteristics and management practices. Eur J Emerg Med. 2015; 22: 253-9. PMID: 24841773.

24) Patel N, et al. Use of multiple epinephrine doses in anaphylaxis: A systematic review and meta-analysis. J Allergy Clin Immunol. 2021; 148: 1307-15. PMID: 33862009.

25) Johnston SL, et al. Adrenaline given outside the context of life threatening allergic reactions. BMJ. 2003; 326: 589-90. PMID: 12637407.

26) Sampson HA, et al. Second symposium on the definition and management of anaphylaxis: summary report--Second National Institute of Allergy and Infectious Disease/Food Allergy and Anaphylaxis Network symposium. J Allergy Clin Immunol. 2006; 117: 391-7. PMID: 16461139.

27) Loprinzi Brauer CE, et al. Prospective validation of the NIAID/FAAN criteria for emergency department diagnosis of anaphylaxis. J Allergy Clin Immunol Pract. 2016; 4: 1220-6. PMID: 27406968.

28) Wood RA, et al. Anaphylaxis in America: the prevalence and characteristics of anaphylaxis in the United States. J Allergy Clin Immunol. 2014; 133: 461-7. PMID: 24144575.

29) Turner PJ, et al. Increase in anaphylaxis-related hospitalizations but no increase in fatalities: an analysis of United Kingdom national anaphylaxis data, 1992-2012. J Allergy Clin Immunol. 2015; 135: 956-63.e1. PMID: 25468198.

30) Sousa-Pinto B, et al. Frequency of self-reported drug allergy: A systematic review and meta-analysis with meta-regression. Ann Allergy Asthma Immunol. 2017; 119: 362-73.e2. PMID: 28779998.

31) Simons FE. Anaphylaxis. J Allergy Clin Immunol. 2010; 125 (2 Suppl 2) : S161-81. PMID: 20176258.

32) Akiyama H, et al. Japan food allergen labeling regulation--history and evaluation. Adv Food Nutr Res. 2011; 62: 139-71. PMID: 21504823.

33) Campbell RL, et al. Outcomes of allergy/immunology follow-up after an emergency department evaluation for anaphylaxis. J Allergy Clin Immunol Pract. 2015; 3: 88-93. PMID: 25577624.

34) エピペンサイト 医療関係者用. https://med.epipen.jp/users/login?redirect=%2F

35) Komase Y, et al. A case of anaphylactoid reaction due to Matsutake mushroom (*Tricoloma matsutake*) ingestion. Allergol Int. 1999; 48: 297-301.

36) 高増哲也, 他. 松茸によるアナフィラキシーの 1 例. 日本胸部臨床. 2000; 59: 328-33.

37) 石川照子, 他. マツタケによるアナフィラキシーの 1 例 キノコアレルギーを含めて. アレルギーの臨床. 2002; 22: 310-3.

38) Pals KL, et al. Effect of running intensity on intestinal permeability. J Appl Physiol (1985). 1997; 82: 571-6. PMID: 9049739.

39) 濱岡　大, 他. Glym4 が主要原因アレルゲンと考えられた, ソイプロテイン飲料初回摂取後

第 1 章　アレルギー疾患

　　のアナフィラキシーの 1 例. 日本皮膚免疫アレルギー学会雑誌. 2020; 3: 436-42.
40) Sousa MJCS, et al. Bodybuilding protein supplements and cow's milk allergy in adult. Eur Ann Allergy Clin Immunol. 2018; 50: 42-4. PMID: 29350021.

第 **2** 章

呼吸器疾患

2-1 喘息増悪

前編：Disposition

> 生き残る種とは最も強いものではない．最も知的なものでもない．
> それは変化に最もよく適応したものである．
>
> チャールズ・ダーウィン

症例 2-1-1	36 歳男性　呼吸苦
現病歴	来院 2 日前からの咳嗽あり，呼吸苦増悪し受診．
既往歴	小児喘息の既往があったが，現在通院なし，処方歴なし．
Vital signs	BP 135/69 mmHg，HR 90 回/分，RR 20 回/分，SpO$_2$ 90％，BT 37.0℃
身体所見	両肺に吸気呼気ともに喘鳴を聴取する．
胸部レントゲン	明らかな異常所見なし．
来院後の経過	喘息増悪と診断しプレドニゾロンを投与，吸入実施している．

Q ①Disposition（入院・帰宅）をどのように決めますか？
②入院（または帰宅）後の具体的マネジメントは？

　喘息の急性増悪（acute exacerbations of asthma）はかつて「気管支喘息発作」と呼ばれていましたが，近年のガイドライン[1]では「喘息増悪」と変更されました．本書でも「喘息増悪」と記載します．

　今回の喘息増悪のようなケースの Disposition はリスク型で判断します．喘息増悪を含めた**急性呼吸器疾患では呼吸状態をリスクとして数値化**します．さらに，喘息増悪の呼吸状態は ER の吸入治療で軽快する可能性があるので，来院時の呼吸状態だけでなく，吸入後の呼吸状態も加味して決定します（図1）．

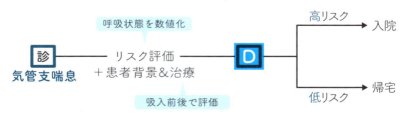

図1｜気管支喘息はリスク型でマネジメント

さて，このマネジメントを「当たり前」と思えるのは，ある程度経験のある医師です．なぜなら喘息増悪は若手医師の経験が乏しい疾患だからです．

喘息増悪はコモンディジーズでなくなった!?

喘息増悪は 1984 年から 2017 年にかけて約 80％も減少しています．一方，気管支喘息の外来受診者数は概ね横ばいです（図 2）．つまり慢性患者には変化がなくても，予防治療が奏効したことで急性患者，特に入院が必要な重症例が減少しているのです．

そして COVID-19 の感染対策によって様々なウイルス感染が減り，喘息増悪はさらに減少します．これに加えて喘息患者が感染症を懸念したことで治療コンプライアンスが上がり，慢性期の吸入治療をかなり実施するようになりました．英国ではロックダウン前後で吸入ステロイド薬の使用が 121％も増加したと報告されています[2]．

結果的に喘息入院患者は本邦では 2017 年から 2020 年にかけて約 46％減少[3,4]，韓国でも 48％減少[5]，英国では 36％減少[2]しています．こうして，私が研修医の頃には 1 週間に数回は診ていた喘息増悪は，COVID-19 の流行によって研修医が年に数回しか診療しない疾患へと変化したのです．

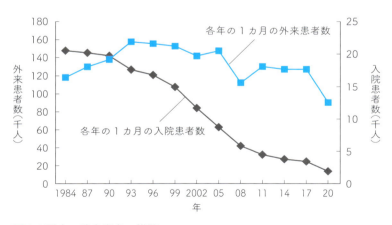

図 2｜国内の喘息患者の推移
（厚生労働省，患者調査の概況[3,4]より作成）

第 2 章　呼吸器疾患

喘息増悪の Disposition は SABA 次第

　若手医師に再確認してほしいのは，喘息増悪は吸入で呼吸状態が軽快すること，そのため Disposition は吸入後に判断することです．SABA（Short Acting Beta2 Agonist: 短時間作用性 β2 刺激薬）のネブライザー吸入（ベネトリン®など）を 20 分ごとに 3 回実施し，約 1 時間後に呼吸状態を再評価します．

　喘息治療薬は SABA 以外にも複数ありますが，ステロイドの全身投与は効果発現に数時間以上かかりますし，ネオフィリンやマグネシウムは副作用もあるので使用は限定されます．極論すれば，喘息増悪の Disposition は SABA の効果次第なのです．

　実際には，ネブライザー吸入はエアロゾルが発生する手技のため，COVID-19 の流行中はガイドラインでも使用制限が記載されました[6)]．ネブライザーの代替はMDI（Metered Dose Inhaler: 定量噴霧式吸入器，メプチンエアー®など）です．ただしネブライザー 3 回分は MDI だと 15 回分となり，これは適応外使用です．そもそも喘息増悪では息止めができないため，MDI だとうまく吸引できないという根本的な問題もありました．そこで喘息増悪の吸入は陰圧個室で医療者も感染防御を条件としてネブライザーを使用することに落ち着いたのです．

喘息評価の呼吸パラメーター

　喘息増悪の主病態である呼気排出障害と最も相関する呼吸パラメーターが FEV_1（1 秒量）です．SpO_2は二次的な指標にすぎません．呼吸回数も，喘息増悪では呼気が延長するため必ずしも重症度と相関しません．喘息増悪の呼吸評価は FEV_1がベストなのです．

　ただし，FEV_1の測定にはスパイロメトリーが必要なので，ER での測定は困難です．そこで代替となる PEF（ピークフロー値）で Disposition を決めるのがベストプラクティスとなります（表 1）．しかし PEF は思いっきり息を吐いて測定する超エアロゾル発生手技です．このため，さすがに COVID-19 流行中には PEF は測定できず，気が付けば PEF の測定器は日本中の病院から姿を消してしまいました．

表 1 ｜ PEF を用いた喘息増悪の評価と Disposition

・来院時に普段の PEF（or FEV_1）の＜25％は入院検討
・吸入後も普段の PEF（or FEV_1）の＜40％は入院検討
　　　　　　　　　　　　　　　　　　　　　　　　　　　　今は使えない…
・吸入後に普段の PEF（or FEV_1）の 40〜60％は条件付き＊で帰宅検討
・吸入後に普段の PEF（or FEV_1）の 60〜80％なら帰宅検討
　　　＊本邦のガイドラインでは吸入治療後でも普段の PEF より＜70％の患者は入院を検討

（Davies GA, et al. Thorax. 2021; 76: 867-73[2)]より作成）

そこで，喘息増悪の呼吸評価は SpO_2 と喘鳴の程度（Jónsson 分類）でまずは判断します．吸気と呼気（強制呼気も含む）のどのタイミングで喘鳴が聞こえるかを確認し，Jónsson 0〜Ⅳの分類を行います（図3）．$SpO_2<90\%$，Ⅲ度以上の喘鳴では入院を検討します．

ただし，この2項目の評価だけでは情報が少なすぎるので，会話状況，呼吸筋の使用状況などの他の呼吸パラメーターも加えて評価します．最終的には複数の呼吸パラメーターから気道閉塞のイメージを想像し，喘息増悪のリスク評価をしていきます（図3）．

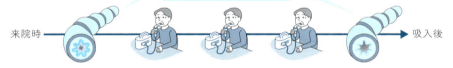

図3 | 喘息増悪のパラメーターと Disposition の決定

> 生き残る種とは最も強いものではない．最も知的なものでもない．
> それは変化に最もよく適応したものである．

COVID-19 の流行により，喘息増悪のマネジメントは変化を求められました．最後に残るのは，強く主張する方法ではなく，喘息の知識を前面に出す方法でもなく，現場の変化にうまく適応した方法です．使えるリソースから患者を評価，治療する「適応力」が我々臨床医には求められているのです．

今回の症例の Disposition は？

ここで，今回の症例の続きと Disposition を確認してみましょう．

> **症例 2-1-1**
> 36 歳男性の小児喘息の既往のある男性が，2 日前からの咳嗽，呼吸苦で来院した．臨床診断から喘息発作と診断しプレドニゾロンと吸入を実施した．来院時は RR 20 回/分，SpO_2 90％，喘鳴が Jónsson Ⅲ度だったのが，吸入後には RR 18 回/分，SpO_2 92％，喘鳴が Jónsson Ⅱ度となり，本人の自覚症状もかなり改善した．本人と協議して帰宅とし，翌日に呼吸器内科に再診となった．

来院時は SpO_2 90％，喘鳴がⅢ度とこのままなら入院検討ですが，吸入後に SpO_2 92％，喘鳴Ⅱ度と症状は軽快したため帰宅検討となりました．ただし Disposition は，SpO_2 と喘鳴の「数値」だけではなく，「患者の背景因子」も加味して決めていきます．そこで，喘息増悪のリスク因子を確認してみましょう（表2）．

表2｜喘息のリスクが高くなる時

> ①24 時間以内に SABA を頻回に使用している
> ②今回受診するまでに長期間（1 週間前後）症状が継続している
> ③数日以内にも発作があり再診している
> ④人工呼吸を要するような重症喘息増悪の既往がある
> ⑤肺炎，無気肺，気胸などの合併症がある
> ⑥精神障害，高齢，認知症などで意思の疎通が不十分である
> ⑦帰宅後，交通などの問題で医療機関を受診することが困難である

（喘息予防・管理ガイドライン 2021[1]; Davies GA, et al. Thorax. 2021; 76: 867-73[2] より作成）

特に①〜③のようにコンプライアンスもよく定期治療を頑張っていても，発作時の投薬を続けている場合は SABA への反応が悪く，入院考慮です．逆に（サボって）受診がなく，無治療で来院した患者の方が吸入治療の反応がよく，帰宅できることも多いです．今回は①〜⑦のリスクに該当する項目はなく，患者希望もあり帰宅・経過観察となりました．

喘息増悪の Disposition のまとめ

最後に，喘息増悪の Disposition をおさらいしましょう．まずは感染防御のもとで **SABA を 20 分ごとに 3 回実施し，約 1 時間後に** SpO_2 や喘鳴などの呼吸パラメーターを「数値化」します．$SpO_2 < 90$％や喘鳴≧Ⅲ度などは入院検討ですが，他のパラメーターも可能な範囲で評価します．さらに「患者背景」にあるリスク因子として，発作の期間，来院前の SABA の使用状況，病院へのアクセスなどを評価します（表2）．

2-1 喘息増悪

　喘息増悪の Disposition に影響する「治療」として，SABA やステロイドがあります．ただし SABA は入院（ネブライザー）でも帰宅（MDI）でも使用できますし，ステロイド内服の治療効果は点滴と概ね同じです．そのため喘息増悪の治療薬は，実施場所を選ばないという点では入院 or 帰宅には影響しません．

　一方，酸素需要の有無は入院 or 帰宅の分水嶺となります．酸素投与しないと SpO_2 が維持できないケースや，room air で呼吸苦があるケースでは入院を検討します（図4）．

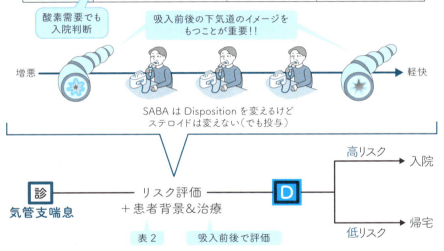

図4 | 喘息増悪の Disposition

喘息増悪の ER1.5

- ☑ Disposition は SABA の効果を待って決定すべし
- ☑ SpO_2 や喘鳴を数値化＋患者背景のリスク因子で Disposition を決定すべし
- ☑ 酸素需要だけでなく患者の気道閉塞をイメージして判断すべし

Advanced Lecture

ステロイドの使い分け

ステロイドは効果発現までに6時間ほどかかるため，喘息増悪のDispositionを変える力はありません．しかし喘息増悪の再燃を防ぐ（NNT: 10）[7]必須の治療薬です．そのため，中等症以上の喘息増悪ではステロイドを迷わず投与します．投与のタイミングは喘息増悪では早いほどよく[8]，ステロイドの遅効性という側面はむしろ早期投与の理由となります．

つまり，中等症以上の喘息増悪ならSABAもステロイドもERで同時に投与するわけです．最初に活躍しつつ徐々に影を潜めるSABAは主演男優，最初は陰に隠れていても最後には光を浴びるステロイドは主演女優……そんなストーリー展開が喘息増悪の治療です．

さて，ここで初学者が混乱するのが，ステロイドの種類や量が疾患ごとで異なり，コンセンサスがあっても医師や施設によって使い方が異なることです．そこで，このAdvanced Lectureではステロイドの知識についておさらいしてみましょう．

ステロイドの力価をそろえて覚える

ステロイドの作用には**グルココルチコイド作用**と**ミネラルコルチコイド作用**があります．喘息増悪には，グルココルチコイド作用がもつ抗炎症作用が効果をもたらしますが，このグルココルチコイド作用の強さ（力価）は各ステロイドで異なります[9]．ステロイド学習の第一歩は，この**力価をそろえて覚える**ことです．

力価は「プレドニン® 50 mg」を基準にします．**プレドニン® 50 mg ≒ ソル・メドロール® 40 mg ≒ デカドロン® 6.6 mg ≒ ソル・コーテフ® 250 mg** と覚えましょう（図A）．各ステロイド製剤の容量が一見すると中途半端なのは，力価をそろえて製造されているためです．

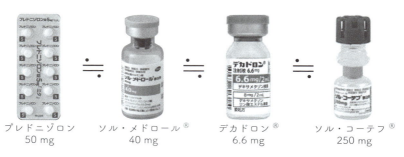

図A｜ステロイドの力価の関係

力価が同じステロイドなら，経口より点滴の方が効果が高いと思うかもしれません．しかし経口ステロイドの消化管吸収（bioavailability: 生物学的利用能）は極めて良好で，理論上は経口と点滴の効果は同じです．臨床上も，多発性硬化症では経口と点滴は同等という報告があります[10]．

ただし，喘息増悪に対して経口と点滴が同等とする質のよい RCT はありません．それでも理論的には経口≒点滴であり，欧米のガイドラインでは経口プレドニン® が第一選択です[6]．ところが国内では，中等症以上の喘息増悪では，ステロイドは慣習的に点滴投与されることが多いです．点滴の方がより高価ですが医療費の患者負担は数百円と安いことや，「救急ではとりあえず点滴」という風潮があるためかもしれません．

ステロイドを増やすと効果も増えるか？

では，ステロイドの力価を増やすと効果も上がるのでしょうか？　たとえば喘息増悪の重症例にはプレドニン® を 50→100→200 mg と倍に増やし治療効果を期待したくなります．このステロイドの投与量と効果の関係を理解するには，生化学的な知識が必要です．

ステロイドの抗炎症作用は genomic 効果と呼ばれ，**グルココルチコイド受容体**を介して作用します．このグルココルチコイド受容体はプレドニン® 0.5 mg/kg/日（30 mg/日）から徐々にプラトーになり，**1 mg/kg/日（100 mg）で飽和し始め**，効果は頭打ちになります[9]．こうした機序からプレドニン® 2 mg/kg/日以上（≒80～100 mg/日以上）は臨床的な効果は少ないと報告されています[11]．プレドニン® を 50→100→200 mg と倍にしても効果は倍にはならないのです．

こうした生化学的側面から臨床研究の多くがプレドニン® 40～50 mg/日で行われ[12]，ガイドラインでのプレドニン® 投与量は 1 mg/kg/日（or 50 mg/日）となっています[6]．一方で喘息増悪の超重症例（人工呼吸 & ICU）では，ステロイド 100 mg 以上の投与が検討されます[13]．私も超重症例にはソル・メドロール® 125 mg を点滴し，以降はソル・メドロール® 40 mg を 8 時間ごとに投与，グルココルチコイド受容体が完全に飽和するまで処方しています．ただし 240 mg/日を超えると高血糖などのリスクが増えるので[14]，それを超えないようにします．

ちなみに，頭打ちになる genetic effect と対極にあるのが non-gemomic effect です．喘息には non-gemomic effect はありませんが，間質性肺炎など一部の疾患では用量依存性に治療効果があると考えられています[9]．Non genetic effect はメチルプドニゾロンやデカドロン® でより効果があるとされます[15]．間質性肺炎に対する「ソル・メドロール® 500 mg を 12 時間ごと」という通称ステロイドパルス療法は，non genetic effect を期待した治療です．

第 2 章　呼吸器疾患

喘息にはソル・メドロール® がやっぱりいいのか？

　グルココルチコイド作用の力価で調整すれば，理論的にはどのステロイドの効果も概ね同じです．ちなみにメチルプレドニゾロンは肺胞移行性がよいのに対し[16]，デキサメタゾンは髄液移行性がよいとされ，喘息増悪や COPD 増悪などの呼吸器疾患ではソル・メドロール® が，中枢神経疾患ではデカドロン® が好んで使われます．明らかに効果が違うわけではありませんが，こうした理由などで微妙に使い分けられています．

　こうしたステロイドの使い分けで有名なのが，アスピリン喘息の話題です．点滴のステロイドにはコハク酸エステル（ソル・メドロール® など）とリン酸エステル（デカドロン® など）の 2 種類があります（表 A）．このうち**コハク酸エステルはアスピリン喘息を悪化させると考えられるため使い分けが必要という意見があります（リン酸エステルや経口は問題ない）**．そのため本邦の喘息ガイドラインでは，喘息増悪に対してリン酸エステル（デカドロン® など）や経口プレドニン® が第一選択と記載されています．一方，海外のガイドライン[6]では経口プレドニン® が第一選択ですが，アスピリン喘息への懸念よりも，医療費など他の理由が主なものです．

　明らかなアスピリン喘息の既往がある喘息増悪には，ソル・メドロール® の投与はオススメしません．しかし初診医には喘息増悪がアスピリン喘息かどうかを評価できないこともあります．私はアスピリン喘息と知らずにソル・メドロール® を点滴してしまった研修医から相談を受けたことが何度かあります．実際はどの症例でも悪化せず，むしろ軽快しており問題はありませんでした．経験的には多くのアスピリン喘息にはソル・メドロール® は安全に使えるため，このステロイドの使い分けは日本だけの特殊事情かもしれません[16]．アスピリン喘息へのソル・メドロール® の点滴は「タテマエ（やっちゃダメ！）」と「ホンネ（実は大丈夫？）」が交錯しているのです．

表 A｜ステロイド種類とアスピリン喘息への使用

一般名	商品名	剤型	アスピリン喘息
ヒドロコルチゾン	ソル・コーテフ®	点滴（コハク酸エステル）	使用不可
	水溶性ハイドロコートン®	点滴（リン酸エステル）	使用可能
メチルプレドニゾロン	ソル・メドロール®	点滴（コハク酸エステル）	使用不可
プレドニゾロン	プレドニン®	錠剤	使用可能
デキサメタゾン	デカドロン®	点滴（リン酸エステル）	使用可能

ステロイド，結局どうするの？

　知識が増えるほど，ステロイドの選択には迷ってしまいます．そこで，私が働くERの備蓄ステロイドは，プレドニン®錠（5 mg），ソル・メドロール®（40 mgと125 mg），デカドロン®（6.6 mg）の3種類に限定しています．

　喘息増悪やCOPD増悪ではプレドニン®錠を第一選択とします．一方，人工呼吸を考慮するような重症例にはソル・メドロール® 125 mgを点滴します．アスピリン喘息の問題は，投与前に電子カルテの記載をみて，前回ソル・メドロール®を使用して問題なかったことが確認できていれば投与します．記録がない場合は口頭でアスピリン喘息の可能性を評価し，疑わしい時はデカドロン® 6.6 mgを点滴します．

　髄膜炎など中枢性疾患の場合はデカドロン®を使用します．

喘息増悪のステロイド処方例と副作用

　1日当たりの量が同じでも分割投与するほど効果は上がりますが，副作用も増えます[17,18]．ガイドラインでは分割投与に関して詳細な記載はありませんが，私は重症なら1日3回に分割投与，軽症なら1日1回としています．たとえばICUの挿管患者ならソル・メドロール® 40 mgを8時間ごと，内服可能な中等症や帰宅症例ならプレドニン® 50 mg/日を1日1回といった感じです．

　喘息増悪におけるステロイドの投与期間に関するストロングエビデンスは少ないのですが，経験的には5〜7日で症状が安定すれば中止しています．ステロイドは3週間未満であれば突然中止しても問題なく，漸減する必要はありません．

　副作用としては易感染性が有名ですが，これは1カ月ぐらいしないと起こりません．むしろ投与当日から起こりうる不眠，うつ，食欲亢進などの精神症状への注意が必要です．また糖尿病があると，初日から血糖値が上がってくることがあります．数日後からは血圧上昇や高Na血症，低K血症といったミネラルコルチコイド作用を認めることがありますが，降圧や補正が必要となることは稀です．

ステロイドのまとめ

- ☑ Genetic effectと内服≒点滴のため，喘息では経口プレドニン® 50 mg/日が第一選択
- ☑ プレドニン® 50 mg≒ソル・メドロール® 40 mg≒デカドロン® 6.6 mg≒ソル・コーテフ® 250 mgを覚え，ケースバイケースで処方を調整

第 2 章　呼吸器疾患

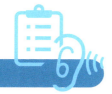

後編：診断とコンサルト

後編は診断とコンサルトです．まずは診断について，次の症例をもとに考えてみましょう．

症例 2-1-2　30 歳男性　咳嗽，呼吸苦
現病歴　　　来院前日の夕方から呼吸苦があり，改善乏しく深夜時間外外来受診．
既往歴　　　喘息で近隣病院通院し吸入処方あり．
Vital signs　BP 120/70 mmHg, HR 70 回/分, RR 20 回/分, SpO$_2$ 91％, BT 36.3℃
身体所見　　吸気・呼気ともに喘鳴を聴取する．

喘息の診断は簡単

成人の喘息増悪の診断は簡単で，「喘息既往あり」+「喘鳴あり」なら喘息増悪です．細かい病歴は Disposition を決めるリスク評価には必要ですが，診断だけなら喘息既往と喘鳴の 2 つのキーワードで OK です．多くの成人喘息患者さんには通院歴があり，その一部が喘息増悪で受診しているため，「喘息既往あり」+「喘鳴あり」で診断可能なのです．

もちろん喘鳴は，高齢者では心不全，小児では気管支炎でも起こりますが，成人なら喘息以外では原則起こらないことも診断を容易にします．ときどき患者さん自ら「発作があります（喘息既往＋喘鳴）」と診断することも珍しくありません．この場合は喘息増悪の診断がさらに確実になります．

このように喘息は病歴と身体所見で診断できるので，過剰に検査をしないこともポイントです．ルーチンの画像・血液検査はガイドラインでも推奨されません[6]．検査は膿性痰や発熱など肺炎の併発を疑う時などに限定して行いましょう．

では，「喘息既往」「喘鳴」の 2 つが揃わない次の呼吸苦症例の診断はどうでしょうか？

症例 2-1-3　30 歳男性　咳嗽，呼吸苦
現病歴　　　来院前日の夕方から呼吸苦があり，改善乏しく深夜時間外外来受診．
既往歴　　　気管支喘息の診断で近隣病院通院し吸入処方あり．
Vital signs　BP 120/70 mmHg, HR 70 回/分, RR 20 回/分, SpO$_2$ 98％, BT 36.3℃
身体所見　　呼吸音整，喘鳴なし．

喘息既往あり，喘鳴なし

「喘息既往あり」なら，「喘鳴なし」でもやはり喘息増悪が鑑別の第一候補です．たとえば喘息の重症例では，wheezeすら聞こえないsilent chestと呼ばれる病態があります．もし呼吸症状が切迫していれば，人工呼吸器も準備しながら対応します．

しかし症例2-1-3では呼吸パラメーターは安定しており，silent chestは否定的です．困った研修医は上級医に相談することにしました

> 研修医「喘息の既往があるけど喘鳴のない患者さんの診断に困っています」
> 上級医「困ったらベッドサイド！　一緒に診察してみよう！」
> 上級医「息を吸って（喘鳴なし），吐いて（喘鳴なし），もっと吐いて（喘鳴あり！）」
> 上級医「呼気終末に喘鳴があるので，軽症の喘息発作だね」

このように，喘息増悪を疑った場合はしっかり強制呼気をさせて喘鳴を探しにいくことが重要です．軽症喘息も重症喘息も否定的であれば，喘息以外の急性呼吸器疾患である心不全，肺塞栓，肺炎，気胸などを評価します．

では，「喘息既往なし」で「喘鳴あり」の場合はどうでしょう？

症例 2-1-4　　30歳男性　咳嗽，呼吸苦
現病歴　　来院前日の夕方から呼吸苦があり，改善乏しく深夜時間外外来受診．
既往歴　　特になし．
Vital signs　　BP 120/70 mmHg, HR 70回/分, RR 20回/分, SpO_2 91％, BT 36.3℃
身体所見　　吸気・呼気ともに喘鳴を聴取する．

喘息既往なし，喘鳴あり

成人の「喘息既往なし」「喘鳴あり」の場合は，稀ですが初発の喘息増悪を考えます．この場合は小児喘息を含めた既往，季節の変わり目などの典型的な喘息発作のエピソードを確認します．そして「エピソードあり」「喘鳴あり」なら喘息増悪として対応します．

一方，「既往なし」「エピソードなし」なら喘鳴があっても喘息増悪以外の疾患を評価します．特に高齢者では心不全などの喘息増悪以外の疾患でも喘鳴をきたすことがあります．

第 2 章　呼吸器疾患

　診断に迷った場合に「吸入でよくなれば喘息」と判断する若手医師がいますが，これは間違いです．心不全の喘鳴も SABA の吸入で軽快することがあるためです．なお，心不全の喘鳴が SABA で軽快したとしても予後は改善せず，むしろ悪化する可能性があるので，心不全と診断がついている時には SABA は使用しません．

　まとめると，成人で「喘息既往あり」「喘鳴あり」なら喘息増悪と診断します．「喘息既往あり」「喘鳴なし」なら軽症喘息（強制の呼気終末のみ喘鳴）と重症喘息（silent chest）を評価し，いずれも否定的なら喘息増悪以外の呼吸器疾患を評価します．また「喘息既往なし」「喘鳴あり」なら発作エピソードを確認し，エピソードがあれば初発発作を疑います．「喘息既往なし」「喘鳴なし」なら喘息増悪以外の呼吸器疾患を評価します（図 5）

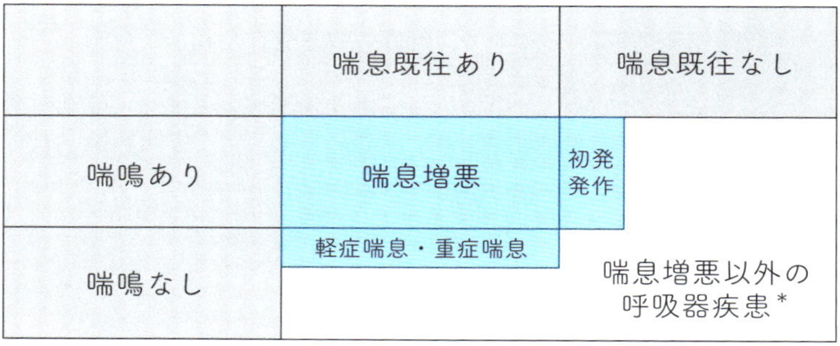

	喘息既往あり	喘息既往なし
喘鳴あり	喘息増悪	初発発作
喘鳴なし	軽症喘息・重症喘息	喘息増悪以外の呼吸器疾患*

*心不全，肺塞栓，肺炎，気管支炎，気胸など

図 5 ｜「喘息既往」と「喘鳴」で喘息診断

喘息増悪のコンサルトは？

　最後に，喘息増悪のコンサルトについて確認しましょう．喘息増悪のコンサルトの目的は，入院依頼とフォローアップ（慢性期治療の再調整）の 2 つです．

　入院が必要な症例は日中・平日であれば即日，夜間・休日であれば後日に呼吸器科へ入院依頼をします．通院中の呼吸器科が無床のクリニックで入院が難しい場合や，院内に呼吸器科医が不在の場合などは，地域や病院のローカルルールに従ってマネジメントしていきます．

　帰宅の場合は，フォローアップは通院中の医師へ後日コンサルトします．通院歴のない場合は喘息を専門としている医師へ後日コンサルトし，喘息診断の確定と，必要に応じてのコントロールを依頼します（図 6）．

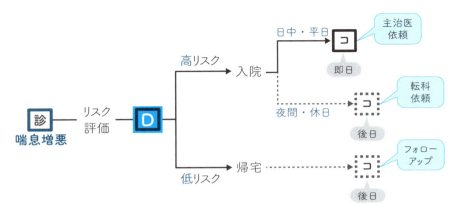

図6 | 喘息増悪のコンサルト，Disposition 決定後の治療

入院と帰宅後の治療

　喘息増悪の入院治療は，吸入とステロイドで患者が軽快するかどうかを見守るシンプルな対応となります．プレドニン® 50 mg/日（5〜7日ほど）＋SABA（1日3〜4回吸入）を投与します．入院時の酸素投与を除けば，ステロイド＋SABA＋コントローラーという治療は入院でも帰宅でも全く同じなのです．

　SABAはレリーバー（発作用吸入）ですが，もともと使っているコントローラー（長期管理薬）があれば継続します．コントローラーはICS（吸入ステロイド薬）とLABA（長時間作用型β2刺激薬）の合剤であることが多いです．

　コントローラーがない場合は追加処方します．種類が多いため，どれを使ったらよいかを迷ったらシムビコート®が私のおすすめです．吸入操作が比較的容易なことに加えて，発作時に追加吸入するSMART療法も効果的だからです．

喘息増悪の診断とコンサルト

- ☑ 喘息既往あり＋喘鳴あり → 喘息増悪と診断，原則として検査は不要
- ☑ 喘息既往あり＋喘鳴なし → 重症や軽症の喘息を評価し，喘息以外も検討
- ☑ 喘息既往なし＋喘鳴あり → 発作のエピソードがあれば喘息，なければ喘息以外
- ☑ コンサルトは後日フォローアップ，入院依頼はローカルルールに従って行う

2-2 COPD 増悪

前編：Disposition

> 大人になるということは，あいまいさを受け入れる能力を持つということである．
> ジークムント・フロイト

症例 2-2-1　67 歳男性

現病歴	来院 2 日前に鼻汁と咳嗽が出現した．来院日になり呼吸苦があり時間外外来を受診した．
既往歴	COPD の診断でスピリーバ® を使用している．
Vital signs	JCS 0, BP 150/80 mmHg, HR 70 回/分, RR 22 回/分, SpO_2 96% (RA), BT 37.1℃
身体所見	胸部聴診で明らかな異常所見は認めない．
来院後の経過	COPD 増悪と診断しプレドニン® 40 mg を内服，SABA を吸入中．

Q ①Disposition（入院・帰宅）をどのように決めますか？
②入院（または帰宅）後の具体的マネジメントは？

COPD 増悪の治療方法からみた Disposition のタイミング

　COPD 増悪の患者さんです．以前は「COPD 急性増悪」と呼ばれていましたが，今は「COPD 増悪」が正解です．COPD 増悪の治療は喘息増悪の治療と類似点が多いので，まずは治療方法からみた Disposition の決定法について確認しましょう．

　COPD 増悪の初期治療は，喘息増悪と同じく SABA ＋ステロイドです．ただし喘息と違うところは，COPD 増悪では吸入効果を待たずに診断がついたタイミングで Disposition を決める点です（図 1）．これは COPD 増悪は喘息増悪に比べて来院直後の SABA への反応性が悪く，ER の吸入では呼吸パラメーターが改善しないためです．ガイドラインでは喘息増悪における SABA は Evidence A ですが[1]，COPD 増悪では Evidence C（やってもいいけど，効果は乏しい）となります[2]．

　また，ステロイドは COPD 増悪の酸素化の改善や入院期間の短縮を期待できる必須の治療ですが[2-5]，効果発現には 6 時間以上かかるため，喘息同様 Disposition には影響しません．

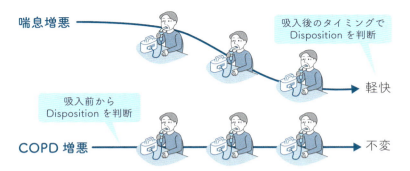

図1 | COPD 増悪と喘息増悪の Disposition のタイミングの違い

　酸素投与は在宅酸素療法（HOT）を導入していれば自宅でも対応可能ですが，通常投与量より高流量になるようであれば増悪症例として入院となります．HOT の使用がない患者で，COPD 増悪による酸素需要がある場合はもちろん入院を検討します．そのため，HOT の有無は Disposition に影響しません．

COPD 増悪の気道感染の合併

　COPD 増悪は 75～90％ が軽症～中等症で，入院が必要なのは 5～10％ と報告されています[6]．重症化すると入院死亡率は 3～10％，特に ICU 入室死亡率は 15～24％ と報告されています[7,8]．そのため，一部の重症例を確実に拾い上げて入院とする必要があります．

　特に気道感染を合併しているケースは重症例として原則入院とします．COPD 増悪は気道の炎症による分泌物増加でエアトラッピングが起こり，呼吸症状をきたすと考えられています[2]．その原因は感染が 60～80％，非感染が 20～40％ です[9]．さらに感染は細菌が 5 割，ウイルスが 5 割，そのうち 3 割は混合感染です[10-12]．

　問題は細菌感染をどのように診断するかです．細菌感染の有無は画像で判断できればよいのですが，CT でも明確な肺炎像を指摘できない場合もあります．そこで役立つのが痰の性状です．COPD 増悪患者において膿性痰を認めた場合は 84％ で喀痰培養が陽性となり 88％ で抗菌薬が必要だったのに対し，粘液状痰では 94％ が抗菌薬なしで改善したという報告があります[13]．Ram らは COPD 増悪に膿性痰を伴う場合，抗菌薬投与が死亡率低下や治療失敗を改善したと報告しています[14]．ガイドラインでも膿性喀痰は抗菌薬の適応としており[2]，肺炎像がなくても膿性痰があれば抗菌薬投与に加えて入院を検討し，粘液状痰であれば帰宅を考慮します．

　なお，COVID-19 の流行後は COPD 増悪が減り[15]，入院率が 50％ も減少しました[16]．

COVID-19の入院患者のうちCOPD患者は極端に少なかったという報告もあります[17,18]．これは喘息と同じくCOPD患者が感染対策を徹底し，気道感染が減ったためと考えられます．一方，COPD自体はCOVID-19の増悪因子であり[17]，罹患すれば死亡率は通常よりも上がります[17,19]．つまりCOPD患者の多くは感染対策を徹底して多くが増悪を予防はできたが，いったんCOVID-19になってしまうと入院（さらに重症化して一部死亡）していたということです．

呼吸パラメーターはベースラインと比較する

細菌感染の評価と同時に，呼吸パラメーターを数値化してCOPD増悪自体のリスク評価をすることも欠かせません．ここで注意が必要なのは，COPDでは大なり小なり慢性的な呼吸不全がある点です．数値が悪い時には，ベースラインからの増悪か，慢性変化のままかの鑑別が必要です．

そこで呼吸回数，SpO_2，血ガスといった数値が，**過去のデータと比較して増悪しているかで判断し Disposition を決定します**．呼吸障害がもともとの軽症から中等症，あるいは中等症から重症へと悪化していれば入院検討です（図2A, B）が，ベースラインから変化がない場合はある程度の呼吸症状があっても低リスクとなります（図2D, E）．ただし，もとのCOPDが重症の場合は，変化がなくてもリスクは高く見積もり，状況次第で入院も検討します（図2C）．

患者背景として高齢者，心不全や慢性心房細動の既往，不十分な在宅サポートを認める場合はリスクが高くなり，入院検討となります[2]．

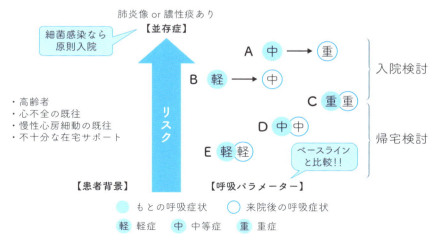

図2｜COPD増悪のリスク評価

COPD 増悪の血ガス評価方法

COPD 増悪の呼吸パラメーターとしては，SpO_2 や呼吸回数，聴診など身体所見も大切ですが，重要なのが血液ガス検査（血ガス）です．血ガスはガイドラインでも COPD 増悪の評価で必須の検査として推奨されており，必ず実施します[20]．

では以下の 2 症例について，COPD 増悪の程度を血ガスだけで評価をしてみましょう．いずれも $PaCO_2$ が上がっていますが，これは急性増悪でしょうか？ それとも慢性変化で，増悪していないのでしょうか？

【症例 A】　64 歳男性　COPD 増悪
血ガス（動脈）pH 7.32, PO_2 61.8 Torr, PCO_2 50.2 Torr, HCO_3^- 25.1 mEq/L

【症例 B】　65 歳男性　COPD 増悪
血ガス（動脈）pH 7.37, PO_2 65.2 Torr, PCO_2 51.6 Torr, HCO_3^- 28.6 mEq/L

PCO_2 上昇に対して HCO_3^- がどれくらい上がっているかが評価のポイントです．COPD 増悪があり，**急性**呼吸性アシドーシスなら，PCO_2 が 10 Torr 上昇するごとに HCO_3^- が 1 mEq/L 上昇します．一方で COPD が慢性のままなら**慢性**呼吸性アシドーシスとなり，HCO_3^- が 4 mEq/L 上昇します（表 1）．

表 1 | 呼吸性アシドーシスの急性・慢性の診断

	PCO_2	HCO_3^-
急性（COPD 増悪疑い）	10 Torr 上昇ごとに	1 mEq/L ずつ上昇
慢性（COPD のみ）	10 Torr 上昇ごとに	4 mEq/L ずつ上昇

(Berend K, et al. N Engl J Med. 2014; 371: 1434-45[21])

【症例 A】は PCO_2 が 40→50.2 Torr と約 10 Torr 上昇しているのに対して HCO_3^- は 24→25.1 mEq/L と約 1 mEq/L 上昇しており，急性呼吸性アシドーシス（COPD 増悪疑い）と判断します．一方で【症例 B】は PCO_2 が 40→51.6 Torr と約 10 Torr 上昇しているのに対して HCO_3^- は 24→28.6 mEq/L と約 4 mEq/L 上昇しているので，慢性変化のみ（急性増悪なし）と判断します．

なお，COPD 増悪では血ガスは動脈血で実施します．COPD の PCO_2 は静脈血と動脈血の差が +5.6〜+18.6 Torr とかなり幅があり[22-24]，静脈血では正確な評価が困難なためです．

では今回の症例の続きを診てみましょう．重要な点と追加情報は青字にしています．また図3のDisposition MAPも参考にしながら考えてみてください．

症例 2-2-1　67歳男性

現病歴	来院2日前に鼻汁と咳嗽が出現した．来院日になり呼吸苦があり時間外外来を受診した．
既往歴	COPDの診断でスピリーバ®を使用している．HOTの使用はない．
社会背景	病院近隣に妻と2人で同居，介護保険の利用なくADL完全自立．
Vital signs	BP 150/80 mmHg，HR 70回/分，RR 22回/分，SpO₂ 96%（RA）．BT 37.1℃　【1年前】SpO₂ 97%（RA），呼吸回数の記載なし．
身体所見	胸部聴診で明らかな異常所見は認めない．喀痰の増加はあるも粘液性．
血ガス（動脈）	pH 7.38，PO₂ 73.0 Torr，PCO₂ 42.2 Torr，HCO₃⁻ 24.4 mEq/L
その他の検査	胸部CTでは気腫性変化はあるが，明らかな肺炎像は認めない．SARS-CoV-2（Lump法）は陰性．
来院後の経過	プレドニン® 40 mgを内服し，ベネトリン®吸入を実施している．

COPD増悪のDispositionは，喘息と違って吸入治療の効果を待たずに実施します．リスク型として呼吸パラメーターを数値化し，ベースラインと比較します．今回はSpO₂の低下と呼吸回数の上昇がありますが，過去の記録がなく比較できませんでした．血ガスも過去のデータはありませんでしたが，CO₂の上昇もなく，ほぼ正常です．臨床的に軽度の呼吸症状はありつつも明確な増悪所見は指摘できません．

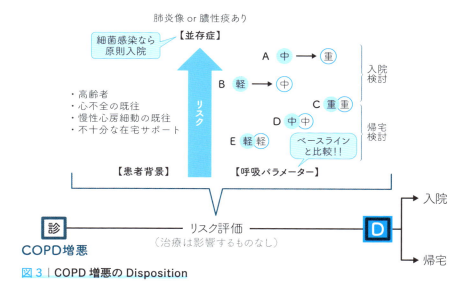

図3｜COPD増悪のDisposition

並存症である気道感染の評価では，明らかな画像変化や細菌感染を示唆する膿性痰は認めません．SARS-CoV-2（Lump 法）も陰性です．患者背景は 67 歳とやや高齢ですが，COPD 以外の心疾患はなく，在宅サポートも十分だといえます．

今回は呼吸パラメーターの悪化も乏しく，細菌感染は否定的で，高リスクな患者背景も乏しいため，患者と妻と相談のうえ帰宅の方針となりました．帰宅処方としてステロイドを追加処方し*，もとの吸入（スピリーバ®）は継続してもらい，呼吸苦の悪化時には再診を指示しました．

*COPD 増悪のステロイドは**プレドニン® 40 mg/日**[2)]，**投与期間は 5 日間**[25)]です．
喘息増悪ではプレドニン 1 mg/kg/日（or 50 mg/日）で 5～7 日間でしたね．

> 大人になるということは，あいまいさを受け入れる能力を持つということである．

COPD 増悪におけるリスクの数値化では，特に過去のデータと比較する必要があります．しかし記録がなく，あいまいなまま判断せざるを得ない症例は多いです．気道感染の有無も時にはあいまいで，難しい判断です．COPD 増悪では，そのあいまいさを受け入れて対応する能力が我々臨床医に求められているのです．

COPD 増悪の ER1.5

- ☑ COPD 増悪では吸入による回復は期待せず，Disposition を決定すべし
- ☑ 呼吸パラメーターを数値化し，急性増悪か慢性のままかを評価すべし
- ☑ 画像が正常でも膿性痰があれば細菌感染として入院を考慮すべし
- ☑ 数値化しきれない患者背景も加味して総合的に判断すべし

COPD 増悪では，Disposition 以前に，呼吸症状の原因が COPD 増悪かどうかを迷うことは多いです．後編では COPD 増悪の診断とその鑑別疾患の評価について解説します．

第2章 呼吸器疾患

Advanced Lecture

COPD 増悪の重症度スコアリング

COPD 増悪の死亡率を示すスコアリングシステムとして，BAP-65 スコア（表A），DECAF スコア（表 B），重症例では NIVO スコア[26]が報告されています．スコアが上がるほど死亡率が高くなり，入院を考慮することとなります．ただし，経験的にはこれらのスコアリングだけでは Disposition を決められないことが多いです．これらのスコアは絶対値であって相対値ではないこと，さらに COPD 増悪は数値化できない要素が方針決定に必要なためでしょう．私は，スコアにあるリスク因子も参考にしながら，ガイドラインにあるような入院検討項目を総合的に判断して Disposition を決めています．

表 A｜BAP-65　スコア

①BUN≧25 mg/dL
②GCS＜13
③心拍数≧109 回/分

【院内死亡率】
年齢 65 歳未満で，①〜③のうちすべてなし: 0.3%
年齢 65 歳以上で，①〜③のうちすべてなし: 1.0%，1 項目該当; 2.2%，
2 項目該当; 6.4%，3 項目すべて満たす: 14.1%

(Tabak YP, et al. Arch Intern Med. 2009; 169: 1595-602[27]; Shorr AF, et al. Chest. 2011; 140: 1177-83[28])

表 B｜DECAF スコア

●Dyspnea（呼吸困難）:	
息切れはあるが外出は可能	+0
外出困難な程度の息切れがみられるが，入浴や着替えは自立	+1
呼吸苦で入浴や着替えにも介助が必要	+2
●Eosinopenia（好酸球減少）: <50/μL	+1
●Consolidation（浸潤影）: 胸部 X 線で浸潤影あり	+1
●Acidemia（アシデミア）: pH<7.3	+1
●atrial Fibrillation（心房細動）: 心発作性心房細動の既往も含む	+1

【院内死亡率】
0 点: 0%，1 点: 1.5%，2 点: 5.4%，3 点: 15.3%，4 点: 31%，
5 点: 40.5%，6 点: 50%

(Steer J, et al. Thorax. 2012; 67: 970-6[29]; Echevarria C, et al. Thorax. 2016; 71: 133-40[30])

2-2 COPD 増悪

Advanced Lecture

COPD 増悪の ER2.5

　重症の COPD 増悪では，気管挿管して人工呼吸を開始する ER3.0 と，NPPV でやり過ごす ER2.0 の分岐点の ER2.5 に，外来初診医は立たされることがあります．本邦の観察研究では，気管挿管・人工呼吸となった COPD 増悪患者は長期呼吸器管理となり，全例で気管切開術が施行されていたと報告されています[31]．気管切開術後は 55〜75％ で機械換気が継続され[31,32]，24〜37％ はその経過で死亡しています[31,33]．

　さらに気管切開術後は救命できても，その後の 1 年生存率は 68〜75％[33,34]，5 年生存率は 25〜44％[32,34] と非常に低いことがわかっています．**COPD 増悪の挿管チューブを一度入れれば気管切開が待っており，その予後はかなり悪いのです．**

　残念なことに，こうした COPD 増悪の事実を多くの患者さんは知らされていません．終末期 COPD の人工呼吸に関する話し合いはその 8 割以上が ICU で行われ，事前に外来で行われたのは 2 割という報告もあります[35]．DNR オーダーも死の直前まで整理されず[36]，終末期 COPD 患者で緩和ケアを受けている例はほとんどありません[37,38]．

　そこで COPD 増悪の ER2.5 で困らないために，COPD 増悪の ER1.5 の段階でもアドバンス・ケア・プランニングを進めておくべきだというのが私の意見です．軽症〜中等症の COPD 増悪に居合わせた医師は，Disposition の判断だけでなく，将来必ず起こる ER2.5 について患者さんへ啓蒙できるチャンスを握っているのです．

Advanced Lecture

COPD のステロイド

　COPD 増悪で人工呼吸管理が必要な重篤患者では，ステロイドの効果ありという報告[39]と効果なし[40]という報告があり，意見が分かれます．

　またステロイドの投与量は重症度に応じて個別に調整した方がよいという報告もある一方で[41]，人工呼吸を要する症例にステロイド増量しても予後は改善しないという報告もあります[39,40]．重症例でのステロイドの効果や投与量は議論のあるところです．

JCOPY 498-16674

43

後編：診断とコンサルト

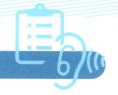

COPD 増悪は見逃されている

　COPD の診断について確認してみましょう．実は COPD 増悪はビックリするぐらい見逃されています．見逃された COPD 増悪は "unreported exacerbation" と呼ばれ，全体の約半分を占めるという報告もあります[42]．COPD 増悪の見逃しは予後にも影響し，その死亡率は年々増加傾向にあります（図 2）[43]．これはコントロールがついて死亡例が減少傾向にある喘息と実に対照的です（図 2）．

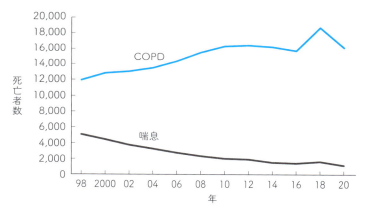

図 4 | COPD と喘息の死亡者数の推移（人口 10 万人あたり）
（厚生労働省．人口動態調査[44] より作成）

　なぜ COPD 増悪はこれほど見逃されてしまうのでしょうか？　それには①診断が主観的，②隠れ COPD，③併存疾患，の 3 つの原因があります．まずは「①診断が主観的」という点について，ガイドラインの COPD 増悪の定義から確認してみましょう[2]．

> COPD の増悪とは，「息切れの増加，咳や喀痰の増加，膿性痰の出現，胸部不快感・違和感の日ごとの変動を超えた出現あるいは増強などを認め，治療内容の変更あるいは追加を要する状態」である．

　このようにガイドラインからも，COPD 増悪を客観的に診断・除外できる血液検査，画像検査はなく，診断が主観的であることがわかります．検査を全く用いずに病歴と身体所見だけで判断することは，近年の医師も最も苦手な診療であり，見逃しが起きる原因だといえます．

隠れ COPD

COPD 増悪が見逃される 2 つ目の理由は，そもそも COPD 自体が診断されていないためです．本邦の COPD 患者数は 530 万人と推定されますが[45]，実際に診断されたのは 22 万人にとどまり，約 500 万人が診断されていない「隠れ COPD」なのです．

そこで，呼吸苦の患者さんでは，全例で COPD に特有の所見がないかをチェックするようにします．表 2，3 は平常時に COPD を疑う特異度の高い所見です．これらのうち病歴は**喫煙歴**，身体所見は**樽状胸郭，呼吸補助筋の発達，鎖骨上窩の陥凹は平常時でも増悪時でも判断できるため，あれば隠れ COPD を疑う所見**です．他の病歴や身体所見は他の呼吸器疾患でも起こるため，参考に留めます．

また一部の COPD 患者では CT で気腫性変化が起こります[46]．喫煙歴（> 70 pack-year）と気腫の 2 つがあれば COPD に対する特異度は 100％ という報告もあります[47]．ただし一部の COPD は気道病変が優位で気腫性変化を認めない場合もあるので，CT が正常だからといって COPD を除外するのは間違いです．

表 2 | COPD を疑う病歴

	感度（%）	特異度（%）	LR+	LR−
喫煙歴の有無	92	49	1.8	0.16
喫煙歴（>70 pack-year）	40	95	8.0	0.63
喀痰が 1/4 カップ以上	20	95	4	0.84
労作時の強い呼吸苦	3	99	3.0	0.98
咳嗽	51	71	1.8	0.69

(Holleman DR Jr. et al. JAMA. 1995; 273: 313-9[48])

表 3 | COPD を疑う身体所見

	感度（%）	特異度（%）	LR+	LR−
樽状胸郭	10〜65	58〜99	1.5〜10	0.60〜0.90
呼吸補助筋の発達	24〜39	88〜100	— 3.3	0.70〜0.77
鎖骨上窩の陥凹	31	100	—	0.69
喘鳴	15	99.6	36	0.85
心濁音の消失	13	99	10	0.88
低音性連続性ラ音	8	99	5.9	0.95

(Holleman DR Jr. et al. JAMA. 1995; 273: 313-9[48])

COPD 増悪の併存疾患

COPD 増悪が見逃される最後の理由が「併存疾患」です．急性呼吸症状は COPD 増悪以外にも心不全・肺炎・肺塞栓などが鑑別に挙がり，これらの疾患はいずれも COPD 増悪に併存します．心不全の 10〜50％に COPD を合併するという報告や[49]，COPD 増悪の患者の 16.1〜25％に肺塞栓を併発するという報告があります[50,51]．さらに COPD 増悪に感染が 60〜80％合併[9]し，肺炎の併発例はコモンです．入院が必要な COPD 増悪患者のうち CT で肺炎像を認めるケースは 47.1〜61.5％あり[52,53]，必要に応じて CT 評価します．

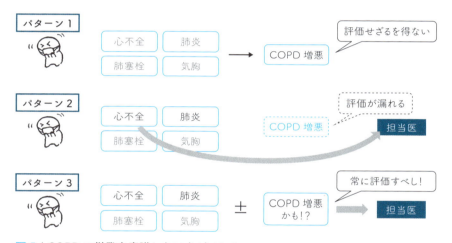

図 5 | COPD の併発を意識したマネジメント

もし呼吸苦の症例で心不全も肺炎も肺塞栓も気胸もすべて否定的なら，COPD 増悪も鑑別に挙がり，評価を始めるかもしれません（図 5 パターン 1）．しかし，一度 COPD 増悪以外の診断がついてしまうと，そこで評価が終了してしまうことが多いです（図 5 パターン 2）．

そこで，呼吸苦の症例では全例で COPD 増悪を考えること，さらに COPD 増悪以外の診断がついても全例で COPD 増悪の併存を考えることが重要です（図 5 パターン 3）．

また，心不全や肺炎などに COPD 増悪が併存していそうなら，暫定診断として救急外来でステロイド，SABA を開始することも検討します．

COPD 増悪のコンサルト

　COPD 増悪のコンサルトは，喘息の場合とほぼ同様です．入院必要時は，日中・平日なら即日で入院依頼を検討しますが，夜間・休日なら後日コンサルトして転科することも検討します（図6）．

　問題となるのが，COPD 増悪の診断について初診医と呼吸器科医とで意見が分かれる場合です．呼吸器科医が主病態は COPD 増悪でなく他科疾患（心不全など）と判断すれば，初診医は他科（循環器科など）にコンサルトし主治医を選定します．

　結果的に主治医が選定できなければ，入院後も初診医が主治医を継続する場合もあります．また COPD 増悪が主病態でも，重症例（NIPPV や人工呼吸器使用例）では呼吸器科入院とならないケースもあります．

　帰宅の場合は，COPD で通院中の病院があればフォローアップ依頼をします．一方，隠れ COPD の場合は，初診の COPD 疑いとして診断をつけることから始めます．この場合は急性期の症状が落ち着いた後日にコンサルトでも構いません（図6）．

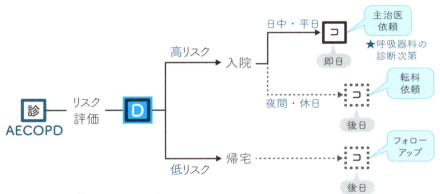

図6｜COPD 増悪のコンサルト

COPD 増悪の診断とコンサルト

- ☑ COPD 増悪は見逃しが多いため，急性呼吸不全では必ず鑑別に挙げる
- ☑ COPD の既往がなくても喫煙歴と身体所見があれば隠れ COPD を考える
- ☑ 心不全・肺塞栓・肺炎の診断がついても COPD の併存を常に考える
- ☑ 診断に迷ったら治療を開始して OK
- ☑ 呼吸器科コンサルトは後日フォローアップがメイン，主治医依頼は診断次第

2-3 ACO 増悪

> 『任務は遂行する』『部下も守る』
> 「両方」やらなくっちゃあならないってのが「幹部」のつらいところだな.
> ブローノ・ブチャラティ（『ジョジョの奇妙な冒険』）

症例 2-3-1　68 歳男性

現病歴	夕方から呼吸苦があり深夜に時間外外来を受診した.
既往歴	ACO の診断でテリルジー® を使用している.
Vital signs	JCS 0, BP 140/85 mmHg, HR 90 回/分, RR 23 回/分, SpO$_2$ 90％ (RA), BT 36.2℃
身体所見	胸部聴診で wheeze（2 度）を認める.
来院後の経過	プレドニン® 40 mg を内服し, ベネトリン® 吸入を実施している.

Q
① Disposition（入院・帰宅）をどのように決めますか？
② 入院（または帰宅）後の具体的マネジメントは？

ACO とは？

ACO は asthma and COPD overlap の略称で, 喘息と COPD のオーバーラップのことです. COPD 患者の 10％, 喘息患者の 20〜30％が ACO とされ, 比較的多い病態です[1,2].

しかし COPD と喘息をひとくくりにすることには個別対応が疎かになるリスクもあります. 日本喘息学会では「ACO は便宜上の名称で疾患単位とは言えない」[3]とする一方で, 日本呼吸器学会では ACO のガイドラインがあるなど[4], 専門医でも意見の分かれる病態です.

このように ACO には議論があるため, その診断や慢性期治療は専門医に任せて OK です. しかし ACO 増悪は, 非専門医でも喘息増悪や COPD 増悪と同様に対応することが求められます. また ACO 増悪は COPD 増悪の約 2.5 倍と高頻度です[6]. 今回の症例のように既往歴に「ACO」と記載がある患者が呼吸苦で来院した場合, どのように Disposition を決めていくかを確認していきましょう.

ACO増悪のDisposition判断のタイミング

　Dispositionのタイミングは，喘息増悪ならば「吸入後」(p.24)，COPD増悪ならば「吸入と無関係に」(p.36)でした．そしてACOでは「吸入後」が正解です．これは，一部のACOは喘息のように吸入後に症状が軽快するためです．COPDのように吸入しても症状が軽快しないACOもありますが，吸入の効果は実施してみないとわかりません．そのため，まずは吸入をしてからDispositionを検討するという戦略をとります（図1）．

　なお，ACOも喘息やCOPDと同様にステロイドがキードラックであり必ず投与しますが，Dispositionを変えるわけではありません．投与量や期間に関するエビデンスは乏しいですが，私はプレドニン® 50 mg/日で7日前後投与しています．

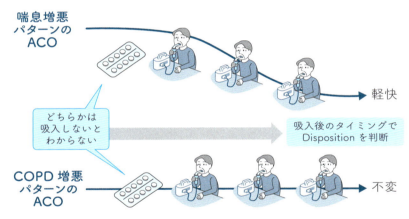

図1｜ACO増悪のDisposition判断のタイミング

ACO増悪のDisposition判断方法

　吸入が終わったらACOのDispositionの判断です．具体的には喘息とCOPDの両方のリスク評価をして判断します．まずは喘息増悪で確認したSpO_2，呼吸回数，酸素投与量，喘鳴（Jónsson分類）をチェックします．ここで注意が必要なのはSpO_2です．ACOでは慢性的な低酸素血症のケースもあるので，必ずベースラインと比較します．続いてCOPD増悪の呼吸パラメーターを評価．ここではABGを含めてベースラインと比較検討します（図2）．

　次に患者背景として喘息・COPD両方のリスク因子を確認します．リスクの中で

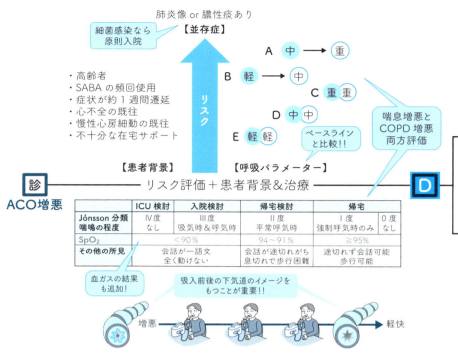

図 2 | ACO の Disposition

も年齢はより重要なファクターです[6]．Disposition 決定後の治療は SABA＋ステロイド＋コントローラー，コンサルトは喘息や COPD と同様です．施設や地域のルールに準じて適時入院依頼し，フォローアップの主治医外来まで連携します（図 2）．

では，症例の続きをみていきましょう．

 症例 2-3-1　　**70 歳男性**

病歴と経過	ACO の診断でテリルジー® を使用している患者が呼吸苦で来院．プレドニン® 40 mg を内服し，ベネトリン® 吸入を実施した．
呼吸パラメーター	（来院時）RR 23 回/分，SpO_2 90％（RA），wheeze（2 度） （吸入後）RR 20 回/分，SpO_2 92％（RA），wheeze（1 度） （前回）　RR 20 回/分，SpO_2 94％（RA）
ABG（吸入後）	pH 7.41，pO_2 71.4 Torr，pCO_2 40.5 Torr，HCO_3^- 24.9 mEq/L
胸部レントゲン	明らかな肺炎像なし．

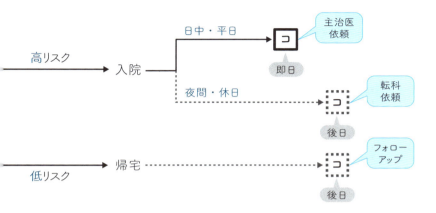

　肺炎は否定的であり，ACO増悪単独による呼吸症状と判断しました．吸入後に呼吸パラメーターは改善するも，喘鳴が残存し，高齢のため帰宅後のサポートも乏しいので，患者・家族と相談のうえ入院となりました．

　ACOの診断は専門医に任せて構いません．入院でも帰宅でも，コンサルトは翌日の専門外来でOKです．しかし，ACO増悪のDispositionは非専門医でも決めなければいけません．

> 『任務は遂行する』『部下も守る』
> 「両方」やらなくっちゃあならないってのが「幹部」のつらいところだな．

　ACOのDispositionには『喘息増悪のリスク評価をする』『COPD増悪のリスク評価をする』の「両方」やらなくてはいけません．それが非専門医のつらいところですが，患者利益のためには必要な診療なのです．

ACO増悪のER1.5

- ☑ Dispositionのタイミングは吸入後で，喘息増悪と同じ
- ☑ 重症度評価は喘息増悪とCOPD増悪の両方を同時に行って総合判断

2-4 気胸

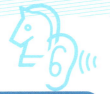

前編：Disposition とコンサルト

戦術は，自分で決めるものではなく，相手に対して作るものだ．
イビチャ・オシム（元サッカー日本代表監督）

症例 2-4-1　30 歳男性

現病歴	来院 3 日前から胸部違和感があり土曜の夕方に来院．
既往歴	なし．
Vital signs	BP 117/86 mmHg，HR 78 回/分，RR 18 回/分，SpO$_2$ 98％（RA），BT 36.6℃
身体所見	右肺野でやや呼吸音が減弱している．

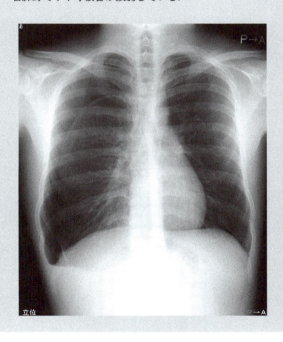

Q　①Disposition（入院・帰宅）をどのように決めますか？
②入院（または帰宅）後の具体的マネジメントは？

気胸の Disposition は脱気処置次第

　気胸の Disposition は「手術（脱気処置）or 保存」で判断する OPE 型です（図 1）．脱気処置は気胸の根本的手術ではないのですが，OPE 型の Disposition を決める上では広義の手術に該当するため，「手術（脱気処置）」として話を進めます．

　脱気処置には，①胸腔ドレーン留置と②穿刺吸引の 2 つがあります．①胸腔ドレーン留置では，管をぶら下げて帰宅はできないので入院です．②穿刺吸引は，脱気処置をしたら針は抜くので帰宅も可能ですが，悪化しないか入院で経過をみるケースもあります．③保存加療の場合は原則として帰宅です（図 1）．

　OPE 型では①〜③の方針を誰が判断するかが重要です（図 1）．日中・平日では外科医が「手術（脱気処置）or 保存」を決めるケースが多く，コンサルトと Disposition を同時進行で行い，外科医と相談しながらマネジメントします．この場合のコンサルトは Disposition に先行することがありますが，十分情報を集め，丸投げ感が出ないように注意しましょう．

　一方，夜間・休日など外科医に相談できない場合は，初診医が「手術（脱気処置）or 保存」を決め，翌日や翌朝に外科へコンサルトすることも検討します（図 1）．

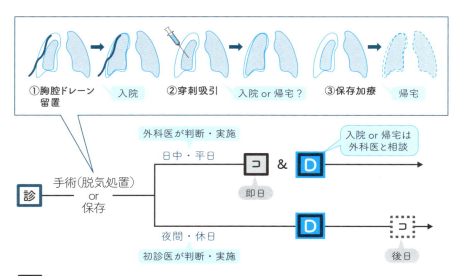

図 1 | 気胸の Disposition は OPE 型

第 2 章　呼吸器疾患

気胸の大きさで「手術（脱気処置）or 保存」を決められるか？

このように，気胸の「手術（脱気処置）or 保存」の選択は初診医にも求められます．そこで，脱気処置の適応をどのように決めるかを確認しましょう．

まずは気胸サイズで処置を決める方法です．ここで問題なのが，統一した基準がないということです．アメリカ胸部医学界（American College of Chest Physicians: ACCP）では肺尖部から 3 cm 未満を軽症としていますが[1]，イギリス胸部学会（British Thoracic Society: BTS）では肺門部レベルで 2 cm 未満のスペースであれば軽症としています（図 2）[2]．わが国では日本気胸・嚢胞性肺疾患学会が，鎖骨線より上に肺があれば軽度，それ以下なら中等度，完全虚脱なら高度の 3 段階に分けており，学会ごとでバラバラです．

また「気胸率」という胸腔に対する気胸の割合を計算する方法もありますが，欧米だと Collins 法や Rhea 法が用いられるのに対し，わが国では Kircher 法が主に使われます（図 2）．ただし症例によって誤差があり，必ずしも正確ではありません．

このように共通指標が存在しないため，気胸サイズで処置を決めるのは意外と難しいのです．今回の症例でも，各測定方法によって気胸率や重症度に差異を認めます（図 3）．しかし，日中・平日にコンサルトする場合に外科医から気胸サイズを聞かれることは多いので，できればコンサルト医が用いる気胸サイズの評価法をあらかじめ確認しておくとベターです．

臨床症状で「手術（脱気処置）or 保存」を決められるか？

気胸サイズ評価法の統一化が難しいことに加え，近年では臨床症状と気胸サイズは必ずしも一致しないということがわかってきました[3,4]．そこで「大きさによらず，臨床症状だけで気胸の脱気処置を決められるか？」というクリニカルクエスチョンに答えたのが，2020 年に NEJM に発表された PSP 試験です[5]．

PSP 試験は，気胸サイズが中等症〜高度以上の初発の一次性気胸を対象にした脱気処置と保存加療の比較試験です．気胸サイズにかかわらず**無症候性（呼吸回数＜30 回/分，SpO_2＜90%，血圧＜90 mmHg すべてなし）**であれば「胸腔ドレーン留置」群と「保存加療」群に振り分け，8 週間後の再膨張を比較しました．

結果は，胸腔ドレーン留置 98.5％に対して保存加療 94.4％と非劣性でした．さらに，2021 年のメタアナリシスでも初発自然気胸に対する保存加療は侵襲的治療と同等であるという研究報告も発表されました[6]．2024 年の欧州のガイドラインでも脱

気処置の推奨度は下がり,臨床的に安定していれば保存加療が指示されています[7].

ただし PSP 試験の保存加療は,救急外来で 4 時間以上経過観察し,酸素が不要と判断する条件付きです.また保存加療の 15.4% は帰宅後に悪化し,治療介入が必要となります.気胸は従来ほど処置をしなくても自然治療することがわかってきましたが,「**無症候性**だから**大きな**気胸を保存で診る」というマネジメントには,後日コンサルトする外科医の同意が必要であり,十分な事前確認が必要となります.

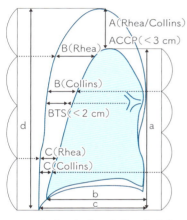

軽症の定義

- ACCP(肺尖部の縦幅)<3 cm
- BTS(肺門部の高さで横幅)<2 cm
- Collins 法 <25%
  * PSP 試験は Collins 法で>32%(A+B+C>6 cm)を中等症以上と定義している
- Rhea 法と Kircher 法は記載なし

- Collins 法: $4.2+(A+B+C)\times 4.7(\%)$
- Rhea 法: $(A+B+C)/3\times 10(\%)$
- Kircher 法: $(1-ab/cd)\times 100(\%)$

図 2 | 軽症の気胸の定義と虚脱率の計算方法

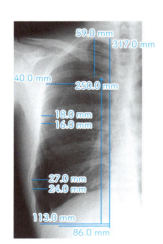

軽症の定義

- ACCP(肺尖部の縦幅):5.9 cm>3 cm【重症】
- BTS(肺門部の高さで横幅):1.6 cm<2 cm【軽症】

- Collins 法: $4.2+(5.9+1.9+2.4)\times 4.7(\%)=52.14\%$
  * PSP 試験では中等症以上に該当
- Rhea 法: $(5.9+4.0+2.7)/3\times 10(\%)=34\%$
- Kircher 法: $(1-25\times 8.6/31.7\times 11.3)\times 100(\%)=40\%$

図 3 | 症例 2-4-1 の気胸サイズの測定結果

第 2 章　呼吸器疾患

気胸の分類ごとの Disposition

　気胸は原因別に，自然気胸，外傷性気胸，医原性気胸に分類されます．さらに自然気胸は，肺疾患のない患者に起こる原発性自然気胸と，肺気腫など基礎疾患のある患者に起こる続発性自然気胸に分かれます．今回の症例のような初発の原発性自然気胸は，脱気処置次第で入院・帰宅を判断します．一方続発性気胸は，肺の予備能が低く悪化することもあり，処置の是非にかかわらず入院を検討します．また再発性気胸はガイドラインでも胸腔ドレーン留置が推奨されており，結果的に入院となることが多いです（図 4）[1,2,7]．

　外傷性気胸は脱気処置と保存加療で差がないという報告もありますが[8,9]，多くが高エネルギーの多部位外傷で，血胸，肺挫傷，肋骨骨折を伴い入院するケースが多いです．医原性気胸は入院直前か入院中の中心静脈穿刺が原因のため，入院継続です．このように，初発の原発性自然気胸のみ保存で帰宅を検討しますが，それ以外は入院を検討するケースです（図 4）．

結局どうする？　気胸の Disposition

　最後に気胸の Disposition とコンサルトのタイミングを確認しましょう．

　日中・平日なら，「即日」外科医にコンサルトし，Disposition も同時に行います（図 4）．

　夜間・休日なら，初診医が手術（脱気処置）or 保存について判断します．症状（例：呼吸回数 > 30 回/分，SpO_2 < 90％，血圧 < 90 mmHg）や気胸の分類によって脱気処置を検討します．虚脱率は参考程度にとどめます．またこの場合には外科医へのコンサルトは「後日」に行うことも検討します．

　処置でドレーン留置を選択した場合は，後日外科医へ転科可能かを相談することになります．穿刺吸引は日本ではあまり一般的でないため，できれば事前に，実施 OK かを外科医に確認できるとよいでしょう．保存加療で帰宅の方針とした場合は，悪化時に誰が対応するかは決めておきます（図 4）．

> 戦術は，自分で決めるものではなく，相手に対して作るものだ．

　気胸の戦術は初診医が一人で決めるものではなく，後日主治医フォローする外科医に対して作るものです．相手に対して作った戦術の先に気胸 ER1.5 の Disposition があります．過去に，私が深夜に脱気処置した気胸患者を，翌朝外科へ転科依頼したところ「脱気したなら君が主治医を継続すべき，転科はできない！」と言われて

困ったケースがありました．一部の呼吸器外科医は「術者（脱気処置者）が継続して主治医になるべき」という外科道を貫くことがあるので，気胸のマネジメントは事前に外科医と決めておくことがベターです．

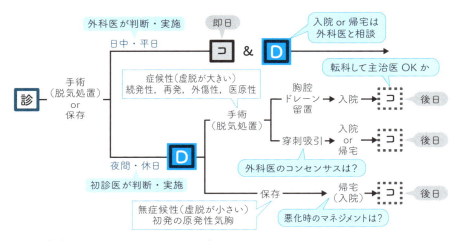

図 4 | 気胸の Disposition とコンサルト

では，今回の症例の続きをみてみましょう．

症例 2-4-1

30 歳男性が土曜の夕方に来院し初発の原発性気胸の診断となった．Vital signs は安定し無症候性であったが，虚脱率は測定方法によって軽症〜重症とバラバラだった．初診医（胸腔ドレーン留置も穿刺吸引も実施経験がある）は，穿刺吸引で帰宅経過観察を考慮したが，後日フォローアップする担当医の意見を確認するために院外の呼吸器外科に電話でコンサルトした．その結果，気胸の大きさから胸腔ドレーンを初診医が留置し，いったん入院として週明けの月曜日に呼吸器外科に転科とする方針となった．

気胸の ER1.5

- ☑ 気胸は OPE 型，「手術（脱気処置）or 保存」で方針を決める
- ☑ 日中・平日は外科医にコンサルト，夜間・休日は初診医が処置判断も検討
- ☑ どのように脱気判断をし，処置をどうするかを外科医と事前に確認しておくべし

後編：診断

　次に，気胸の診断について解説します．多くの気胸は胸部レントゲンで診断可能です．しかし一部の小さな気胸は胸部レントゲンで確認できない occult pneumothorax（亡霊気胸）となります．亡霊を見つける方法は，CT で微細な気胸を確認することです．

　しかし，occult pneumothorax 疑いで全例に CT を実施するのでは芸がありません．そもそも occult pneumothorax のほとんどは軽症気胸で保存となるケースです．処置をしないなら CT 検査をせず 1〜2 時間後に胸部レントゲンを再検する，あるいは症状が強くなったら再検査することも可能です．

　ただし，実臨床では CT を撮ってしまうことが多いです．実は私も CT を結構撮っていまして，occult pneumothorax の CT 診断にはホンネとタテマエとがあります．これは気胸の種類によっても異なります．医原性気胸，外傷性気胸，原発性気胸，続発性気胸，緊張性気胸，それぞれの occult pneumothorax の CT 診断について確認していきましょう．

医原性気胸の occult pneumothorax

症例 2-4-2　　42 歳女性　糖尿病性ケトアシドーシス

救急外来の経過　救急外来を受診し糖尿病性ケトアシドーシスの診断となった．治療にあたり右内頸静脈から中心静脈カテーテルを挿入し，胸部レントゲンでカテーテルの位置と気胸がないことを確認している．処置の 30 分後から胸部に違和感を訴えていたが，呼吸回数は 16 回/分，SpO_2 も 100％ で安定しており経過観察していた．

入院後の経過　翌朝，胸部レントゲンで気胸が発見され，入院担当医から初診医に，中心静脈カテーテルを挿入した際に起こした医原性気胸だと連絡があった．

　本症例のように医原性の occult pneumothorax を疑った場合，手技をした医師は CT でさっさと気胸の有無を確認したいというのがホンネです．患者さんも CT に行ける病態ならすぐに診断をつけてほしいと思うのではないでしょうか？　さらに医原性気胸を作ってしまった医師と入院主治医とが別ならば，後医のためにも CT を撮るのが正解です．わが国は CT のアクセスがよく，医原性気胸を作った初診医が CT を撮っても責められることはありません（図 1）．

外傷性気胸の occult pneumothorax

　外傷の occult pneumothorax は結果的に診断されてしまうことが多いです．外傷性

気胸のケースは高エネルギーのため，trauma pan-scan CT が実施されることが多いです．そして胸部外傷所見の1つとして，小さな気胸が肋骨骨折や血気胸と一緒に見つかっていきます．

このように，外傷性の occult pneumothorax は CT の適応症例となるため，診断に困ることはありません（図1）．ちなみに鈍的胸部外傷による occult pneumothorax ならば脱気処置と保存加療とで治療成績は変わらないとされるので[10,11]，急いで介入しなくても OK です．

続発性気胸の occult pneumothorax

「COPD の患者が呼吸苦で来院，胸部レントゲンは正常」……こんなエピソードは続発性の occult pneumothorax を疑いますが，その鑑別診断には COPD 増悪，細菌性肺炎，心不全，肺塞栓なども挙がります．ER では，これらの鑑別評価のために CT が撮られるケースがほとんどです（図5）．

さらに COVID-19 流行後は，呼吸症状のあるケースに胸部 CT を撮るハードルが一気に下がりました．そのため二次性 occult pneumothorax は仮に鑑別に挙がっていなくても，CT が実施されて診断がつくことがほとんどです（教育上はよくないのですが……）．

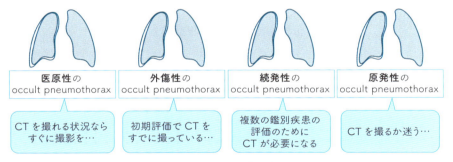

図5 | 原因別にみた occult pneumothorax のホンネ

原発性気胸の occult pneumothorax

「20歳の男性が軽微な呼吸症状で来院，胸部レントゲンは正常」というエピソードでは，原発性気胸を疑います．古いテキストだと「吸気と呼気の胸部レントゲンを撮って，わからなければ CT」と書かれていることもありますが，実はエビデンスはありません[12]．

第 2 章　呼吸器疾患

　近年では，超音波で気胸を探すという選択肢もあります．Soldati らは胸部レントゲンで半分は見逃されていた気胸も超音波で診断可能と報告しています（感度 92％，特異度 99.4％）[13]．

　ただし，普段から胸にプローベをあてていないと診断は難しいです．超音波でocclult pneumothorax が診断できたらカッコいいのですが，それには修行が必要です．

　このように，医原性・外傷性・続発性気胸では結果的に CT で occult pneumothorax が診断されますが，原発性気胸では CT を撮ることも撮らないことも選択できそうです（図1）．患者さんに occult pneumothorax の可能性について説明した上で CT なしで経過観察することは可能で，私も年に数回ほど外来でそのような対応をすることはあります．

　また CT を撮るなら occult pneumothorax がなかった時のマネジメントを考えておく必要があります．実際に私は，若手医師が occult pneumothorax 疑いで撮った CT に全く所見がなくて，コンサルトを受けることが年に数回ありますが，ベッドサイドで診察すると Bornholm 病など別の疾患であることが多いです．

C O L U M N

Bornholm 病
（流行性胸痛症，流行性筋痛症）[14]

　コクサッキーウイルス（特に B 群），エコーウイルスが原因で，胸部（時に上腹部）の筋肉痛をきたす疾患です．ウイルス感染なので発熱，頭痛，上気道症状，消化器症状なども認めることもありますが，胸痛がメインとなって受診します．ウイルス感染により筋肉痛をきたすことは想像できますが，なぜ胸部の筋肉限定なのかは神のみぞ知るところです．

　本疾患に特異的な検査所見はなく，臨床診断となります．私は研修医が気胸や肺炎を疑って CT を実施するも所見がなく，困って相談されると本疾患を疑います．暖かい時期に流行することが多く，本邦でも報告例があります[15]．ただし COVID-19 の流行時には，感染予防の影響なのか Bornholm 病は激減しました．しかし 2023 年にCOVID-19 が第 5 類になった頃から，また次第に増えてきたように感じています．

緊張性気胸の診断

最後に，緊張性気胸の診断についても確認しましょう．緊張性気胸は画像診断しないのが理想的です．緊張性気胸による呼吸循環障害があれば胸部レントゲンを撮っている暇はなく，臨床診断して脱気処置をする必要があります．日本救急医学会の教科書でも「緊張性気胸を疑った場合には，胸部X線写真による確定診断を待たずに直ちに胸腔穿刺による脱気除圧を行い，チェストチューブを挿入する」と記載されています[16]．

ただし経験の浅い若手医師にとっては，臨床所見だけで緊張性気胸を診断して処置まで行うことは難しいと思います．正直にいうと，私もすべての若手医師に胸部画像なしで緊張性気胸の対応ができるように教育する自信はありません……．

内因性の緊張性気胸は呼吸不全症例の1%未満と稀であることを踏まえると，胸部レントゲンなしで脱気処置できるのは，腕のよい臨床経験の豊富な救急医に限定されると思います．呼吸循環不全の鑑別で実施した胸部レントゲンで緊張性気胸を見つけ，急いで脱気処置をして救命できた場合は，緊張性気胸の治療としては不合格でも，臨床的には合格点をあげたいところです．

救急専門医であれば胸部レントゲンなしで脱気処置を目指すべきであっても，すべての非救急医にそれを求めるのはハードルが高すぎるというのが私の意見です．慣れない医師が緊張性気胸を疑って，急いでポータブル胸部レントゲンを確認しつつ，速やかに脱気処置するのであれば，許容される救急医療だと思います．

気胸の診断

- ☑ 一般的に気胸は胸部レントゲンで診断可能だが，一部で診断できない occult pneumothorax がある
- ☑ Occult pneumothorax では本来 CT を全例で撮る必要はない
- ☑ 一方で医原性・外傷性・続発性の occult peumothorax は鑑別に挙がっていなくても，ほとんどで CT が撮影され，診断されている
- ☑ 原発性気胸の occult pneumothorax は，患者と相談の上，最初に CT を撮らずにフォローアップするという選択も可能である
- ☑ 緊張性気胸は画像診断なしで処置すべきだが，慣れない医師の場合は速やかに画像確認して処置する医療は容認される

2-5 呼吸不全

> すべてを疑え．
> カール・マルクス

　本項では呼吸症状をきたす心不全・肺炎・肺塞栓のマネジメントを解説します．これらの疾患は原則入院となる ER2.0 の疾患で，Disposition には困りません．しかし診断やコンサルトがうまくいかず，研修医がマネジメントに困るケースは多いです．これら呼吸不全 ER2.0 の疾患にはどのように対応していけばよいのでしょうか．

症例 2-5-1　80 歳男性　呼吸苦

現病歴	来院前日から呼吸苦があり改善乏しく救急搬送となる．
既往歴	心不全，高血圧．
Vital signs	BP 150/90 mmHg，HR 100 回/分，RR 22 回/分，SpO_2 90％（RA），BT 37.4℃
身体所見	両側に crackle を認める．
検査所見	レントゲン，単純 CT で両肺野の透過性低下 CRP 11.5 mg/dL，BNP 445 pg/dL　D-dimer 0.7 μg/mL
来院後の経過	循環器科医にコンサルトし，（しぶしぶだが）入院となった．

Q
①Disposition（入院・帰宅）はどのように決まりましたか？
　→コンサルト医（循環器科医）が最終決定
②入院（または帰宅）後の具体的マネジメントは？
　→コンサルト医（循環器科医）が決める

心不全，肺塞栓は Disposition に困らない？

　本症例のように，高齢者の心不全や肺炎は入院症例となる ER2.0 であり，入院・帰宅の判断に迷うことはありません．コンサルト先も心不全→循環器，肺炎→内科医（または救急医，当直医など）と決まっています．
　一応リスク型として数値化するなら，心不全では OHFRS[1]，STRATIFY[2]，EHMRG[3]，肺炎では PSI[4]，CURB-65[5]，A-DROP[6] などのスコアがあります．ただし実際はスコアが低くても臨床的には入院が必要なケースは多く，私はスコアを全

く使わないで Disposition を決めていますし，研修医にも使用は推奨していません．

このように，心不全や肺炎の入院・帰宅の判断には苦労しないのですが，次のような展開になり悩むことがあります．

症例 2-5-2　80 歳男性（病歴や所見は症例 2-5-1 と同様）
来院後の経過　循環器科医にコンサルトしたが，心不全でなく肺炎疑いとコメント．
内科医にコンサルトしたが，肺炎でなく心不全とコメント．
初診医は入院と判断するも方針が決まらず困っている．

心不全と肺炎は何に困る？

初診医が心不全や肺炎で困るのは，入院・帰宅の判断ではなく「主治医決め」です．Disposition が入院でも，症例 2-5-2 のように主治医が決まらず困ることが多いのです．症例 2-5-1 も主治医は「しぶしぶ」決まっておりスムーズな方針決定とはいえません．なぜ心不全や肺炎は主治医を決めるのに困るケースが多いのでしょう？

それは心不全や肺炎の診断にカラクリがあります．心不全のガイドライン[7]には「急性心不全の診断基準については国際的に明確なものは存在しないが，症状・兆候およびナトリウム利尿ペプチドを参考に診断する」と記載されています．同様に肺炎のガイドライン[8]でも「肺炎の診断は問診，診察所見，血液検査所見，胸部 X 線所見により総合的に判断する」とあります．総合判断は医師により異なるため，初診医とコンサルト医の診断が一致しなければ主治医は決まりません．

さらに厄介なことには，心不全と肺炎が重複することもあります．心不全や肺炎として方々コンサルトし，診断には同意してもらったけれど，循環器科医からは「心不全より肺炎が主病態（主治医にはならない）」，呼吸器内科医からは「肺炎より心不全が主病態（主治医にはならない）」と返答されると，初診医は困ってしまいます．

心不全・肺炎のマネジメント

- ☑ 初診医は心不全や肺炎は ER2.0 であり，入院・帰宅の判断には困らない
- ☑ 心不全と肺炎で困るのは「主治医決め」ができず入院できないこと
- ☑ 主治医が決まらない原因は，①心不全と肺炎は医師により診断が異なる，②心不全＋肺炎が重複した時の主病態の評価が医師により異なる，の 2 つ

第 2 章　呼吸器疾患

心不全と肺炎の病歴・身体所見

　心不全と肺炎のマネジメントで困らないためには，心不全や肺炎の診断についての十分な理解が必要です．そして心不全や肺炎の診断基準がないからこそ，診断に重要な情報は数値化して客観的に把握しておく必要があります．

　そこで，まずは病歴・身体所見から確認してみましょう．表1は，陽性尤度比（LR＋）が高く，診断に有用な所見を集めたものです（LR＋は，2〜4では診断に近づく力は弱く，5以上で少し強まる，10以上ならかなり強く診断に近づくと覚えておきましょう）．表1の各所見の数値は小さいものが多いため，心不全や肺炎を単独の所見で診断するのは難しいといえます．

　だからといって診察もせず検査をオーダーするのは間違いです．これらの所見は単独では難しくても，複数なら診断に近づく可能性は十分にあります．病歴・身体所見は諦めるのでなく，集めるのが正解です．

表1 | 肺炎と心不全の診断に用いられる主な所見

	心不全	肺炎
病歴	発作時夜間呼吸困難（LR＋ 2.6） 起座呼吸（LR＋ 2.2） 心不全の既往（LR＋ 5.8）	咳嗽（LR＋ 1.8） 喀痰の増加（LR＋ 1.3） 認知症の既往（LR＋ 3.4）
Vital signs 身体所見	脈拍>100 回/分（LR＋ 5.5） JVP 上昇（LR＋ 3.9） 浮腫（LR＋ 1.9） Ⅲ音（LR＋ 3.9） Crackle（LR＋ 1.9）	意識低下（LR＋ 1.9） 体温>37.8℃（LR＋ 2.5） 呼吸回数>28 回/分（LR＋ 2.7） SpO$_2$<95%（LR＋ 3.0） Crackle（LR＋ 2.8）

（文献 9-13 より著者作成）

呼吸不全 ER2.0 の検査

　次に心不全と肺炎の検査について数値化して確認しましょう．胸部レントゲンで肺静脈うっ血（LR＋ 12）や，間質浮腫（LR＋ 12）があれば心不全を強く疑います．病歴・身体所見で心不全を疑い，胸部レントゲンの特徴的な所見があった時点で「心不全で間違いなし！」と ER 来院後 5 分程度で判断することは可能です．

　一方，肺炎に対する胸部レントゲンの診断率は LR＋ 2.5〜4.4 と高くありません[9]．胸部レントゲンが正常でも 27〜47％の患者は CT で肺炎像が検出され[14,15]，さらに胸部レントゲンが正常でも 1/3 が肺炎の診断で入院したと報告されています[16]．

　「肺炎は crackle を確認して胸部レントゲンで診断すべし！」というのは理想論で，

2-5 呼吸不全

現実には肺炎の診断がCT頼みになることは多いです．CTの被曝問題は肺炎患者の多くが高齢者であるため無視できること，さらに日本のCT台数が諸外国より圧倒的に多いことが，肺炎疑い→CTへと駆り立てます．またCOVID-19流行時には，呼吸器症状があれば胸部CT実施とする院内ルールを導入した施設は多く，その名残からも肺炎疑い→CTが実施されています．個人的には，crackleも胸部レントゲンも飛ばしてCTだけで肺炎を評価している光景をみると残念な気持ちになるのですが……．

次に血液検査はどうでしょうか．BNPは心不全の診断（特に除外診断）には有用ですから必ず確認します（表2）．CRPは肺炎の診断（＜4 mg/dLで感度90％，＞20 mg/dLで特異度91％）[17]や入院・抗菌薬使用[18,19]にエビデンスがあるので一緒にオーダーします．さらに肺塞栓が鑑別に挙がればD-dimerも測定します．なお血液検査は，腎機能などその他の項目も重症度評価などに必要なものは確認しておくようにします．

そして，可能であれば超音波検査も考慮します．特に近年は肺エコーが心不全[20-22]や肺炎[23]の診断に有用であるという報告もあります．ただし国内では肺エコーは循環器科医や内科医には馴染みが薄く，コンサルト時に共通の指標にならない場合が多いです．なお循環器科医が心エコーをリクエストするのはHFrEF・HEmrEF・HFpEFの鑑別や，弁膜症の評価のためです．EFの有無で心不全の有無を判断しているわけではありません．

表2 │ 心不全の診断と BNP

	感度	特異度	LR+ (95% CI)	LR− (95% CI)
臨床診断または BNP≧100 pg/mL	0.94	0.70	3.1 (2.8-3.5)	0.09 (0.06-0.11)
BNP 単独, pg/mL				
≧250	0.89	0.81	4.6 (2.6-8.0)	0.14 (0.06-0.33)
≧200	0.92	0.75	3.7 (2.6-5.4)	0.11 (0.07-0.18)
≧150	0.89	0.71	3.1 (2.1-4.5)	0.15 (0.11-0.21)
≧100	0.93	0.66	2.7 (2.0-3.9)	0.11 (0.07-0.16)
≧80	0.96	0.71	3.3 (1.8-6.3)	0.06 (0.03-0.13)
≧50	0.97	0.44	1.7 (1.2-2.6)	0.06 (0.03-0.12)

(Wang CS, et al. JAMA. 2005; 294: 1944-56[10])

第 2 章　呼吸器疾患

コンサルトは主治医依頼をしない！

　次に肺炎や心不全のコンサルトについて解説します．肺炎や心不全は ER2.0 で，コンサルトの目的は入院依頼ですが，「直接は入院依頼しない」のがポイントです．この矛盾した表現の意味するところを，実際のコンサルト例をもとに確認してみましょう．次の 2 例は，どちらがよいコンサルトでしょう？

【コンサルト例 1】

　循環器科の患者さんの入院の相談です．本日，呼吸苦で救急搬送された 80 歳の男性です．昨年も心不全で入院しており，今回も循環器科での入院が必要と思います．来院前日から呼吸苦があり救急搬送されました．心電図の虚血はありませんでしたが，心エコー検査も実施しています．レントゲンと造影 CT も実施し，肺野で透過性低下があり心不全を疑いました．血液検査は BNP 445 pg/dL，D-dimer 0.9 μg/dL，CRP 11.5 mg/dL でした．COVID-19 は陰性で，尿検査と各種培養検査を実施しています．軽度の意識障害もあったので頭部 CT と頭部 MRI も実施しましたが，脳卒中を疑う所見はありませんでした．循環器科で対応をお願いしてよいでしょうか？

【コンサルト例 2】

　80 歳男性の心不全疑いで入院が必要と考えておりご相談です．病歴・身体所見・検査では主病態は心不全なのですが，市中肺炎も併発していると考えています．半年前に当院の循環器で入院歴がある方です．昨晩から起座呼吸があり，今朝救急搬送されました．来院時は SpO_2 90 ％で 37.1℃の微熱がありました．聴診で crackle と，下腿浮腫も認めます．レントゲンと CT では両肺野にうっ血所見があり，右肺野には consolidation がありそうです．心電図，心エコーは前回と著変はありませんが，採血は BNP が 445 pg/dL と上昇し主病態は心不全と判断しています．

　一方で CRP 11.5 mg/dL，COVID-19 は陰性でした．市中肺炎としても対応が必要ですが，今回は心不全の治療が優先されると判断し，まず循環器科にご相談となります．

　例 2 の方がいいコンサルトですよね．なぜかわかりますか？　肺炎や心不全の診断を提唱しつつ，主治医になるかどうかは担当医に委ねている点が GOOD ！　初診医とコンサルト医が共同してマネジメントを進めたいという気持ちが伝わりますね．入院が必要でも「おしつけ」感はなく，「おしはかり」感が醸し出されています．

情報の整理と重みづけ

　実は，例2がよいコンサルトである理由はもう1つあります．それは情報の整理と重みづけです．例2では心不全と肺炎の情報が整理され提示されています．さらにLR＋の高い所見を重みづけして伝えています（図1下）．診断推論を立てつつ，診断を決めつけずにコンサルト医と相談する姿勢までも伝わってきますね．

　一方例1は，例2より検査情報は多いのですが，とにかく数を集めたという印象があります．これだとコンサルト医は入院患者として丸投げされる感覚になるかもしれません（図1上）．ER対応で診断推論を無視し，検査を絨毯爆撃していると，結果的に例1のようなコンサルトになることが多いです．

　各所見の数値を意識した情報収集はよい診断推論につながります．よい診断推論は，よいコンサルトを経て，よいマネジメントにつながります．反対に診断推論を無視してコンサルト医がほしい検査情報をとにかく集める診療は悪いコンサルトにつながり，マネジメントが失敗する原因となります．

　下手なコンサルトでも良心的な循環器科医が主治医になってくれることもあります．また，病院のルールで心不全や肺炎疑いの主治医が決まっている場合もあります．しかし，いつもそうとは限りません．本来は診断・Disposition・コンサルトは初診医の役割であり，入院担当医と共同作業で方針を決めていく必要があるのです．

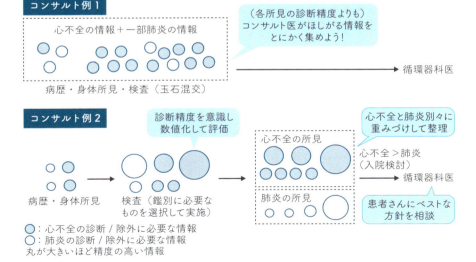

図1｜情報収集の方法とコンサルトのイメージ

今回は心不全が主病態であると判断し，循環器科にコンサルトしました．一方で肺炎が主病態であると判断した場合は呼吸器内科（または肺炎担当の内科）へコンサルトします．まずは主病態の診療科から相談するのがポイントです．ただし「心不全＞肺炎」と相談しても，循環器科医から「肺炎＞心不全」とコメントされた場合は，いったんその意見を受け止めます．そして，その意見を踏まえて引き続き内科医と真摯に協議すれば問題ありません．診断推論があり，よい情報収集をしていれば，結果は後からついてきます．

　「A科に入院」を目標にしてはいけません．正しい診断を担当医で協議して，ベストな患者対応を目標にします．正しいプロセスを経ていれば，「A科に入院」でも「B科に入院」でもOKです．

心不全・肺炎の診断とコンサルト

- ☑ 良いコンサルトのためには，良い診断プロセスが重要．診断に必要な情報収集は各所見のもつ診断精度（数値）を意識し，整理・重みづけをして伝えるべし
- ☑ 診断推論なく情報をとにかく集める診療は，コンサルトでも情報が五月雨式になり失敗することは多い
- ☑ 初診医としての診断とDispositionは示しつつ，最終診断や決定はコンサルト医と共同作業で行うようにすべし

では，類似症例をもう1つみてみましょう．

症例 2-5-3

75歳男性が呼吸苦で来院した．心不全と肺炎の診断となり，上級医が診察して心不全が主病態と判断し循環器科にコンサルトした．
循環器科医から「呼吸器科の意見も確認してほしい」とコメントがあり呼吸器科へもコンサルトした．結果的に今回は心不全が主病態と判断され，循環器科医が主治医で入院となった．数日後，呼吸器科の担当医からこの患者の経過を聞かれた．「先日コンサルトを受けた心不全＋肺炎の患者さんですが，肺気腫もありますよね？　肺気腫のフォローアップや吸入はどうする予定ですか？」

Unreported exacerbation

　心不全と肺炎の重複症例のコンサルトでは，初診医は主治医が決まった瞬間に安心感でいっぱいになります．しかし，その安堵の影に隠れた COPD 増悪が見逃されるケースは少なくありません．

　初期評価で心不全や肺炎が否定的なら，COPD 増悪も鑑別に挙げて評価を始めるかもしれません（図 2 のパターン 1）．しかし COPD 増悪以外の診断がついてしまうと，そこで評価が終了してしまうことが多いのです（図 2 のパターン 2）．

　特に主治医が呼吸器科医でない場合は，患者の症状が改善してしまえば COPD 評価は未実施に終わることは多いです．これが，COPD 増悪の半分が見逃される"unreported exacerbation"[24] の理由です．

　臨床医は，呼吸苦の症例では「全例で」COPD 増悪を考えること，COPD 増悪以外の診断がついても「全例で」COPD 増悪の併存を考えることが極めて重要です．そして COPD 増悪の併存を疑った場合はその事実を伝え，入院後には COPD 評価で呼吸器科受診を提案しなくてはなりません（図 2 のパターン 3）．

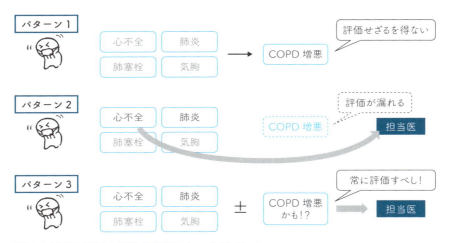

図 2 ｜ COPD 増悪の併発を意識したマネジメント

　最後に，もう 1 つ別の症例を考えてみましょう．

症例 2-5-4

65歳男性が呼吸苦で来院している．既往ではCOPDで通院歴あり，吸入治療実施中．聴診に異常所見なく，心不全を疑う身体所見なし．レントゲンと単純CTでは気腫性変化はあるが他に異常所見なし．
CRP 0.5 mg/dL，BNP 41 pg/dL，D-dimer 5.7 μg/mL
初診医 「心不全や肺炎は否定的で，COPD増悪で入院依頼しようと思っています」
上級医 「OK，ベッドサイドで診断を確認してみましょう」
（診察後）「下腿にDVTを疑う所見があるね，肺塞栓評価で造影CTを追加しよう」
―造影CTを実施―
上級医 「肺動脈に血栓があり，今回の主病態は肺塞栓だ．循環器科にコンサルトしよう」

すべてを疑え

肺塞栓を疑うケースでは，CPRs（clinical prediction rules）での評価を経て，必要時には造影CTを検討しますが，今回の症例のように肺塞栓以外の呼吸器疾患を強く疑った場合には，肺塞栓の評価が漏れ，CPRsを使用しないままマネジメントが進んでしまうことがあります（図3）．

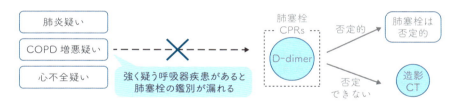

図3｜肺塞栓のCPRs以前の問題点

> すべてを疑え．

呼吸不全のマネジメントでは，肺炎，心不全，肺塞栓，COPD増悪，喘息増悪，気胸などすべての鑑別疾患を挙げて，漏れなく評価する必要があります．呼吸不全の原因はオーバーラップすることがあるため，強く疑う呼吸器疾患が1つ挙がっても，並存しうる疾患を漏れなく評価することが重要なのです（図4）．

そのためには病歴・身体所見で，肺塞栓のCPRsに必要な情報，心不全・肺炎のLR＋の高い情報，喘息増悪・COPDの既往などを網羅的に，同時に確認していきます．そして検査プランを立てて，BNPやD-dimer，適時CT検査を実施・選択しま

す（図4）．

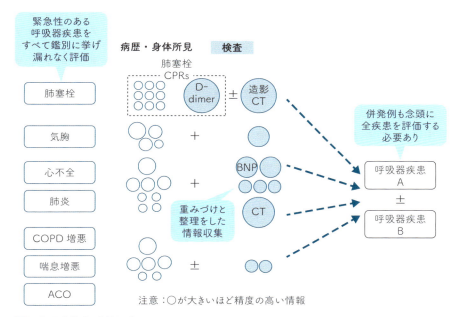

図4 | 現実的な呼吸不全のフロー

　心不全も肺炎も肺塞栓も多くは入院となる呼吸不全ER2.0で，Dispositionは難しくありません．しかし，診断に難渋し，マネジメントに苦慮する症例は多いです．肺炎や心不全などは診断基準がない，肺塞栓は造影CTを撮らないと診断できない，COPD増悪は検査でも診断できない，そして診断が1つとは限らない．呼吸不全ER2.0の診断はないない尽くしで，臨床医の能力が試されます．

　正確な診断のためには「すべての疾患を疑う」ことが重要です．呼吸苦の患者に対峙した初診医は，心不全，肺炎，肺塞栓，COPD増悪，喘息増悪，気胸のすべてを鑑別に挙げ，キッチリ評価することが失敗しない唯一の戦略となるのです．

呼吸不全ER2.0のマネジメント

- ☑ 心不全，肺炎，肺塞栓はDispositionよりも診断とコンサルトが重要
- ☑ 正確な診断のためには，すべての鑑別疾患を適時評価すべし

第 2 章　呼吸器疾患

Advanced Lecture

肺塞栓の診断

ERにおける肺塞栓診断のゴールデンスタンダードは造影CTです．これに関する臨床研究は複数ありますが[25-28]，最も有名なのが2006年NEJMに報告されたPIOPED-II[29]と呼ばれる多施設前向き試験です．感度83％，特異度96％と感度が低いですが，事前検査確率が低ければ陰性的中率は96％と報告されています．

当時の4列または16列のCTで実施された研究なので，現在主流である64列のCTであれば感度・特異度は100％近くになると考えられています．2010年代以降は肺塞栓のCT診断の新しい研究は激減しますが，これは臨床医が肺塞栓のゴールデンスタンダードはすでに造影CTだと認めているためでしょう．

そこで肺塞栓の診断研究は，どの患者が造影CTの対象かというテーマに徐々にシフトしていきます．そうして数多くの肺塞栓のCPRs（clinical prediction rules）が報告されてきました（表A）．

元祖肺塞栓CPRsがWellsスコア[30]です．その後，simplified版[31]や，項目を変更した改訂Genevaスコア[32]が報告されました．いずれも病歴と身体所見（Wells: 7項目，改訂Genova: 8項目）のみで評価します．これらのCPRs単独ではlowスコアでも感度は80％前後ですが，D-dimer（DD）を追加することで100％になり（表B），造影CTなしで除外を検討できるのがポイントです．

その後，報告されたYEARS[33]はDDが必要ですが，確認項目が3つと少ないのが特徴です．YEARSで除外検討に該当すれば，造影CT実施時と予後に差がないとされます．

ここまでのCPRsはDDが必須でしたが，DDなしのCPRsとして考案されたのがPERC[34-36]です．病歴・身体所見の8項目がすべてなければ，感度96％，特異度27％で肺塞栓の除外を検討します．DDがないので，最初に使うCPRsとして有用です[37]．ただし私の経験では，年齢（50歳未満）とSpO$_2$（>94％）のどちらかが該当せず，除外に至らないケースは多いです．その場合はDDを用いて他のCPRsで再評価します．

DDのカットオフ値はWellsと改訂Geneva使用時は<0.5 μg/mLです[37]．近年は，年齢換算DD（<年齢×0.01 μg/mL）でも同等の評価が可能という報告もあります[38]．またYERSのオリジナル版はDD<0.1 μg/mLと<0.5 μg/mLを使い分けますが[33]，追試では年齢換算DD（<年齢×0.01 μg/mL）で同等以上の評価ができると報告されています[39]．

なお，DDの検査室の正常基準値は<1.0 μg/mLですが，これは肺塞栓のカット

オフ値と異なるので注意が必要です．初学者がよく間違うのですが，採血で DD が正常値（たとえば 0.9 μg/mL）でも CPRs では除外できない場合があるのです．また COVID-19 では DD が上昇傾向にありますが，従来どおり CPRs を用いて OK です[40]．

表 A ｜ 肺塞栓の CPRs

	WSO	WSS	RGS	PERC	YEARS
66 歳以上			1		
50 歳未満				+	
肺塞栓または DVT の既往	1.5	1	3	+	
4 週以内の手術または固定	1.5	1	2	+	
喀血	1	1	2	+	
癌（6 カ月以内治療，緩和状態）	1	1			1
心拍数＞100 回/分	1.5	1		+	
経口ホルモン薬使用なし				+	
心拍数（75〜94 回/分）			3		
心拍数（95 回/分以上）			5		
SpO$_2$＞94%				+	
DVT の臨床所見	3	1		+*	1
一側の下肢痛			3		
下肢深部静脈拍動を伴う痛みと浮腫			4		
他の疾患より肺塞栓が疑わしい	3	1			1
D-dimer（DD）	追加	追加	追加	不要	必要

WSO: Wells Score Original （0〜1: Low，2〜6: Moderate，≧7: High）
WSS: Wells Score Simplified 版 （0〜1: Low，≧2: High）
RGS: Revised Geneva Score （0〜3: Low，4〜10: Moderate，＞11: High）
PREC（Pulmonary Embolism Rule-Out Criteria）: すべて該当しなければ除外検討
YEARS ： 0 項目 & DD＜0.1 μg/mL で除外，1 項目 & DD＜0.5 μg/mL で除外検討
YEARS（追試）: 1 項目 & 年齢換算 DD（＜年齢×0.01 μg/mL）で除外検討[38,41]

表 B ｜ Wells/改訂 Geneva 単独と DD（＜0.5 μg/mL）追加時の陰性的中率[39]

	Wells	改訂 Geneva	Wells＋DD	改訂 Geneva＋DD
≧65 歳	80.4	81.5	100	100
＜65 歳	82.4	75.4	100	100

第 2 章　呼吸器疾患

1. 喘息増悪　文献

1) 一般社団法人日本アレルギー学会喘息ガイドライン専門部会, 監修. 喘息予防・管理ガイドライン 2021. 東京: 協和企画; 2021.
2) Davies GA, et al; EAVE Ⅱ Collaborators. Impact of COVID-19 lockdown on emergency asthma admissions and deaths: national interrupted time series analyses for Scotland and Wales. Thorax. 2021; 76: 867-73. PMID: 33782079.
3) 厚生労働省. 平成 29 年（2017）患者調査の概況. https://www.mhlw.go.jp/toukei/saikin/hw/kanja/17/dl/kanja.pdf
4) 厚生労働省. 令和 2 年（2020）患者調査の概況. https://www.mhlw.go.jp/toukei/saikin/hw/kanja/20/dl/kanja.pdf
5) Huh K, et al. Decrease in hospital admissions for respiratory diseases during the COVID-19 pandemic: a nationwide claims study. Thorax. 2021; 76: 939-41. PMID: 33782081.
6) GINA 2022 Main Report. https://ginasthma.org/gina-reports/（2025 年 1 月 10 日閲覧）
7) Rowe BH, et al. Corticosteroids for preventing relapse following acute exacerbations of asthma. Cochrane Database Syst Rev. 2007; 3: CD000195. PMID: 17636617.
8) Rowe BH, et al. Early emergency department treatment of acute asthma with systemic corticosteroids. Cochrane Database Syst Rev. 2001; 1: CD002178. PMID: 11279756.
9) Buttgereit F, et al. Standardised nomenclature for glucocorticoid dosages and glucocorticoid treatment regimens: current questions and tentative answers in rheumatology. Ann Rheum Dis. 2002; 61: 718-22. PMID: 12117678.
10) Le Page E, et al; COPOUSEP investigators; West Network for Excellence in Neuroscience. Oral versus intravenous high-dose methylprednisolone for treatment of relapses in patients with multiple sclerosis (COPOUSEP) : a randomised, controlled, double-blind, non-inferiority trial. Lancet. 2015; 386: 974-81. PMID: 26135706.
11) Spaggiari L, et al. Exacerbations of severe asthma: a focus on steroid therapy. Acta Biomed. 2014; 85: 205-15. PMID: 25567456.
12) Normansell R, et al. Different oral corticosteroid regimens for acute asthma. Cochrane Database Syst Rev. 2016; 2016: CD011801. PMID: 27176676.
13) McFadden ER Jr. Acute severe asthma. Am J Respir Crit Care Med. 2003; 168: 740-59. PMID: 14522812.
14) Kiser TH, et al. Outcomes associated with corticosteroid dosage in critically ill patients with acute exacerbations of chronic obstructive pulmonary disease. Am J Respir Crit Care Med. 2014; 189: 1052-64. PMID: 24617842.
15) Jacobs JWG, et al. Pharmacology of anti-rheumatic drugs. In: Firestein & Kelley's Textbook of Rheumatology. 11th ed. Philadelphia: Elsevier; 2021.
16) Simons FE. Anaphylaxis. J Allergy Clin Immunol. 2010; 125 (2 Suppl 2) : S161-81. PMID: 20176258.
17) Yadav M, et al. Efficacy of low-dose daily versus alternate-day prednisolone in frequently relapsing nephrotic syndrome: an open-label randomized controlled trial. Pediatr Nephrol. 2019; 34: 829-35. PMID: 30194663.
18) Suda M, et al. Safety and efficacy of alternate-day corticosteroid treatment as adjunctive therapy for rheumatoid arthritis: a comparative study. Clin Rheumatol. 2018; 37: 2027-34. PMID: 29582252.

2. COPD 増悪　文献

1) GINA 2022 Main Report. https://ginasthma.org/gina-reports/（2025年1月10日閲覧）
2) Global Strategy for The Diagnosis, Management, and Prevention of Chronic Obstructive Pulmonary Disease（2022 Report）. https://goldcopd.org/wp-content/uploads/2021/12/GOLD-REPORT-2022-v1.1-22Nov2021_WMV.pdf
3) Niewoehner DE, et al. Effect of systemic glucocorticoids on exacerbations of chronic obstructive pulmonary disease. Department of Veterans Affairs Cooperative Study Group. N Engl J Med. 1999; 340: 1941-7. PMID: 10379017.
4) Davies L, et al. Oral corticosteroids in patients admitted to hospital with exacerbations of chronic obstructive pulmonary disease: a prospective randomised controlled trial. Lancet. 1999; 354: 456-60. PMID: 10465169.
5) Walters JA, et al. Systemic corticosteroids for acute exacerbations of chronic obstructive pulmonary disease. Cochrane Database Syst Rev. 2009; 1: CD001288. PMID: 19160195.
6) Landis SH, et al. Continuing to Confront COPD International Patient Survey: methods, COPD prevalence, and disease burden in 2012-2013. Int J Chron Obstruct Pulmon Dis. 2014; 9: 597-611. PMID: 24944511.
7) Soto FJ, et al. Evidence-based approach to acute exacerbations of COPD. Curr Opin Pulm Med. 2003; 9: 117-24. PMID: 12574691.
8) Connors AF Jr, et al. Outcomes following acute exacerbation of severe chronic obstructive lung disease. The SUPPORT investigators（Study to Understand Prognoses and Preferences for Outcomes and Risks of Treatments）. Am J Respir Crit Care Med. 1996; 154: 959-67. PMID: 8887592.
9) Decramer M, et al. Chronic obstructive pulmonary disease. Lancet. 2012; 379: 1341-51. PMID: 22314182.
10) Sethi S, et al. Infection in the pathogenesis and course of chronic obstructive pulmonary disease. N Engl J Med. 2008; 359: 2355-65. PMID: 19038881.
11) Wedzicha JA. Role of viruses in exacerbations of chronic obstructive pulmonary disease. Proc Am Thorac Soc. 2004; 1: 115-20. PMID: 16113423.
12) Papi A, et al. Infections and airway inflammation in chronic obstructive pulmonary disease severe exacerbations. Am J Respir Crit Care Med. 2006; 173: 1114-21. PMID: 16484677.
13) Stockley RA, et al. Relationship of sputum color to nature and outpatient management of acute exacerbations of COPD. Chest. 2000; 117: 1638-45. PMID: 10858396.
14) Ram FS, et al. Antibiotics for exacerbations of chronic obstructive pulmonary disease. Cochrane Database Syst Rev. 2006; 2: CD004403. PMID: 16625602.
15) So JY, et al. Population decline in COPD admissions during the COVID-19 pandemic associated with lower burden of community respiratory viral infections. Am J Med. 2021; 134: 1252-9. e3. PMID: 34126098.
16) Alqahtani JS, et al. Reduction in hospitalised COPD exacerbations during COVID-19: A systematic review and meta-analysis. PLoS One. 2021; 16: e0255659. PMID: 34343205.
17) Alqahtani JS, et al. Prevalence, Severity and mortality associated with COPD and smoking in patients with COVID-19: a rapid systematic review and meta-analysis. PLoS One. 2020; 15: e0233147. PMID: 32392262.

第 2 章　呼吸器疾患

18) Kalyanaraman Marcello R, et al; New York City Health＋Hospitals COVID-19 Population Health Data Team. Characteristics and outcomes of COVID-19 patients in New York City's public hospital system. PLoS One. 2020; 15: e0243027. PMID: 33332356.

19) Williamson EJ, et al. Factors associated with COVID-19-related death using OpenSAFELY. Nature. 2020; 584: 430-6. PMID: 32640463.

20) O'Driscoll BR, et al. British Thoracic Society Guideline for oxygen use in adults in healthcare and emergency settings. BMJ Open Respir Res. 2017; 4: e000170. PMID: 28883921.

21) Berend K, et al. Physiological approach to assessment of acid-base disturbances. N Engl J Med. 2014; 371: 1434-45. PMID: 25295502.

22) Lim BL, et al. A meta-analysis on the utility of peripheral venous blood gas analyses in exacerbations of chronic obstructive pulmonary disease in the emergency department. Eur J Emerg Med. 2010; 17: 246-8. PMID: 19996974.

23) McKeever TM, et al. Using venous blood gas analysis in the assessment of COPD exacerbations: a prospective cohort study. Thorax. 2016; 71: 210-5. PMID: 26628461.

24) Ak A, et al. Prediction of arterial blood gas values from venous blood gas values in patients with acute exacerbation of chronic obstructive pulmonary disease. Tohoku J Exp Med. 2006; 210: 285-90. PMID: 17146193.

25) Leuppi JD, et al. Short-term vs conventional glucocorticoid therapy in acute exacerbations of chronic obstructive pulmonary disease: the REDUCE randomized clinical trial. JAMA. 2013; 309: 2223-31. PMID: 23695200.

26) Hartley T, et al. The Noninvasive Ventilation Outcomes (NIVO) score: prediction of in-hospital mortality in exacerbations of COPD requiring assisted ventilation. Eur Respir J. 2021; 58: 2004042. PMID: 33479109.

27) Tabak YP, et al. Mortality and need for mechanical ventilation in acute exacerbations of chronic obstructive pulmonary disease: development and validation of a simple risk score. Arch Intern Med. 2009; 169: 1595-602. PMID: 19786679.

28) Shorr AF, et al. Validation of a novel risk score for severity of illness in acute exacerbations of COPD. Chest. 2011; 140: 1177-83. PMID: 21527510.

29) Steer J, et al. The DECAF Score: predicting hospital mortality in exacerbations of chronic obstructive pulmonary disease. Thorax. 2012; 67: 970-6. PMID: 22895999.

30) Echevarria C, et al. Validation of the DECAF score to predict hospital mortality in acute exacerbations of COPD. Thorax. 2016; 71: 133-40. PMID: 26769015.

31) 岡村　篤, 他. Post-ICU長期人工呼吸患者363症例の予後解析. 人工呼吸. 2012; 29: 240-5.

32) Muir JF, et al. Survival and long-term follow-up of tracheostomized patients with COPD treated by home mechanical ventilation. A multicenter French study in 259 patients. French Cooperative Study Group. Chest. 1994; 106: 201-9. PMID: 8020273.

33) Pilcher DV, et al. Outcomes, cost and long term survival of patients referred to a regional weaning centre. Thorax. 2005; 60: 187-92. PMID: 15741433.

34) Quinnell TG, et al. Prolonged invasive ventilation following acute ventilatory failure in COPD: weaning results, survival, and the role of noninvasive ventilation. Chest. 2006; 129: 133-9. PMID: 16424423.

35) McNeely PD, et al. Deciding about mechanical ventilation in end-stage chronic

obstructive pulmonary disease: how respirologists perceive their role. CMAJ. 1997; 156: 177-83. PMID: 9012718.

36) Smith TA, et al. The use of non-invasive ventilation for the relief of dyspnoea in exacerbations of chronic obstructive pulmonary disease; a systematic review. Respirology. 2012; 17: 300-7. PMID: 22008176.

37) Gore JM, et al. How well do we care for patients with end stage chronic obstructive pulmonary disease (COPD)? A comparison of palliative care and quality of life in COPD and lung cancer. Thorax. 2000; 55: 1000-6. PMID: 11083884.

38) Bloom CI, et al. Low uptake of palliative care for COPD patients within primary care in the UK. Eur Respir J. 2018; 51: 1701879. PMID: 29444916.

39) Alía I, et al. Efficacy of corticosteroid therapy in patients with an acute exacerbation of chronic obstructive pulmonary disease receiving ventilatory support. Arch Intern Med. 2011; 171: 1939-46. PMID: 22123804.

40) Abroug F, et al. Prednisone in COPD exacerbation requiring ventilatory support: an open-label randomised evaluation. Eur Respir J. 2014; 43: 717-24. PMID: 23794465.

41) Li L, et al. Personalized variable vs fixed-dose systemic corticosteroid therapy in hospitalized patients with acute exacerbations of COPD: a prospective, multicenter, randomized, open-label clinical trial. Chest. 2021; 160: 1660-9. PMID: 34023318.

42) Langsetmo L, et al. Underreporting exacerbation of chronic obstructive pulmonary disease in a longitudinal cohort. Am J Respir Crit Care Med. 2008; 177: 396-401. PMID: 18048806.

43) 一般社団法人 GOLD 日本委員会. COPD 情報サイト. http://www.gold-jac.jp/

44) 厚生労働省. 人口動態調査. https://www.mhlw.go.jp/toukei/list/81-1a.html

45) Fukuchi Y, et al. COPD in Japan: the Nippon COPD Epidemiology study. Respirology. 2004; 9: 458-65. PMID: 15612956.

46) Wang M, et al. Association between long-term exposure to ambient air pollution and change in quantitatively assessed emphysema and lung function. JAMA. 2019; 322: 546-56. PMID: 31408135.

47) Badgett RG, et al. Can moderate chronic obstructive pulmonary disease be diagnosed by historical and physical findings alone? Am J Med. 1993; 94: 188-96. PMID: 8430714.

48) Holleman DR Jr, et al. Does the clinical examination predict airflow limitation? JAMA. 1995; 273: 313-9. PMID: 7815660.

49) Hawkins NM, et al. Heart failure and chronic obstructive pulmonary disease: diagnostic pitfalls and epidemiology. Eur J Heart Fail. 2009; 11: 130-9. PMID: 19168510.

50) Rizkallah J, et al. Prevalence of pulmonary embolism in acute exacerbations of COPD: a systematic review and metaanalysis. Chest. 2009; 135: 786-93. PMID: 18812453.

51) Aleva FE, et al. Prevalence and localization of pulmonary embolism in unexplained acute exacerbations of COPD: a systematic review and meta-analysis. Chest. 2017; 151: 544-54. PMID: 27522956.

52) Cheng T, et al. Computed tomography manifestation of acute exacerbation of chronic obstructive pulmonary disease: A pilot study. Exp Ther Med. 2016; 11: 519-29. PMID: 26893640.

53) Niu Y, et al. Effect of community-acquired pneumonia on acute exacerbation of

第 2 章　呼吸器疾患

chronic obstructive pulmonary disease. COPD. 2021; 18: 417-24. PMID: 34309464.

3. ACO 増悪　文献

1) Gibson PG, et al. Asthma-COPD overlap 2015: now we are six. Thorax. 2015; 70: 683-91. PMID: 25948695.
2) Kobayashi S, et al. Clinical characteristics and outcomes of patients with asthma-COPD overlap in Japanese patients with COPD. Int J Chron Obstruct Pulmon Dis. 2020; 15: 2923-9. PMID: 33209021.
3) 相良博典, 他監修. 日本喘息学会, 作成. 喘息診療実践ガイドライン 2021. 東京: 協和企画; 2021.
4) 日本呼吸器学会 喘息と COPD のオーバーラップ（Asthma and COPD Overlap: ACO）診断と治療の手引き 2018 作成委員会, 編. 喘息と COPD のオーバーラップ（Asthma and COPD Overlap: ACO）診断と治療の手引き 2018. 大阪: メディカルレビュー社; 2017.
5) Hardin M, et al; COPDGene Investigators. The clinical features of the overlap between COPD and asthma. Respir Res. 2011; 12: 127. PMID: 21951550.
6) Gibson PG, et al. The overlap syndrome of asthma and COPD: what are its features and how important is it? Thorax. 2009; 64: 728-35. PMID: 19638566.
7) 厚生労働省. 人口動態調査. https://www.mhlw.go.jp/toukei/list/81-1a.html

4. 気胸　文献

1) Baumann MH, et al; AACP Pneumothorax Consensus Group. Management of spontaneous pneumothorax: an American College of Chest Physicians Delphi consensus statement. Chest. 2001; 119: 590-602. PMID: 11171742.
2) MacDuff A, et al; BTS Pleural Disease Guideline Group. Management of spontaneous pneumothorax: British Thoracic Society Pleural Disease Guideline 2010. Thorax. 2010; 65 Suppl 2: ii18-31. PMID: 20696690.
3) Vail WJ, et al. Spontaneous pneumothorax. Dis Chest. 1960; 38: 512-5. PMID: 13779601.
4) Seremetis MG. The management of spontaneous pneumothorax. Chest. 1970; 57: 65-8. PMID: 5410433.
5) Brown SGA, et al; PSP Investigators. Conservative versus interventional treatment for spontaneous pneumothorax. N Engl J Med. 2020; 382: 405-15. PMID: 31995686.
6) Liu WL, et al. Comparison of efficiency and safety of conservative versus interventional management for primary spontaneous pneumothorax: A meta-analysis. Am J Emerg Med. 2021; 45: 352-7. PMID: 33046307.
7) Walker S, et al. Joint ERS/EACTS/ESTS clinical practice guidelines on adults with spontaneous pneumothorax. Eur Respir J. 2024; 63: 2300797. PMID: 38806203.
8) Walker SP, et al. Conservative management in traumatic pneumothoraces: An observational study. Chest. 2018; 153: 946-53. PMID: 29080710.
9) Bou Zein Eddine S, et al. Observing pneumothoraces: The 35-millimeter rule is safe for both blunt and penetrating chest trauma. J Trauma Acute Care Surg. 2019; 86: 557-64. PMID: 30629009.
10) Wilson H, et al. Occult pneumothorax in the blunt trauma patient: tube thoracostomy or observation? Injury. 2009; 40: 928-31. PMID: 19539280.

11) Kirkpatrick AW, et al; Canadian Trauma Trials Collaborative and the Research Committee of the Trauma Association of Canada. Occult pneumothoraces in critical care: a prospective multicenter randomized controlled trial of pleural drainage for mechanically ventilated trauma patients with occult pneumothoraces. J Trauma Acute Care Surg. 2013; 74: 747-54. PMID: 23425731.

12) Seow A, et al. Comparison of upright inspiratory and expiratory chest radiographs for detecting pneumothoraces. AJR Am J Roentgenol. 1996; 166: 313-6. PMID: 8553937.

13) Soldati G, et al. Occult traumatic pneumothorax: diagnostic accuracy of lung ultrasonography in the emergency department. Chest. 2008; 133: 204-11. PMID: 17925411.

14) Turnbull AM. Bornholm disease. Br Med J. 1947; 2: 111. PMID: 20251814.

15) ボルンホルム病の流行—愛知県. 国立感染症研究所感染症情報センター. https://idsc.niid. go.jp/iasr/21/240/dj2406.html

16) 日本救急医学会, 監修. 救急診療指針 改訂第 5 版. 東京: へるす出版; 2018. p.147.

5. 呼吸不全　文献

1) Stiell IG, et al. Prospective and explicit clinical validation of the Ottawa Heart Failure Risk Scale, with and without use of quantitative NT-proBNP. Acad Emerg Med. 2017; 24: 316-27. PMID: 27976497.

2) Collins SP, et al. Identification of emergency department patients with acute heart failure at low risk for 30-day adverse events: the STRATIFY Decision Tool. JACC Heart Fail. 2015; 3: 737-47. PMID: 26449993.

3) Lee DS, et al. Prediction of heart failure mortality in emergent care: a cohort study. Ann Intern Med. 2012; 156: 767-75, W-261, W-262. PMID: 22665814.

4) Fine MJ, et el. A prediction rule to identify low-risk patients with community-acquired pneumonia. N Engl J Med. 1997; 336: 243-50. PMID: 8995086.

5) Community-acquired pneumonia in adults in British hospitals in 1982-1983: a survey of aetiology, mortality, prognostic factors and outcome. The British Thoracic Society and the Public Health Laboratory Service. Q J Med. 1987; 62: 195-220. PMID: 3116595.

6) 日本呼吸器学会呼吸器感染症に関するガイドライン作成委員会, 編. 成人市中肺炎診療ガイドライン. 東京: 日本呼吸器学会; 2005.

7) 日本循環器学会/日本心不全学会合同ガイドライン. 急性・慢性心不全診療ガイドライン (2017 年改訂版). https://www.j-circ.or.jp/cms/wp-content/uploads/2017/06/JCS2017_tsutsui_h.pdf

8) 日本呼吸器学会成人肺炎診療ガイドライン 2017 作成委員会, 編. 成人肺炎診療ガイドライン 2017. 東京: 日本呼吸器学会; 2017.

9) Metlay JP, et al. Does this patient have community-acquired pneumonia? Diagnosing pneumonia by history and physical examination. JAMA. 1997; 278: 1440-5. PMID: 9356004.

10) Wang CS, et al. Does this dyspneic patient in the emergency department have congestive heart failure? JAMA. 2005; 294: 1944-56. PMID: 16234501.

11) McGee S. Chapter 32: Pneumonia. In: Evidence-Based Physical Diagnosis. 5th ed. Philadelphia: Elsevier; 2021. p.273-8.

12) McGee S. Chapter 48: Congestive Heart Failure. In: Evidence-Based Physical Diag-

nosis. 5th ed. Philadelphia: Elsevier; 2021. p.401-8.

13) Devroey D, et al. Signs for early diagnosis of heart failure in primary health care. Vasc Health Risk Manag. 2011; 7: 591-6. PMID: 21966224.

14) Hayden GE, et al. Chest radiograph vs. computed tomography scan in the evaluation for pneumonia. J Emerg Med. 2009; 36: 266-70. PMID: 18571356.

15) Haga T, et al. Computed tomography for the diagnosis and evaluation of the severity of community-acquired pneumonia in the elderly. Intern Med. 2016; 55: 437-41. PMID: 26935360.

16) Basi SK, et al. Patients admitted to hospital with suspected pneumonia and normal chest radiographs: epidemiology, microbiology, and outcomes. Am J Med. 2004; 117: 305-11. PMID: 15336579.

17) Müller B, et al. Diagnostic and prognostic accuracy of clinical and laboratory parameters in community-acquired pneumonia. BMC Infect Dis. 2007; 7: 10. PMID: 17335562.

18) Cals JW, et al. C-reactive protein point of care testing and physician communication skills training for lower respiratory tract infections in general practice: economic evaluation of a cluster randomized trial. J Eval Clin Pract. 2011; 17: 1059-69. PMID: 20666881.

19) Little P, et al; GRACE consortium. Antibiotic prescribing for acute respiratory tract infections 12 months after communication and CRP training: A randomized trial. Ann Fam Med. 2019; 17: 125-32. PMID: 30858255.

20) McGivery K, et al. Emergency department ultrasound for the detection of B-lines in the early diagnosis of acute decompensated heart failure: a systematic review and meta-analysis. CJEM. 2018; 20: 343-52. PMID: 29619917.

21) Martindale JL, et al. Diagnosing acute heart failure in the emergency department: A systematic review and meta-analysis. Acad Emerg Med. 2016; 23: 223-42. PMID: 26910112.

22) Lian R, et al. Role of ultrasound lung comets in the diagnosis of acute heart failure in emergency department: A systematic review and meta-analysis. Biomed Environ Sci. 2018; 31: 596-607. PMID: 30231964.

23) Chavez MA, et al. Lung ultrasound for the diagnosis of pneumonia in adults: a systematic review and meta-analysis. Respir Res. 2014; 15: 50. PMID: 24758612.

24) Langsetmo L, et al. Underreporting exacerbation of chronic obstructive pulmonary disease in a longitudinal cohort. Am J Respir Crit Care Med. 2008; 177: 396-401. PMID: 18048806.

25) Perrier A, et al. Multidetector-row computed tomography in suspected pulmonary embolism. N Engl J Med. 2005; 352: 1760-8. PMID: 15858185.

26) Bajc M, et al. Ventilation/Perfusion SPECT for diagnostics of pulmonary embolism in clinical practice. J Intern Med. 2008; 264: 379-87. PMID: 18823506.

27) Righini M, et al. Diagnosis of pulmonary embolism by multidetector CT alone or combined with venous ultrasonography of the leg: a randomised non-inferiority trial. Lancet. 2008; 371: 1343-52. PMID: 18424324.

28) van Belle A, et al; Christopher Study Investigators. Effectiveness of managing suspected pulmonary embolism using an algorithm combining clinical probability, D-dimer testing, and computed tomography. JAMA. 2006; 295: 172-9. PMID: 16403929.

29) Stein PD, et al; PIOPED II Investigators. Multidetector computed tomography for

acute pulmonary embolism. N Engl J Med. 2006; 354: 2317-27. PMID: 16738268.

30) Wells PS, et al. Derivation of a simple clinical model to categorize patients probability of pulmonary embolism: increasing the models utility with the SimpliRED D-dimer. Thromb Haemost. 2000; 83: 416-20. PMID: 10744147.

31) Gibson NS, et al; Christopher study investigators. Further validation and simplification of the Wells clinical decision rule in pulmonary embolism. Thromb Haemost. 2008; 99: 229-34. PMID: 18217159.

32) Le Gal G, et al. Prediction of pulmonary embolism in the emergency department: the revised Geneva score. Ann Intern Med. 2006; 144: 165-71. PMID: 16461960.

33) van der Hulle T, et al; YEARS study group. Simplified diagnostic management of suspected pulmonary embolism (the YEARS study) : a prospective, multicentre, cohort study. Lancet. 2017; 390: 289-97. PMID: 28549662.

34) Kline JA, et al. Clinical criteria to prevent unnecessary diagnostic testing in emergency department patients with suspected pulmonary embolism. J Thromb Haemost. 2004; 2: 1247-55. PMID: 15304025.

35) Kline JA, et al. Prospective multicenter evaluation of the pulmonary embolism rule-out criteria. J Thromb Haemost. 2008; 6: 772-80. PMID: 18318689.

36) Freund Y, et al; PROPER Investigator Group. Effect of the pulmonary embolism rule-out criteria on subsequent thromboembolic events among low-risk emergency department patients: the PROPER randomized clinical trial. JAMA. 2018; 319: 559-66. PMID: 29450523.

37) Raja AS, et al; Clinical Guidelines Committee of the American College of Physicians. Evaluation of patients with suspected acute pulmonary embolism: best practice advice from the clinical guidelines committee of the American College of Physicians. Ann Intern Med. 2015; 163: 701-11. PMID: 26414967.

38) Freund Y, et al. Effect of a diagnostic strategy using an elevated and age-adjusted D-dimer threshold on thromboembolic events in emergency department patients with suspected pulmonary embolism: A randomized clinical trial. JAMA. 2021; 326: 2141-9. PMID: 34874418.

39) Guo DJ, et al. Values of the Wells and revised Geneva scores combined with D-dimer in diagnosing elderly pulmonary embolism patients. Chin Med J (Engl). 2015; 128: 1052-7. PMID: 25881599.

40) Logothetis CN, et al. D-dimer testing for the exclusion of pulmonary embolism among hospitalized patients with COVID-19. JAMA Netw Open. 2021; 4: e2128802. PMID: 34623411.

41) de Wit K, et al. Comparison of YEARS and adjust-unlikely D-dimer testing for pulmonary embolism in the emergency department. Ann Emerg Med. 2023; 81: 558-65. PMID: 36371248.

第 **3** 章

循環器疾患

3-1 胸痛

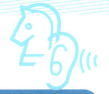

前編：Disposition とコンサルト

LOW RISK IS NOT NO RISK
WHO／Europe（Twitter のコメントより）

症例 3-1-1　65 歳女性　胸部不快感

現病歴　　　2 時間前から心窩部の違和感があり来院．放散痛，呼吸苦などの随伴症状は認めない．過去に同様の症状はない．

既往歴　　　高血圧のみ．

Vital signs　GCS E4V5M6，BP 130/72 mmHg，HR 84 回/分，RR 18 回/分，SpO$_2$ 98％（room air），BT 36.9℃

身体所見　　胸部聴診で異常なし．腹部に有意な所見なし．筋骨格系の所見なし．

来院後の経過　心電図で虚血性変化は認めない．レントゲン，造影 CT では胸痛の原因となる異常はない．血液検査では hs-cTnI（Architect）4 ng/L，D-dimer 0.4 ng/L，その他に胸痛の原因を指摘できる検査所見はない．

Q ①Disposition（入院・帰宅）をどのように決めますか？
　　②入院（または帰宅）後の具体的マネジメントは？

診断がつかない胸痛の Disposition

　今回は胸痛患者さんのマネジメントです．ER で診断がつかないため Disposition は「症候型」です．症候型では緊急性疾患を漏れなく挙げ，除外することで進めていきます．胸痛の緊急性疾患は ACS，急性大動脈解離，肺塞栓の 3 killer chest pain です．この 3 つに緊張性気胸を加えて 4 killer chest pain とする場合もありますが，緊張性気胸の除外は容易なので，胸痛は 3 killer chest pain で OK です（図 1）．

　このうち急性大動脈解離・肺塞栓の除外は，D-dimer や clinical prediction rules（CPRs）で実践します（p.96，97）．これらの情報から除外できなくても，造影 CT を撮れば除外は（診断も）可能です．

　今回は造影 CT まで実施しており，急性大動脈解離と肺塞栓は除外されます．しかし ACS は除外できないので，胸痛の Disposition は最下段のフローへは進めません（図 1）．そのため，胸痛の Disposition は ACS 次第となるのが一般的です．

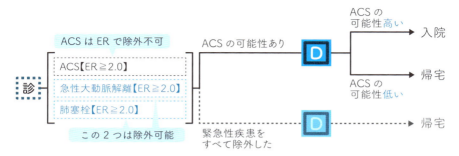

図1 | 胸痛の Disposition

ACS の評価は心電図から

　ACS の評価は，心電図で ST 上昇型心筋梗塞（STEMI）と非 ST 上昇型急性冠症候群（NSTE-ACS）を分けることからスタートします．この心電図診断は人工知能の技術をもってしても感度79％，特異度87％と不十分です[1]．初診医は一人で心電図診断をする必要があり，この解説をしたのが拙著『心電図ハンター』でした（図2）．本書では STEMI と NSTE-ACS の解説は紙面の都合で省略しますが，自信のない方はぜひ『心電図ハンター』をチェックしてみてください．

　さて，心電図で STEMI と判断したら ER≧2.0 として循環器科をコールします．一方 STEMI でない場合は NSTE-ACS かそれ以外かを評価してマネジメントします．この NSTE-ACS の可能性の評価が本書『ER 1.5』の解説するところです（図2）．

　なお，NSTE-ACS も予後が悪く早期介入が必要な病態です[2-6]．さらに NSTE-ACS の有病率は過去に考えられていたより高く[7-9]，STEMI よりも多いとされています[10,11]．重症で頻度も高い NSTE-ACS の対応については，『心電図ハンター』のネクストアンサーとして本書『ER1.5』で確認していきましょう．

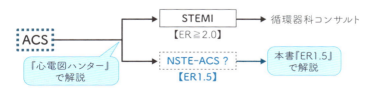

図2 | ACS における心電図ハンターと ER1.5

NSTE-ACS の診断は？

　NSTE-ACS で問題なのが，一部は非専門医が ER で診断できないことです．その理由は心筋梗塞の定義をみると理解できます．心筋梗塞は「**心筋障害**」＋「**症状/検査異常**」で定義されます（図 3）[12]．最初の問題は，この「心筋障害」を判断するためにトロポニンを複数回，経時的に測定する必要があることです．そのため，滞在時間が限られる ER では時間の制約から診断・除外できないケースが発生します．

　次の問題が「症状/検査異常」をすべて評価する必要があることです（図 3）．図の①〜④は ER でも確認可能ですが，⑤の血管造影検査は循環器科に依頼する必要があります．結局は心カテをしないと白黒がつかないのが NSTE-ACS なのです．

　もちろん心カテの代替として冠動脈 CT 血管造影（coronary CT angiography：CCTA）も利用されています[13]．しかし CCTA は冠動脈高度石灰化，冠動脈内ステント留置術後，冠動脈バイパス術（CABG）後だと評価が不十分です[13]．なにより我が国で循環器科医以外が CCTA を読影することは稀であり，非専門医が ER で利用できる検査とはいえません．

　このように，NSTE-ACS の診断・除外にはトロポニンのフォローアップや心カテ（or CCTA）のいずれかが必須です．これらの評価を ER で非専門医だけで実践することは不可能であり，循環器科医の協力が不可欠です．そのため一部の胸痛の Disposition は循環器科コンサルトを含んだ共同作業となっていくのです（図 3）．

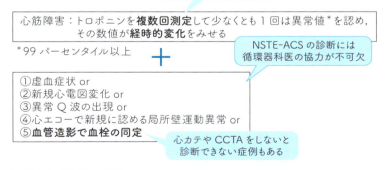

図 3 ｜ 心筋梗塞の定義
（Thygesen K, et al. J Am Coll Cardiol. 2018; 72: 2231-64[12] より作成）

NSTE–ACS と hs–cTn

しかし，胸痛患者全例を NSTE-ACS 疑いで循環器科コンサルトするわけにはいきません．非専門医も可能な範囲で NSTE-ACS について評価する必要があります．そこで，まずは心筋バイオマーカー検査で評価をします．バイオマーカーとしてかつては CK-MB や h-FABP などが利用されていましたが，現在は，hs-cTn（high-sensitivity cardiac troponin: 高感度心筋トロポニン）がゴールデンスタンダードです．

hs-cTn は診断精度は高いのですが，心筋梗塞の発症直後だと偽陰性となる可能性があります．そのため「トロポニンを複数回・経時的に測定する」ケースも発生し，hs-cTn は必要に応じて，初回，2 回と再検します．

この hs-cTn の測定間隔については様々な研究が行われてきました[14]．hs-cTn を初回から 1，2，3 時間後に再検する診断戦略は，それぞれ 0/1 hr，0/2 hr，0/3 hr algorithm と呼ばれます．米国ガイドラインだと 0/1 hr～0/3 hr algorithm[15]が，欧州では 0/1 hr か 0/2 hr algorithm が推奨されています[16]．0/1 hr，0/2 hr，0/3 hr algorithm の陰性尤度比はほぼ同じであり（表 1）[14]，私は必要時には 0/1 hr algorithm を選択しています．

hs-cTn は血糖測定のような迅速簡易検査（POCT）は利用できません[17]．結果が出るまで 1 時間ほど待つ必要があり，0/1 hr algorithm でも最短で 2 時間かかります．そのため近年は 30 分後に再検査をする 0/0.5 hr algorithm[18]も報告されています．

また，従来の 0/1 hr algorithm は心筋梗塞の既往がない患者を対象としていましたが，心筋梗塞の既往がある場合の 0/1 hr algorithm の研究も報告されています[19]．hs-cTn の algorithm はまだ発展途上ですが，今後の研究で，より短時間で，より多くの患者さんに適応されるようになっていきそうです．

表 1 | 各 algorithm の有用性（%）

	0/1 hr	0/2 hr	0/3 hr
陰性尤度比	98.9～100	99.4～99.9	98.3～100
感度	96.7～100	96.0～99.6	98.9～100
Rule out できる割合	47.9～64.2	56.0～77.8	39.8～49.1
陽性尤度比	63.4～84.0	75.8～85.0	72.0～83.5
特異度	93.8～97.0	95.2～99.0	96.7～98.2
Rule in できる割合	13.1～23.0	7.7～16.7	9.7～38.2

(Januzzi JL Jr, et al. J Am Coll Cardiol. 2019; 73: 1059-77[14])

hs-cTn のカットオフ値は？

0/1 hr, 0/2 hr, 0/3 hr algorithm は hs-cTn を 2 回測定するため，ER 滞在時間が長くなるのがデメリットです．本当は hs-cTn の測定は 1 回で終わらせて，Disposition をさっさと決めたいのが臨床医のホンネです．

Mark らは，hs-cTn のカットオフ値を 4 ng/L 以下から 2 ng/L 未満へ下げると診断精度が上がると報告しました[20]．hs-cTn が極低値なら初回測定のみでも NSTE-ACS の可能性は低く，除外できる可能性があります．そこで初回 hs-cTn が極低値であれば 1 回測定で終わらせて再検はなし，初回が低値なら hs-cTn を再検とする診断戦略も提唱されています[16]（図 4）．

ただし hs-cTn の極低値や 0/1 hr algorithm のカットオフ値の「理想値」は現在研究中であり，まだ議論のあるところです[21]．また我が国で主に利用されている hs-cTn には，①ロシュ社の hs-TnT，②アボット社の hs-TnI（Architect），③シーメンス社の hs-TnI（Centaur）の 3 種類があり，それぞれカットオフ値が違います（図 4）．ちなみに 3 種類の hs-cTn のどれが最も診断に有用かも研究中で，意見の分かれるところです．

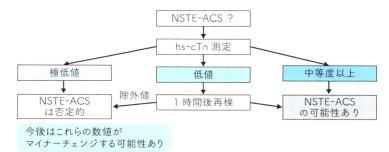

図 4 | hs-cTn を用いた NSTE-ACS のマネジメント

小まとめ：hs-cTn を用いたリスク評価
- 時系列で評価する hs-cTn を再検する 0/1 hr, 0/2 hr, 0/3 hr algorithm がある
- 初回 hs-cTn が極低値であれば除外とし，低値の場合のみ再検とする戦略もある
- どの hs-cTn を用いるか，カットオフ値がいくつかは議論のあるところである

NSTE-ACS のリスクスコア

hs-cTn は NSTE-ACS の診断の要ですが，それだけでマネジメントするのには限界があります．そこで hs-cTn 以外のパラメーターも加えた「胸痛スコア」が登場します．ここで最初に利用されたのが TIMI[22] と GRACE[23] です（**表 1，2**）．しかしこれらは本来 NSTE-ACS 診断後の「死亡率」スコアであり，NSTE-ACS 診断前の「可能性」をスコア化したものではありません．しかし 2000 年代には利用可能な胸痛スコアが他になかったため TIMI や GRACE で代替せざるを得なかったのです．

表 2 | TIMI（0～1 点であれば低リスク）

評価項目	点数	
年齢≧65 歳	NO: 0	YES: +1
3 つ以上の冠危険因子（家族歴，高血圧，高脂血症，糖尿病，現喫煙）	NO: 0	YES: +1
既知の冠動脈疾患（狭窄度≧50%）	NO: 0	YES: +1
7 日以内のアスピリン使用	NO: 0	YES: +1
24 時間以内に 2 回以上の狭心症状あり	NO: 0	YES: +1
心電図で 0.5 mm 以上の ST 偏位あり	NO: 0	YES: +1
心筋バイオマーカーの上昇	NO: 0	YES: +1

表 3 | GRACE（スコアリングが煩雑で，PC やスマホのソフトが必要）

評価項目		点数	評価項目		点数
①年齢 （歳）	<40	0	④初期血清 クレアチニン (mg/dL)	0～0.39	2
	40～49	18		0.4～0.79	5
	50～59	36		0.8～1.19	8
	60～69	55		1.2～1.59	11
	70～79	73		1.6～1.99	14
	≧80	91		2.0～3.99	23
				≧4.0	31
②心拍数 （回/分）	<70	0	⑤Killip 分類	クラスⅠ	0
	70～89	7		クラスⅡ	21
	90～109	13		クラスⅢ	43
	110～149	23		クラスⅣ	64
	150～199	36	⑥心停止あり		43
	≧200	46			
③収縮期血圧 (mmHg)	<80	63	⑦心筋バイオマーカーの上昇		15
	80～99	58	⑧ST 部分の偏位あり		30
	100～119	47			
	120～139	37			
	140～159	26			
	160～199	11			
	≧200	0			

第 3 章　循環器疾患

しかし 2010 年代になると NSTE-ASC 診断前のリスク評価に特化した胸痛スコアが登場します．Backus らは 2010 年に，History，ECG，Age，Risk factor，Troponin の 5 項目を用いる HEART スコアを発表しました（表 4）[24]．その後 HEART スコアの追試が行われメタアナリシスでは感度 0.96 ％，LR － 0.08[25] と，NSTE-ACS の除外に有用な胸痛スコアであることが証明されました．

その後の研究で，HEART スコアは TIMI や GRACE よりも優れていることがわかりました[26]．そのため現在は TIMI や GRACE の使用は NSTE-ACS の診断がついた後の予後評価に限定され，診断前の胸痛スコアとしては用いられなくなりました．

また，胸痛スコアのアウトカムは MACE（major adverse cardiac events）と呼ばれる主要血管イベント（心臓死，心筋梗塞，PCI やバイパス手術をされた症例，心不全など）の発生率で評価されるようになりました．HEART スコアで合計 0～3 点の低リスクであれば，MACE は 2.5 ％と報告されています[24]．

さらに研究者たちは，MACE が小さくなるように HEART スコアをマイナーチェンジしました．従来のスコアは高感度トロポニンではないため，それを hs-cTn に置き換えると MACE は 1.4 ％となりました[20,27,28]．他にも hs-cTn のカットオフ値や測定回数を変更した，様々な改訂版 HEART スコアが検証されてきました（表 5）．

表 4 ｜ HEART スコア（0～3 点は低リスク）

	0 点	1 点	2 点
H: 病歴	やや疑わしい	中程度疑う	強く疑う
E: 心電図	正常	非特異的 ST 変化または左脚ブロック	有意な ST 低下
A: 年齢	≦45 歳	46～64 歳	≧65 歳
R: リスク因子*	なし	1～2 項目	3 項目以上
T: トロポニン	正常	正常値の 3 倍未満	基準値の 3 倍以上

*リスク因子: 高血圧，高脂血症，糖尿病，喫煙，家族歴，肥満

表 5 ｜ 様々な HEART スコア

スコア名	評価項目	陰性的中率
HEART スコア	病歴，心電図，年齢，リスク因子，トロポニン	99.1 %[29]
HEART スコア（修正版）	HEAR＋高感度トロポニン I	98.6～%[27]
	HEAR＋高感度トロポニン I（＜0.02 ng/mL）	99.55 %[20]
	HEAR＋高感度トロポニン T（1 時間後再検）	99.8 %[28]
HEART-2 スコア	HEART＋画像検査	96.9～%[30]
HEART$_3$スコア	修正 HEART＋性別＋心電図とトロポニンの再検査	99.4 %[31]

まだまだあるぞ！　胸痛リスクスコア

HEART スコアの発表以降，また別の胸痛スコアが次々に報告されました．Roongsritong らは Symptoms，history of Vascular disease，Electrocardiography，Age，Troponin の 5 項目からなる SVEAT スコアを発表しました[32]（表 6）．SVEAT スコアは低リスク時の MACE が 0.8％であり，HEART スコア（MACE 1.4％）より有用という報告も出ています[33]．

表 6 | SVEAT スコア（0〜4 点であれば低リスク）

	評価項目	点数
S: 症状	典型的な不安定狭心痛	+3
	安定狭心症（カナダ心臓血管学会クラス I または II*）	+1
	狭心痛ではない	−1
V: 冠血管リスク	90 日以内の心筋梗塞または経皮的冠動脈インターベンション	+2
	5 年以上前の冠動脈バイパス移植術	+2
	上記以外の冠動脈疾患の既往歴	+1
	末梢動脈疾患または頸動脈疾患の血行再建術の既往歴	+2
E: 心電図	新規に出現した ST または T 波の虚血性変化	+3
	原因および発症時期不明の ST 低下	+2
	左室肥大，心室内伝導障害，ジギタリス，代謝性疾患などに伴う ST 変化	+1
	過去の心筋梗塞や既存の ST 変化を示唆する陳旧性 Q 波	+1
	ST 変化なし	0
	強い胸痛が持続している状況下での正常心電図	−2
A: 年齢（歳）	>75: +2，50〜75: +1，30〜49: 0，<30: −2	
T: hs-TnI (ng/mL)	>0.70: +5，0.12〜0.70: +2，0.04〜0.12: 1，≦0.04 かつ持続時間不明の胸痛: 0，≦0.04 かつ 4 時間以上続く胸痛: −2	

*0 度: 自覚症状なし，I 度: 日常の身体活動（歩行や階段歩行など）では狭心症が起きない（仕事，レクリエーションなどの激しい，急なまたは持続的な運動を行った時のみに狭心発作を生じる），II 度: 日常的な活動は軽く制限される（急いで歩く，階段や坂道を上るなどの労作，食後，寒さ，ストレスのある状況では起床後 2 時間以内の歩行，階段上昇によって発作が起こる．また，2 ブロックを越える平地歩行や 1 階を越える階段上昇によっても発作を生じる），III 度: 日常生活は制限される（普通の速さ・状態で行う 1〜2 ブロックの平地歩行，1 階分の階段上昇によって発作が生じる）

（Roongsritong C, et al. Am J Cardiol. 2020; 127: 36-40[32]）

第 3 章　循環器疾患

　もう 1 つの胸痛スコアとして，Than らは EDACS スコアを発表し，低リスクでは MACE の陰性的中率は 99.7％と報告しました（表 7）[34]．ただし **EDACS は ER 受診後と 2 時間後のトロポニン陰性の確認が必要**なため，スコアリングするまでに時間がかかるという弱点があります．それでもメタアナリシスでは陰性尤度比 0.06 であり，かなり有効な胸痛スコアといえます．

表 7 | EDACS スコア

評価項目	点数	歳	点数	歳	点数
年齢（右表参照）		18〜45	+2	66〜70	+12
男性（女性は 0 点）	+6	46〜50	+4	71〜75	+14
18〜50 歳かつ 3 つ以上の冠血管リスク*	+4	51〜55	+6	76〜80	+16
発汗	−3	56〜60	+8	81〜85	+18
腕や肩への放散痛	+5	61〜65	+10	≧86	+20
吸気時に胸痛の悪化	−4				
胸部の圧痛あり	−6				

*高脂血症，糖尿病，高血圧，現喫煙，冠動脈疾患の家族歴
注: 低リスク（1〜15 点）で，心電図で新たな虚血変化がなく，
0 hr と 2 hr 後のトロポニン値が正常範囲なら帰宅を検討
(Than M, et al. Emerg Med Australas. 2014; 26: 34-44[34])

よい胸痛スコアの条件とは？

　複数の胸痛スコアの優劣を比較するにあたっては，MACE 発生率の低さに加え，どれくらい低リスク症例を拾い上げられるかも重要です．たとえば，MACE 発生率 0.1％の胸痛スコアを作っても，低リスクに該当する症例が 1％であれば 100 人に 1 人しか利用できません．MACE が低く，かつ低リスク症例が多いのが優れた胸痛スコアといえます．

　Roongsritong（SVERT スコアの報告者）は，低リスク該当症例が SVEAT スコアでは 73.8％と HEART スコアの 45.2％より多く，かつ両スコアの MACE が同等であるため，SVERT スコアの方が優秀であると主張しています[32]．

　しかし，MACE 発生率が低いスコアを作ると，条件が厳しくなるために低リスク症例の割合は減る傾向があります（図 5）．実際に，HEART スコアは MACE 発生率 0.4％・低リスク患者 38.4％，EDACS スコアは MACE 発生率 1％・低リスク患者：58.1％[35]であり，「いいとこどり」は難しいのが現実です．

　胸痛スコア開発時には「MACE 発生率を下げる」と「低リスク症例の割合が減る」

という現実問題が立ちはだかります．「MACE 発生率を下げる」けれど「低リスク患者の割合は減らない」，スコアの開発を目指して，研究者たちのパラドックスへの挑戦がしばらく続きそうです（図5）．

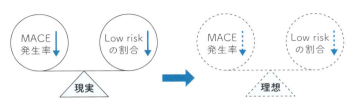

図5 | 胸痛スコアの現実と理想

Low risk is "not" no risk

近年は NSTE-ACS のリスク評価は，hs-cTn や胸痛スコアでかなり数値化できるようになりました．もちろん hs-cTn の最適なカットオフ値や完璧な胸痛スコアはまだ研究段階ですが，将来はコンセンサスが得られるスコアが登場するでしょう．

LOW RISK IS NOT NO RISK

臨床研究が進み，より多くの胸痛患者に「NSTE-ACS は LOW RISK」といえる日は近そうです．しかし医学が進んでもリスクは決して 0 にはならないため，「NSTE-ACS は NO RISK」といえる日は永遠に訪れません．

Low risk のため帰宅とした患者さんが NSTE-ACS であった場合，その責任は ER 医，循環器科医，患者さんのどこにあるのでしょうか？　現時点で私は胸痛患者さんを自己判断で帰宅とするケースで，自分と患者さんが 50/50 で責任をとる「心構え」を患者さんとよく話し合って最終判断しています．

ただし，こうしたリスクマネジメントを経験が少ない若手医師が真似るのは難しいと思います．私が循環器科コンサルトなしで帰宅とする症例を，若手医師が循環器科コンサルトするケースは少なくありません．こうした胸痛患者のマネジメントは，NSTE-ACS のリスクが 0 ではない以上しばらくは続きそうです．

胸痛の Disposition とコンサルト

ここで胸痛患者の Disposition とコンサルトをおさらいしましょう．胸痛患者の Disposition は症候型で進めます．まずは緊急性疾患である 3 killer chest pain の診断

からスタート，STEMI，急性大動脈解離，肺塞栓の除外から開始します．

一方，ER では NSTE-ACS だけは除外できずに最後まで残ります．そこで NSTE-ACS の可能性を hs-cTn や胸痛スコアで可能なかぎり数値化し，リスク評価します．なお，胸痛の場合は，患者背景や治療（抗血小板薬）は胸痛スコアに項目として内包されるため，同時に評価することとなります（図6）．

NSTE-ACS のリスクが中等度以上であれば ER2.0 疑いとして循環器科へコンサルトします．Low risk だった場合も zero risk ではないので適宜，循環器科に Disposition を相談して構いません．入院して心臓カテーテル検査をするか，帰宅後に外来フォローアップするかは循環器科医と共同作業で決定していきます（図6）．

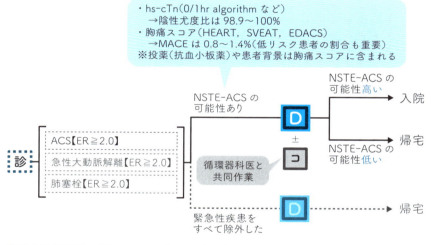

図6 | 胸痛患者の Disposition とコンサルト

では，今回の症例の続きをみてみましょう．

症例 3-1-1

65 歳の女性が 2 時間前からの心窩部の違和感で来院した．診察と検査では ACS 以外の 4 killer chest pain は否定的と判断した．NSTE-ACS の可能性は各胸痛スコアではすべて低リスクであり（HEART スコア 2 点，SVEAT スコア 2 点，EDACS スコア 10 点），hs-TnI の 1 時間後再検値では変化は全くなく，本人と相談して帰宅経過観察とした．

今回の症例は胸痛リスクが低リスクであり，hs-TnI の 0/1 hr algorithm を経て患者さんと協議の上帰宅経過観察としましたが，マネジメントに自信がない場合は循環器科医と Disposition を相談しても構いません．この場合に，循環器科医との間にコンセンサスがあれば，胸痛スコアや 0/1 hr algorithm をリスク評価の指標として提示します．一方，胸痛スコアや hs-cTn 値の取り決めがなければ，ていねいに情報提供しながらリスク評価をし，Disposition を共同作業で決めていきます．

胸痛の Disposition とコンサルトの未来

　Parenti らは，ER 医 20 人に複数症例の HEART スコアを採点させると，病歴と心電図の一致率が非常に低かったと報告しています[36]．病歴聴取と心電図判断が苦手な研修医と，10 年以上病歴と心電図に向き合った医師とでは，その HEART スコアは同じにはならないのかもしれません．

　Mark らは胸痛患者の冠動脈リスクに対して様々な評価方法の感度を比較したところ，トロポニンのみ（80.5％），HEART スコア（96.7％），臨床医の直観（97.2％）と，臨床医の直観がいちばんよかったと報告しています[37]．

　NSTE-ACS に対するリスク評価を数値化するサイエンスが進む一方で，臨床医が数値化できないところで泥臭く診断するアートの部分もまだまだ残っていそうです．胸痛の Disposition とコンサルトではサイエンスとアートする世界がまだ続きそうです．

胸痛の Disposition とコンサルト

- ☑ 胸痛の Disposition は 4 killer chest pain の診断次第であり，唯一 ER で診断できない NSTE-ACS をいかにリスク評価するかがポイントとなる
- ☑ NSTE-ACS は hs-cTn と胸痛スコアでリスク評価する
- ☑ リスク評価が低くても Disposition は循環器科にコンサルトし共同作業で決定する場合がある
- ☑ リスク評価は徹底的に数値化しつつも，数値化が難しい病歴や心電図評価の研鑽を怠らないことが重要

後編：診断

前編では，胸痛の Disposition とコンサルトについて ACS を中心に解説しましたが，胸痛のマネジメントでは ACS 以外の疾患の診断・除外も同時に行う必要があるので，この後編で確認していきましょう．

急性大動脈解離の診断戦略

まず急性大動脈解離の診断戦略です．急性大動脈解離では凝固系の影響により D-dimer が上昇します．この D-dimer（＜0.5 ng/L）の感度は 97％と高く，除外診断のツールとして利用されます[38]．ただし偽腔閉塞型（アジア人に多い）や疼痛が乏しい場合には D-dimer は偽陰性となりやすく[39]，感度も 100％でない点には注意が必要です．

ここで D-dimer を用いない急性大動脈解離版の胸痛スコア ADD-RS（Aortic Dissection Detection Risk Score）の登場です（表8）．病歴・身体所見の 3 つのカテゴリーをスコアリングし，合計 0〜3 点で評価します．ADD-RS が 0〜1 点の低スコアであれば急性大動脈解離は否定的と報告されています[40]．ただし ADD-RS は感度が不十分のため，米国救急学会は単独使用は望ましくないと声明を出しています[41]．

そこで ADD-RS と D-dimer を併用することで除外を試みます（感度は 97.6〜99.9％，陰性尤度比は 0.025〜0.048）[42]（表9[43]）．否定的であれば造影 CT なしで急性大動脈解離は除外とし，否定できなければ造影 CT で評価を検討します（図7）．

表8 | ADD-RS（Aortic Dissection Detection Risk Score）

患者背景・状態（1 点）	疼痛の特徴（1 点）	身体所見（1 点）
・結合組織疾患（Marfan 症候群など） ・大動脈疾患の家族歴 ・大動脈弁疾患の既往 ・胸部大動脈瘤の既往 ・最近の大動脈疾患の手術歴	・突然の発症 ・激しい痛み ・引き裂かれるような痛み	・脈拍の左右差 ・血圧の左右差（20 mmHg 以上） ・神経学的巣所見 ・大動脈弁逆流を疑う新規の拡張期雑音 ・低血圧/ショック

3 つのカテゴリーのうち 1 つ以上該当すれば 1 点，合計 0〜3 点で評価

表9 | ADD-RS と D-dimer を用いた急性大動脈解離の診断精度

AAD-RS	D-dimer（ng/L）	感度	陰性尤度比
0点	<0.5	99.9%	0.032
	<年齢×0.01	99.9%	0.027
1点	<0.5	98.9%	0.025
	<年齢×0.01	97.6%	0.048

肺塞栓の診断≒急性大動脈解離の診断

　肺塞栓の診断については，第2章5．呼吸不全で解説しました（p.72）．肺塞栓は clinical prediction rules（CPRs）と D-dimer を併用すれば感度100％近く除外も可能です．CPRs と D-dimer で除外できない時は造影 CT を実施し，診断・除外をします．

　この肺塞栓の CPRs & D-dimer による診断戦略は，急性大動脈解離の ADD-RS & D-dimer とソックリです．そこで胸痛患者では，CPRs と ADD-RS の両方を評価して適宜 D-dimer を追加し，肺塞栓と急性大動脈解離を同時に評価する診療が効率的です（図7）．

　なお，急性大動脈解離に対する心エコーの感度は73.7～100％，特異度は71.2～91.0％であり[43]，AAD-RS & D-dimer ほど診断精度が高くないため，CT 前では参考情報として，CT 後には大動脈弁逆流などの評価に利用するとよいでしょう．

　肺塞栓でも心エコーの感度・特異度は必ずしも高くないため，CT 診断前は参考情報として，診断後は血行動態から重要度評価に利用します．こうした心エコーの立ち位置においても，急性大動脈解離と肺塞栓は似ていますね（図7）．

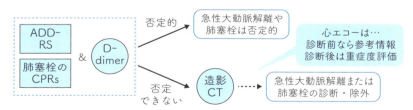

図7 | 急性大動脈解離・肺塞栓のマネジメント

では，次の症例の診断では何を検査すべきかを考えてみましょう．

症例 3-1-2　30 歳男性　胸部不快感

現病歴　　来院前日から心窩部に疼痛があり時間外外来を受診した．随伴症状は認めず，過去に同様の症状はない．既往歴も特にない．

Vital signs　GCS E4V5M6，BP 126/70 mmHg，HR 88 回/分，RR 20 回/分，SpO₂ 99％（room air），BT 36.3℃

その他　　心電図で虚血性変化は認めない．

胸痛では心電図をルーチンで実施します．続いて血液検査や画像検査も実施したくなるかもしれませんが，本当に必要でしょうか？　そこでポイントとなるのが患者年齢です．40 歳未満では ACS・急性大動脈解離・肺塞栓の可能性は 1％未満であり[44]，本症例は他の原因疾患の可能性が非常に高くなります．

この場合には**呼吸器疾患**，**上腹部疾患**，**筋骨格系疾患**の 3 つを鑑別に挙げます．そして，この 3 疾患は病歴と身体所見でかなり予測可能です．一部の疾患は検査なしでも診断して OK で，むしろ検査診断できないという点が重要です．

症例の続きをみてみましょう．

症例 3-1-2

30 歳男性が前日からの心窩部痛で来院，vital signs や心電図に異常なし．

追加情報 1　　呼吸器疾患，消化器疾患を疑う随伴症状なし．外傷の病歴もなし．

追加情報 2　　胸部聴診で異常なし，腹部の自発痛や圧痛はなし，皮疹なし．

（身体所見）　右第 4，5 肋骨付近に限局した疼痛があり，同部に圧痛を認める．

追加情報 3　　心電図のみ実施済み．

（検査所見）　（採血とレントゲンは患者希望もなく未実施となった）

＜初診医の評価＞

病歴と身体所見では筋骨格系による胸痛（肋軟骨炎）を疑った．患者には，緊急性のある胸痛疾患は否定的であり，自然軽快できる疾患の可能性が高いことを説明し帰宅とした．

肋軟骨炎と診断する罪悪感

肋軟骨炎は胸痛患者の 13〜36％に認める比較的コモンな疾患です[45,46]．ただし採血や画像検査で特異的所見があるわけではなく，実際は臨床診断です．診断基準や診断方法がないため，緊急疾患の除外後に筋骨格系の所見があれば「肋軟骨炎」としたくなります．

私も「肋軟骨炎かな？」と思う症例はありますが，100％自信をもって診断してい

るわけではありません．患者さんへ説明する時も「肋軟骨炎」という診断名は伏せて，「致死的な胸痛疾患以外で，おそらく筋骨格系の痛みで……」と冗長に（でもわかりやすく）説明するようにしています．「肋軟骨炎」という言葉を使うと，診断を手抜きした罪悪感があるためです．

統計的には胸痛患者の約半数が診断不明の「非特異的胸痛」であるといわれています[47]．一部の胸痛疾患は検査をしても診断がつかないこと，それが統計学的にも多いことを説明します．一方，致死的な胸痛疾患が low risk であっても no risk ではないため，再診のタイミングについてていねいに説明することがリスクヘッジにつながります．

胸痛診断における CT の立ち位置

今回のような胸痛症例でレントゲンや CT 検査を実施する若手医師は多いです．気胸や肺炎はレントゲン診断できますし，迷う場合は CT で診断・除外が可能だからです．このように CT の情報量はかなり多いため，胸痛患者に「とりあえず CT」とオーダーして，鑑別疾患を考えずに評価を進める光景を時々目にします．

この「とりあえず CT」作戦のよくある失敗が，単純 CT のみで評価を終えてしまうことです．単純 CT では肺炎や気胸は除外できても，急性大動脈解離や肺塞栓は除外できません．胸痛患者の評価で CT を実施する場合は，中途半端に単純 CT でなく，きちんと造影 CT で評価するケースが意外と多いです．

とはいえ，造影 CT でもすべての胸痛疾患を診断・除外できるわけではありません．CT が胸痛診断の強力なツールであることは間違いないのですが，検査前には鑑別疾患を考え，検査後に挙げた鑑別疾患の是非を再考する診断戦略が大切です．

hs-cTn や D-dimer，造影 CT を用いれば緊急性疾患の診断精度は上がりますが，全例で行う必要はありません．年齢と病歴・身体所見から必要な症例に選択的に実施すべきです．そして未実施の時は，そのリスクマネジメントを患者さんに理解してもらうていねいな病状説明が重要なのです．

胸痛診断のピットフォール

- ☑ 胸痛の半分は検査をしても診断がつかない「非特異的疾患」で，特に若年では非緊急性疾患は稀である
- ☑ 心電図以外はルーチンに検査せず，必要な患者へ特定の検査をするように努める

3-2 失神

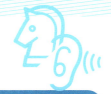

前編：Disposition とコンサルト

> 不確実性の時代のプランニングは，未来を変えるものとして
> 何がすでに起こったかを考えることだ．
> ピーター・ドラッカー

症例 3-2-1　60 歳男性　意識消失発作

現病歴	来院 30 分前に会社で突然の意識消失発作があり，同席していた社員が救急要請．外傷はなく，救急隊到着時は意識清明となっている．
既往歴	高血圧（内服加療あるが詳細不明）．
Vital signs	GCS E4V5M6, BP 142/84 mmHg, HR 70 回/分, RR 18 回/分, SpO_2 98%（room air）, BT 36.9℃
身体所見	眼球結膜に貧血なし．胸部聴診で異常所見なし．
心電図検査	A: 3 度房室ブロックあり B: 特に所見なし

Q（心電図 A と B それぞれで）
① Disposition（入院・帰宅）をどのように決めますか？
② 入院（または帰宅）後の具体的マネジメントは？

失神の 95% は Disposition に困る症例

　失神は心原性（10%[1]）と非心原性（90%[1]）に大別されます．このうち，死亡リスクが高い心原性失神[1]の評価が失神 Disposition の要となります．そのため最初にルーチンで心電図検査を実施します．

　もし A: 3 度房室ブロックのような所見があれば心原性として介入します．しかし初回心電図で心原性失神と暫定診断できるのは 5% しかありません[2]．多くは B のように心電図所見がないため，症候型として失神の Disposition を進めます（図 1）．

　このように ER の初回心電図で失神診断がつかないのは，病態が「現在進行形」でないためです．失神以外の一般的な症候は，症状が現在も進行するため来院し，その現在の症状が検査でみつかる「現在進行形」の病態です（図 2 上）．

　しかし，失神は来院時には症状が消失しており，多くは検査所見も認めません（図

2下).「もし過去の心電図があれば診断できるのに……(実際にはできない)」という「仮定法過去」が失神の病態なのです.

そこで失神では,未来に起こりうるイベントを考えます.もし心原性失神なら致死的であり介入すべきと,「仮定法未来」が失神のマネジメントです.このように失神では,過去と未来に着目してリスク評価をする点が他の症候との違いです(図2).

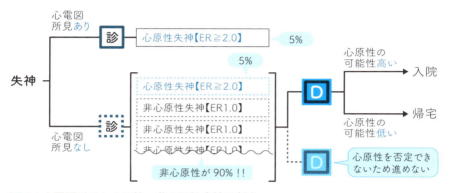

図1 | 心電図所見と心原性・非心原性失神の割合

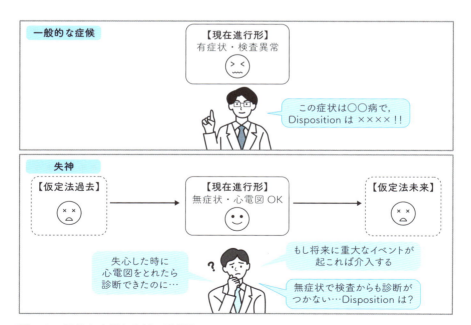

図2 | 一般的な症候と失神の診断と Disposition

第 3 章　循環器疾患

失神の CPRs は役に立たない？

　この失神の将来的なイベントリスクを数値化したのが，失神の CPRs（clinical prediction rules）です．複数の情報を数値化し，1 週間〜1 カ月後のイベント発生率を評価します．

　元祖失神 CPRs といえば San Francisco Syncope Rule（SFSR）です．5 つの項目がすべてなければ 7 日間のイベント発生率に対する感度は 96％と報告されました（表1，2）[3]．しかし SFSR の追試では感度が 87％と低いことが判明しました[4]．一部の失神のアウトカムは致死的であり，CPRs の感度は 95％以上，陰性尤度比は 0.05 未満が理想的です．そのため SFSR は臨床での利用は不十分となります．

　そこで，SFSR 以外にも様々な CPRs が報告されました．評価項目を変えたり，近年はバイオマーカーを加えるなどの工夫がされています（表1，2）．しかし OESIL，BSC，ROSE rule，CSRS，FAINT score といった CPRs は，オリジナルでは陰性尤度比が約 0.05 でも，追試では約 0.5 と報告されています[5,6]．一見すると数値のよい新しい CPRs も追試による外的評価は必須であり，2025 年時点ではコンセンサスのある CPRs はまだない状況です．

表 1 ｜ 失神 CPRs のオリジナルと追試の結果

	検査精度（オリジナル→追試）	
SFSR[*1]	感度 96％[3]→87％[4]	少し古い CPRs は追試の精度が低く臨床利用は困難
OESIL[*2]	0 点: 0.8％[7]，1 点; 19.6％[7]→陰性尤度比 0.94[8]	
EGSYS[*3]	感度 92％[9]→感度 91.3％[10]	
BSC[*4]	感度 97％[11]→陰性尤度比 0.48[8]	
ROSE rule[*4]	感度 87.2％[12]→陰性尤度比 0.75[8]	
OEC[*4]	感度 96％[13]→??	新しい CPRs は他の追試の結果を待つ必要がある
CSRS[*4]	感度 97.7％[14]→感度 97.8％[15]→陰性尤度比 0.50[5]	
FAINT[*4]	感度 96.7％[16]→陰性尤度比 0.53[5]	

SFSR: San Francisco Syncope Rule, BSC: Boston Syncope Criteria, ROSE: Risk stratification Of Syncope in the Emergency department, OEC: Otawa ECG Criteria, CSRS: Canadian Syncope Risk Score
[*1]7 日間の重大なイベント，[*2]1 年後の死亡率，[*3]3 点以上で心原性失神の検出，[*4]30 日以内の重大なイベント

3-2　失神

表2 | 失神の各 CPRs における評価項目 （✓印）

評価項目	SFSR	OESIL	EGSY2	BSC	ROSE	OEC	CSRS	FAINT
心電図異常	✓	✓	✓	✓	✓	✓	✓	✓
＞65 歳		✓						
失神と関連した胸痛				✓	✓			
失神前の動悸			✓	✓				
労作時失神			✓	✓				
安静時失神			✓					
息切れ	✓			✓				
神経調節性失神所見			✓				✓	
中枢神経病変あり				✓				
自律神経症状（嘔気，嘔吐）		✓	✓					
冠動脈疾患の既往歴		✓	✓	✓		✓		
心不全の既往歴	✓	✓	✓	✓				✓
弁疾患の既往歴		✓	✓	✓		✓		
その他心疾患の既往		✓		✓		✓		
突然死の家族歴				✓				
Vital signs の異常				✓				
収縮期血圧＜90 mmHg	✓						✓	
収縮期血圧＞160 mmHg								
収縮期血圧＞180 mmHg							✓	
SpO₂＜94％					✓			
消化管出血所見				✓	✓			
Ht＜30％	✓				✓			
Hb＜9 g/dL					✓			
NT-proBNP 上昇					✓			✓
トロポニン上昇							✓	✓
ER 診断が心原性							✓	
ER 診断が迷走神経反射							✓	

心電図はすべての CPRs で評価項目である（心電図が読めないと CPRs は使えない）

（文献 3，7，9，11-14，16 より作成）

第 3 章　循環器疾患

実は失神心電図は難しい？

　CPRs のリスク評価が不十分なら，せめて心電図でわかる高リスク症例は見逃さないようにしたいものです．では，どのような心電図所見をチェックすべきなのでしょうか？　表3 は各 CPRs の評価項目にある心電図所見で，特に重要で確認すべきものです．では，みなさんはこれらの所見を 100％拾い上げることができますか？

　多くの非専門医は「8〜9 割ぐらいはできるけど，すべては難しいな……」がホンネではないでしょうか？　特に青字で示した項目を漏れなく拾い上げるのは難しいと思います．しかし，これはまだまだ序の口です．表4 は失神のガイドラインにある心電図の高リスク所見です．表3 も表4 もすべてを確認することが失神心電図診断では求められますが，「さすがに無理だよ……」という非専門医の悲鳴が聞こえてきます．

　さて，失神の 5％が心電図から暫定診断できるというのは[2]，表3，4 にある所見をすべて網羅した場合です．しかし非専門医が担う我が国の外来では，実際は 3〜4％しか心電図診断できていないのではないでしょうか？　そこで，非専門医でも 5％の失神心電図を診断できるために私が執筆したのが『心電図ハンター②（失神・動悸/不整脈編）』でした．

表3 | 各 CPRs で評価する心電図所見

SFSR	洞性脈ではない，過去の心電図と比較し新たな変化
OESIL risk score	不整脈（心房細動，心房粗動，上室性頻拍，多原性心房頻拍，PSVT，VT，ペーシング波形），房室解離（Mobitz Ⅰ または Mobitz Ⅱ 房室ブロック，完全房室ブロック，脚ブロック，心室内伝導障害），心室肥大所見，左軸変異，陳旧性心筋梗塞所見，虚血変化を疑う ST，T 波所見
EGSYS Score	洞性徐脈，脚ブロック，左室肥大所見
BSR	ST 上昇，0.1 mV 以上の ST 低下，TV，TF，上室性頻拍，頻脈性心房細動，新規 ST-T 変化，深い Q 波，QT 延長，2 度・3 度房室ブロック
ROSE	異常 Q 波
OEC	Mobitz Ⅱ型 3 度房室ブロック，脚ブロック+1 度房室ブロック，右脚ブロック+左脚前枝ブロック or 左脚後枝ブロック，新規の虚血性変化，洞調律ではない，左軸偏位，ER でモニター心電図の異常
CSRS	軸変異（−30°〜+110°），QRS 幅>130 mm，QTc>480 ms
FAINT Score	洞性脈ではない，PVC，洞性徐脈（≦40 拍/分），左室肥大所見，PR 短縮（<100 ms），軸変異，一度房室ブロック（>200 ms），完全房室ブロック，Brugada パターン，WPW 症候群，wide QRS（>120 ms），QTc 延長（>450 ms），急性慢性の虚血変化を疑う Q 波，ST，T 波の異常

（文献 3，7，9，11-14，16 より作成）

104

3-2 失神

表4 | 心電図の高リスク所見

Major	Minor（不整脈失神に一致する病歴があれば高リスクと判断）
• 急性虚血に一致する ECG 変化 • Mobitz Ⅱ型2度房室ブロックと3度房室ブロック • 40 bpm 以下の徐脈性心房細動 • 40 bpm の持続性洞性徐脈，あるいは覚醒時でトレーニングをしていない状況での反復性洞房ブロック，あるいは3秒以上の洞停止 • 脚ブロック，心室内伝導障害，心室肥大，あるいは虚血性心疾患あるいは心筋症に一致する Q 波 • 持続性，あるいは非持続性心室頻拍 • 植込みデバイス（ペースメーカー，あるいは植込み型除細動器）の機能障害 • タイプⅠ Brugada 型心電図変化 • タイプⅠの形態に ST 部分の上昇（Brugada 型） • QT 延長症候群を示唆する再現性のある12誘導心電図の QTc が460秒を超えるもの	• Mobitz Ⅰ型2度房室ブロックと著しく延長した PR • 感覚を有する1度房室ブロック • 無症状不適切同徐脈（40〜50 bpm），あるいは徐脈性心房細動（40〜50 bpm） • 発作性上室頻拍，あるいは心房細動 • 早期興奮症候群の QRS 波形 • 短縮 QTc 間隔（340 ms 以下） • 非典型 Brugada 型パターン • ARVC を疑うイプシロン波形，右前胸部リードの陰性 T 波

（ガイドライン[1]より一部著者編集）

　つまり，失神心電図診断をすべて網羅することは，1冊のテキストを網羅して実践するくらいのボリュームがあるということです．そのため一朝一夕では身に付きませんが，必要な臨床能力なので，時間がかかってもよいから非専門医でも100点を目指していきましょう．

検査でリスク評価できるか？

　しかし，心電図に自信のない医師は多いため，採血や心エコーで補うという発想が湧いてきます．では，これらの検査は失神のリスク評価にどれくらい有効なのでしょうか？　採血の失神イベントに対する感度は BNP で77％，高感度トロポニンで74％と低く[17]，単独での利用価値はありません．そのため私は高リスクに限定し，必要時に採血して，複数ある患者情報の1つとして利用しています．

　心エコーは失神の原因となる器質的心疾患を評価する上で有用な検査ですが，どのようなケースで実施するのがよいのでしょう？　Anderson らは失神患者270人中，心電図異常があった（35人）場合は20％に心エコーで構造異常がみつかったのに対し，心電図異常がない（235人）場合はすべて心エコーが正常だったと報告しています[18]．また Ghani らは失神で経過観察入院になった患者を評価し，身体所見と

JCOPY 498-16674

105

第 3 章　循環器疾患

心電図のどちらかで異常がある場合は 43.75％で重要な心エコー所見がみつかったが，身体所見も心電図も正常なら 10％でしか重要な心エコー所見がみつからなかったと報告しています[19].

このように失神の心エコーは検査前確率に影響されるため，全例で実施すべき検査ではありません. ガイドラインには,「**病歴・身体所見・心電図から心疾患を疑わない場合に，心エコーは有用な情報は追加しないので，失神というだけで心エコーはすべきではない**」[1]と明記されています.

失神のリスク評価，結局どうするの？

結局，失神のリスク評価はどうすればよいのでしょう？　それは「病歴・身体所見・心電図所見＋αの情報をとことん集めて評価する」という泥臭い作業です. ガイドラインにある病歴，身体所見，心電図所見のリスク因子はすべてチェックし，必要最低限の検査情報を追加して総合評価するのです（図 3）.

そもそも失神の CPRs というのは,「病歴・身体所見」「心電図所見」「その他」の 3 つからスコア化可能な情報をピックアップして作成されたものです（図 3）. 断片的な情報の CPRs は，網羅的に情報収集して総合判断する診療よりもその精度は下がるはずです. CPRs は誰でも使えて言語化できるというメリットはあるのですが，臨床で実用するには不十分です. 私は一人で失神患者を診療する時に CPRs を使ってマネジメントを決めることはありません.

ただし研修医と失神患者を診る時には，CPRs をリスク因子をみつける教育ツールの一部として利用することもあります. それでも CPRs よりもていねいに病歴を確認し，心電図をキッチリ読むことが最重要だと伝えるべく，可能なかぎり研修医と一緒に診療しています. よい失神診療のためには，CPRs や検査の知識を詰め込むよりも，よいメンターの診療をコピーする方がベターなのです.

COLUMN

失神診察のスキルアップの裏技

実は，心原性失神の病歴を 100％聴取できる裏技があります. それは，すでにペースメーカーが入っている患者さんに，イベントがあった時の病歴を聞くことです. 注意して探せば該当患者さんはかなりいます. もし担当医なら，何かのついでに聴取してみましょう. さらに挿入直前の心電図を電子カルテで確認するのは，失神心電図の評価のためによいトレーニングになります. ER でも病棟でも受け持ち患者さんにペースメーカーが入っていたら，ぜひ試してみてください.

3-2 失神

病歴や身体所見の高リスク所見

	高リスク	低リスク
病歴	● 61 歳以上 ● 新たな胸部不快感, 息切れ, 腹痛, 頭痛 ● 労作時や臨床時の発症 ● 前駆症状なく発症 ● 突然の動悸の直後の発症 ● 若年の家族の突然死 ● 座位での発症	● 60 歳以上 ● 反射性失神に典型的な前駆症状（立ち眩み, 発汗, 嘔気, 嘔吐） ● 突然の予期せぬ不快な光景, 音, 臭い, 痛み後の発症 ● 長時間の立位, 混雑, 暑い場所にて発症 ● 食事中や食後の発症 ● 咳嗽, 排便後, 排尿切迫をきっかけに発症 ● 頭をねじるなど頸静脈洞が押されて発症 ● 臥位や座位から立位をとった後に発症
既往歴	● 過去に発症が 1, 2 回未満 ● 重篤な器質的心疾患や冠動脈疾患（心不全, EF が低い, 心筋梗塞の既往）	● 何回も同様の発作を繰り返している ● 器質的心疾患がない
身体所見	● 原因不明の血圧低下（収縮期血圧＜90 mmHg） ● 直腸診で消化管出血を疑う ● 持続する徐脈（＜40 回／分） ● 診断されていない心雑音	● 正常所見

心電図の高リスク所見

Major	Minor
● ECG changes consistent with acule ischemia ● Mobitz II second- and third-degree AV block ● Persistent sinus bradycardia	● Mooitz I Se block and ● Asymptoma

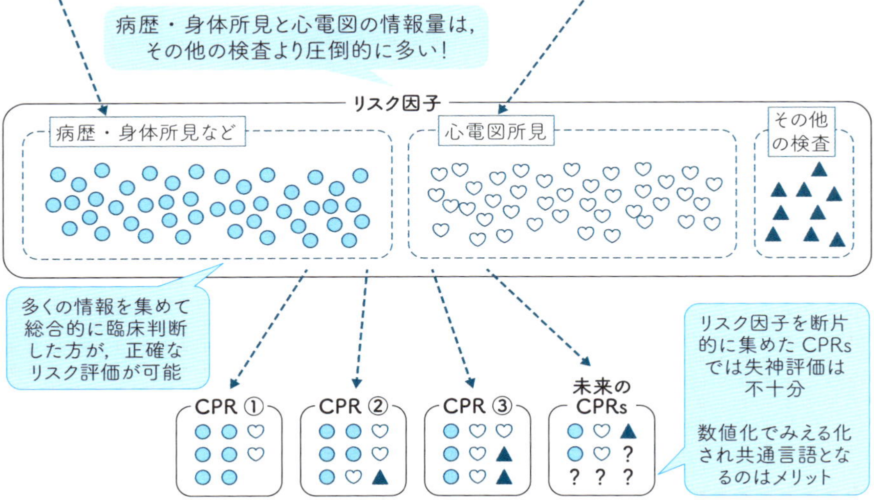

病歴・身体所見と心電図の情報量は,
その他の検査より圧倒的に多い!

リスク因子

病歴・身体所見など | 心電図所見 | その他の検査

多くの情報を集めて総合的に臨床判断した方が, 正確なリスク評価が可能

リスク因子を断片的に集めた CPRs では失神評価は不十分

数値化でみえる化され共通言語となるのはメリット

CPR ① | CPR ② | CPR ③ | 未来の CPRs

図 3 | 失神の評価に必要なリスク因子と CPRs

では,症例の続きをみてみましょう.

症例 3-2-1

60歳の男性が意識消失発作で来院した.既往は高血圧のみで来院時の vital signs や身体診察では異常はない.
A: 3度房室ブロックあり
心原性失神として即循環器科コンサルトし入院となった.
B: 特に所見なし
上級医に相談したところ研修医の集めた情報は不十分であり,特に病歴を中心にていねいに確認した.その結果臨床的には心原性失神の可能性は低いと判断し帰宅経過観察となった.

A は心電図から心原性と暫定診断できる ER≧2.0 症例であり,即循環器科コンサルトし,入院となります.一方,B のように心電図所見がないと判断すれば,ER1.5 症例としてマネジメントします.診断がつかないため症候型で評価し,緊急性疾患である心原性失神の可能性から Disposition を決めていきます.

心原性失神のリスクは失神 CPRs で数値化できますが,個々の CPRs の数値はマネジメントを進められるほど高くはないため,それのみで評価するには不十分です.病歴・身体所見・心電図,必要に応じてその他の検査を追加し,とにかくたくさんの情報を集めて総合評価することが最も精度の高い心原性失神のリスク評価法となります.ちなみに患者背景や薬歴はこれらの評価に含まれる形となります.

今回の症例で研修医が集めた情報は不十分であり,病歴や身体所見を再収集する必要があります.病歴聴取や心電図評価を含めてメンターとなる医師と一緒に評価するのが理想的です.

失神のコンサルト

失神は,初診医の判断で高リスクの場合は心原性失神疑いで即日循環器科コンサルトとします.コンサルトは Disposition に先行するので注意が必要です(図4).病歴と心電図評価をしっかりと伝えることがポイントです.初学者で失神のコンサルトがうまくいかないほとんどの場合が,病歴や心電図評価が不十分で議論できないケースです.この場合,循環器科医は患者マネジメントを押し付けられていると感じることもあります.

心原性失神疾患の診断には入院だけでなく外来でも実施できる検査(Advanced Lecture 参照)があります.高リスクでも循環器科医と相談の上,帰宅とし外来精査するケースもあります.一方で低リスクの場合や,病歴・身体所見を確認して非心原性と暫定診断できるケースはコンサルトなしで帰宅として構いません[20](図4).

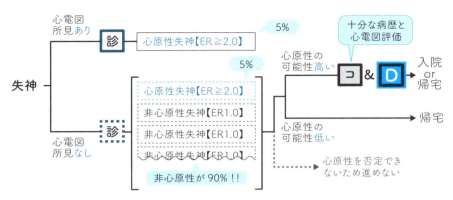

図4 | 失神のER1.5

> 不確実性の時代のプランニングは，未来を変えるものとして
> 何がすでに起こったかを考えることだ．

　失神は，確定診断がつかず，不確実なままのマネジメントが求められる臨床医泣かせの症候です．そのプランニングでは，未来に何が変わるかを考える必要があります．そのためには詳細な患者情報と正確な心電図解釈から，何がすでに起こったかを考えることが求められます．

失神のER1.5

- ☑ 心原性と非心原性の見極めが失神マネジメントのキモである
- ☑ 心原性のリスク評価はCPRsだけでマネジメントすることはできない
- ☑ ていねいな病歴・身体所見，正確な心電図評価，必要最低限の検査情報からリスク評価することが，唯一無二の失神マネジメントとなる
- ☑ 一朝一夕には難しくても，将来的には失神心電図評価は100点を目指すべし
- ☑ コンサルトでは，病歴を含めたていねいな情報収集が議論のために重要である

第3章 循環器疾患

Advanced Lecture

心原性失神の入院検査と外来検査

　心原性失神の検査は，入院中にするものと外来で実施するものとに大別されます．いずれも主に循環器科医が検査オーダーしますが，検査の特性や制度はコンサルトする非専門医も知っておく必要があるので，ここで確認していきましょう．

外来で実施可能な検査

　外来（通院）で実施可能な代表的な検査として，「**ホルター心電図**」，「**体外式ループレコーダー**」，「**植込み式ループレコーダー（ILR）**」があります．ホルター心電図の記録時間は主に24時間のためモニタリング中に症状が再発しないことも多く，診断率は6〜20%に留まり[21]，失神患者全員に実施するには費用対効果が悪い検査となります[22]．

　より精度の高い検査として体外式ループレコーダーがあります．ホルター心電図の記録時間が24〜48時間なのに対し，体外式ループレコーダーは約1カ月前後と長く，イベント時の自動検出も可能で，診断率は24.5%まで上がります[23]．

　さらに，植込み式ループレコーダー（ILR）であれば数カ月以上の記録も可能です．こちらはデバイスを皮下に埋め込む侵襲的処置が必要なため，適応は限定されますが，一過性意識消失患者（てんかんは否定的）の発作検出率は62%，そのうち不整脈の診断率は26%とかなりの高精度です[1]．原因不明の転倒患者に対しても発作検出率が70%，不整脈の検出率は14%です[1]．

入院時に実施する検査

　入院後の心電図モニタリングによって5〜18%が不整脈性失神の診断ができたという研究があります[24,25]．ただし，不整脈が検出された症例はいずれも心原性失神のリスクが高い患者でした．失神で入院しているなら心電図モニターはすべきですが，必ずしも不整脈が検出されるわけではありません．

　失神の入院精密検査といえば電気生理学的検査（EPS）をイメージする非専門医が多いのではないでしょうか？　しかし，一過性徐脈に対するEPSで不整脈と診断されるのは22.9%です[26]．さらにEPSが正常でも追跡調査をすると5%で必要な不整脈のイベントがみつかったという報告もあります[27]．EPSは徐脈性不整脈など一部の不整脈の診断はできても，心原性失神すべてを評価できるわけではありません．ガイドラインでは，EPSは心原性失神全般では感度も特異度も高い検査ではないと記載されています[1]．近年は植込み式ループレコーダー（ILR）など他の検査の

3-2　失神

発達もあり，EPS の利用は限定されつつあります．

　また冠動脈疾患（STEMI を除く）がある失神患者に心臓カテーテル治療を行っても予後を改善しないという報告もあり[28]，「失神だから心カテ」という発想は正しくありません．

帰宅と入院の中間（失神ユニット）

　海外では，失神に特化した医師が 24 時間前後で評価する「失神ユニット」を設けている病院もあります．失神ユニットの利用により診断率が 10％から 67％に上がり，無駄な検査が減り，総入院期間が半分以下に減ったという報告もあります[29]．

　本邦では失神ユニットは一般的でなく，利用は限定的です．むしろ失神ユニットの研究からは，知識と経験のある医師が失神の対応をすると，検査が少なくなり，入院日数も減ると想像できます．

　つまり過剰な検査や入院が，必ずしも心原性失神に対する精度の高い評価を可能にするわけではないのです．リスク患者を全員入院させる必要はありません[30]．非循環器科医は，こうした各失神検査や入院の特性を理解した上で，コンサルトした循環器科医と議論しながら建設的に Disposition を決定していくようにしましょう．

後編：診断

そもそも失神か？

失神の Disposition とコンサルトに続き，後編では失神の診断について確認していきましょう．失神患者は一過性意識消失（transient loss of consciousness: TLOC）の病態で来院します．この一過性意識消失には「失神」以外にも，「（目撃のない）痙攣」，「意識障害」，「一過性脳虚血発作（TIA）」などの類似する「非失神」の症候があります．そのため，最初に一過性意識消失が失神なのか非失神なのかを判別する必要があります．そこでガイドラインにある失神の定義を確認してみましょう．

> Syncope is defined as TLOC due to cerebral hypoperfusion, characterized by a rapid onset, short duration, and spontaneous complete recovery[1]．

定義にあるように，突然の意識消失後に短期間（short duration）で完全に戻る（complete recovery）という病歴が確認できれば失神と判断します．短期間（short duration）が何秒・何分かはガイドラインでも言及していませんが，**数十秒以内で，数分以上は長すぎ**です．

したがって救急隊到着時や ER 来院時に完全覚醒していなければ失神ではなく，意識障害や（目撃のない）痙攣発作を考えます（図5）．また，TIA は原則として意識低下症状はなく，麻痺や構音障害といった神経症状が主病態となります．

このように一過性意識消失の鑑別には発作前後の病歴の確認が不可欠です．患者さんが覚えていない状況を，次の例のように**目撃者や救急隊員から必ず確認**します．

> 例1　会社員が失神疑いで救急搬送，上司（目撃はしていない）が救急車同乗している
> 　　　→**失神を目撃した社員を探し来院依頼，または来院後に電話できるよう指示**
> 例2　ショッピングモールから失神疑いで救急搬送，家族（失神の目撃者なし）が同乗
> 　　　→**店員へ発作前後の防犯カメラ動画の確認を入電時に依頼**

こうした失神と非失神の判別は，評価する臓器の決定のために極めて重要な作業です．なぜなら，失神であれば心疾患を，失神以外であれば中枢性疾患を評価するためです（図5）．若手医師が失神なのに中枢性疾患を，非失神なのに心疾患を評価しているケースをみかけますが，これは非常に非効率的です．注意しましょう．

3-2 失神

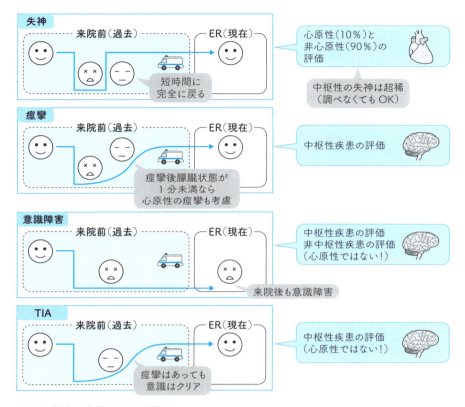

図5 | 失神・痙攣・TIA の鑑別

一過性意識消失への対応

　このように一過性意識消失では，失神は心疾患，非失神は中枢性疾患のいずれか一方を評価するのが原則です．しかし実臨床では例外もあるので確認しましょう．

【例外1】発作後の意識が評価できない

　認知症や脳震盪症状などで発作後の意識が正確に評価できない場合は，失神と非失神の判別が難しくなります．この場合には舌側縁の裂創（感度33％，特異度96％で痙攣を疑う[31,32]）も参考にしますが，所見がない場合もあります．また，尿失禁や乳酸値の上昇は痙攣発作を疑う所見とされていましたが，メタアナリシスでは感度・特異度が低く，現在は有用でないとされています[33,34]．

第 3 章　循環器疾患

こうした失神と痙攣の区別のため，Sheldon はカルガリー失神・痙攣スコア（感度 94％・特異度 94％）を報告しました[35]（表 5）．ただし追試では感度 51％，特異度 73％と，臨床利用できるほどスコアの精度は高くありません[36]．そこで実際には多くの情報を収集して総合判断します．その上で，どうしても判断不能な場合は失神と非失神の両方を評価します．

【例外 2】 てんかん患者の失神

てんかん患者が一過性意識消失した場合，その多くはてんかん発作の再発です．多くは発作後の朦朧状態の有無から失神と非失神の判断ができます．しかし Ungar らは，てんかん患者の一過性意識消失の約 4 割で失神とてんかん発作の区別がつかなかったと報告しています[37]．まずは病歴をもとに判別することが重要ですが，どうしても判断ができない場合は両方とも評価するようにします．

【例外 3】 失神の原因が SAH

くも膜下出血（SAH）の主症状は頭痛や意識障害です．しかし約 4 割は一過性意識消失が主症状という報告もあります[38]．ただし一過性意識消失を伴う SAH は頭痛（9 割）や意識障害（8 割）などの随伴症状の出現率が高いとされています[38]．

そのためていねいに診察した上で，失神＋頭痛 or 軽度の意識障害があった場合にのみ選択的に頭部 CT で SAH を評価します．

例外 1〜3 のように中枢性疾患が失神様症状で来院することもありますが，それは失神の数％で，例外は例外です．失神であれば原則として頭部 CT は不要であり，ていねいに診察した上で必要な時にのみ評価することが大切です．

【例外 4】 痙攣の原因が心原性

例外 1〜3 は「中枢性疾患→失神」のケースでしたが，例外 4 は「心原性疾患→痙攣」のケースです．

「不整脈→脳血流低下→失神」という病態生理が一般的ですが，「不整脈→脳血流

表 5｜カルガリー失神・痙攣スコア

舌咬	+2
異常行動・異常運動	+1
感情的なストレスに伴う意識消失	+1
発作後の意識混濁	+1
意識消失時の側方への頸部回旋	+1
前兆に既視感（deja vu）や未視感（jamais vu）あり	+1
前失神の既往	−2
長時間の座位や立位に伴う意識消失	−2
意識消失前の冷汗	−2

各項目の合計が 1 点以上: 痙攣発作，1 点未満: 失神
(Sheldon R, et al. J Am Coll Cardiol. 2002; 40: 142-8[35])

低下→**痙攣**」となるケースもあります．痙攣発作をきたした患者の約2割は不整脈が原因だったという報告もあります[39]．この場合に「不整脈→痙攣」か「てんかん→痙攣」かの判別が必要となります．

ここでポイントとなるのが，痙攣後もうろう状態（postictal state）です．「てんかん→痙攣」ではもうろう状態が10分以上継続しますが，「不整脈→痙攣」ではもうろう状態がほとんどなく，1分以内に完全覚醒することから判別可能です（図5）．ただし判別困難な場合は両方評価しても構いません．なお，痙攣の診断は第4章（p.138〜）に詳しく記載したので，そちらも参照してください．

小まとめ：「失神」と「非失神」の診断と評価

- 一過性意識消失では「失神」以外にも「（目撃のない）痙攣」，「意識障害」，「TIA」など「非失神」の類似症候もあるが，多くは病歴から判別可能である
- 判別後に「失神は心疾患」，「非失神は中枢性疾患」を評価する
- 一部例外はあるが，だからといって検査を絨毯爆撃してはいけない．ていねいに診察して，例外的な場合のみ検査を追加する

心原性失神の診断

次に，失神と判別した場合に「心原性失神」を診断する方法について解説します．心原性失神の8割が不整脈で，2割が器質的心疾患とされます[40]．不整脈は完全房室ブロックなど5％が初回心電図で暫定診断可能です[2]．それ以外は何日間も（時には何カ月間も！）かけて心電図モニターを追跡調査し，診断していきます．

一方，器質的心疾患には急性冠症候群（ACS），急性大動脈解離，肺塞栓などの急性期疾患と，心筋症（陳旧性の心筋梗塞を含む）や大動脈弁狭窄症（AS）などの弁膜疾患が含まれます（図6）．これらの器質的心疾患は心エコーやCT検査を用いてERでも診断可能です．ただし器質的疾患は失神全体の数％と少ないので，疑った場合にのみ選択的に検査することが重要です．では，どのような失神症例で器質的心疾患の評価をするのかを，疾患ごとに確認してみましょう．

ACSで失神するケースの多くは無痛性ACSです．無痛性ACSの20％は失神で来院しますが，多くは重症例で，呼吸器症状を伴い，vital signsも異常があり，心電図の虚血性変化の出現率が高いです[41]．よってていねいな診察と心電図評価によって疑うことは可能です．

肺塞栓も10％に失神を認めますが[42]，失神患者全体では0.8〜1.4％と少なく[43-45]，失神全例で肺塞栓を評価するのは妥当ではありません[44]．肺塞栓で失神する症例の多くは肺動脈中枢側で塞栓するmassive PEで[42]，失神以外の呼吸器症状やvital signs

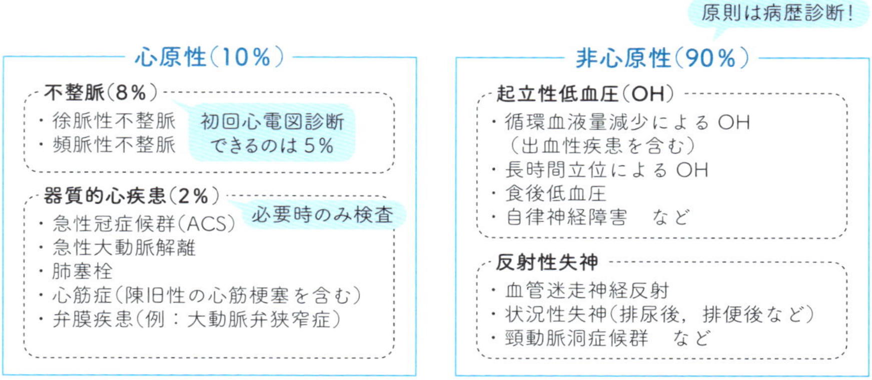

第 3 章　循環器疾患

原則は病歴診断！

心原性（10％）

不整脈（8％）
・徐脈性不整脈
・頻脈性不整脈

初回心電図診断
できるのは 5％

器質的心疾患（2％）
・急性冠症候群（ACS）
・急性大動脈解離
・肺塞栓
・心筋症（陳旧性の心筋梗塞を含む）
・弁膜疾患（例：大動脈弁狭窄症）

必要時のみ検査

非心原性（90％）

起立性低血圧（OH）
・循環血液量減少による OH
　（出血性疾患を含む）
・長時間立位による OH
・食後低血圧
・自律神経障害　など

反射性失神
・血管迷走神経反射
・状況性失神（排尿後，排便後など）
・頸動脈洞症候群　など

図 6 ｜ 失神の分類
(Brignole M, et al. Eur Heart J. 2018; 39: 1883-948[1])

の異常も出現しやすいので[46]，ていねいに診察すれば疑うことは可能です．

　大動脈解離では 5〜10％に失神が起こりますが[47]，その多くは A 型解離で心タンポナーデや神経症状を伴います[47]．やはり診察時に失神以外の症状から疑うことが可能です．

　このように ACS，大動脈解離，肺塞栓の一部は失神を主訴に来院しますが，診察から疑うことが可能であり，疑った場合にのみ検査を追加します．失神全例に血液検査[17]や心エコー[18]を実施しても，感度や特異度は低く無駄になってしまいます．

非心原性失神の診断

　次に，非心原性失神の診断についてみていきましょう．非心原性失神は病歴診断であり，検査は補助的という点が極めて重要です．そのため非心原性失神の診断は精神疾患の診断に似ています．非心原性失神に対して病歴不十分で検査を進めるのは，うつ病に対して病歴なしで検査・診断をするような無謀な行為です．

　では，非心原性失神をどうやって病歴診断するのでしょう？　たとえば血管迷走神経反射には診断基準がありません．あるいは「排尿後なら状況性失神」，「食後なら食後低血圧」と単純に決められるものでもありません．そこで網羅的に病歴情報を集めて総合判断するように努めます．この点も精神疾患の診断に似ています．

　では，網羅的とは何を聞けばよいのでしょう？　Sheldon らは複数の病歴から迷走神経反射を診断する「カルガリー失神スコア（感度89％・特異度91％）」を報告しました[48]（**表6**）．これは前述のカルガリー失神・痙攣スコアとは全くの別ものです．追試では感度87％，特異度32％[49]，さらに高齢者限定では感度51％，特異度

116

3-2 失神

表6 | カルガリー失神スコア

2束ブロック，心静止，上室性頻脈，糖尿病のいずれか1つ	−5
目撃者が失神時に顔面蒼白だったと指摘している	−4
失神したのが35歳以降である	−3
何らかの失神時の記憶がある	−2
長時間の座位や立位で立ちくらみや失神	＋1
失神前の発汗や，ほてりがある	＋2
痛みや，医療現場で立ちくらみや失神	＋3

各項目の合計が−2点以下なら迷走神経反射を疑う.
(Sheldon R, et al. Eur Heart J. 2006; 27: 344-50[48])

73%[36]と診断率は低いのですが，失神のCPRs同様に各項目を網羅的に集める情報のリソースと捉えておきます．また失神のCPRsの項目やリスク評価項目（p.102～107）の情報も評価します．

　非心原性失神で複数の情報から総合判断するには，上級医の技を盗むのがいちばんの近道です．失神症例の経験が豊富な医師と一緒に診察するチャンスをみつけて併診しましょう．これも精神科診断のトレーニングで若手医師が上級医と一緒に病歴聴取をするのと似ていますね.

COLUMN

失神全例に出血の検査はするな！

　非心原性は予後がよく介入は不要ですが，出血による起立性低血圧は例外です．ただし，吐血・下血，鼻出血，頭部裂創など失神以外の出血症状で来院することがほとんどです．つまり出血による起立性低血圧の多くは，出血が主症状で失神は副症状のため，失神の鑑別自体が不要なのです．稀に出血が副症状で失神が主症状のケースもありますが，病歴やvital signsの異常などから疑うことは十分可能です．そのため失神全例で出血疾患の検査をするのは間違いであり，病歴・身体所見から疑う症例で選択的に実施するのが正解です.

失神の原因は1つではない

最後に，失神診断の原因が複数になるケースについて解説します．たとえば，心不全患者における失神の原因は心原性（50％），非心原性（20％），心原性＆非心原性（30％）です[50,51]．つまり，非心原性の診断が濃厚でも，心原性が重複している場合を考える必要があるのです．

また，循環血液量減少＋状況性失神のような非心原性と非心原性の組み合わせもあります．

なぜ失神の診断が複数になるのか？ それは失神の病態生理を考えると理解できます．失神は，一過性の収縮期血圧の低下が脳血流低下を起こすことで発症します（図7）．収縮期血圧は心拍出量（前負荷・後負荷・心収縮量・心拍数で決まる）と総末梢血管抵抗で規定されます．

そのため心不全による心収縮力低下を背景に，脱水で前負荷が低下していれば，心原性＋非心原性で失神するケースとなりえます．血管内脱水の介入に加えて，心不全コントロールのため循環器科へのコンサルトが必要となることもあります．

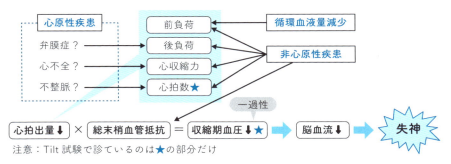

図7 | 失神のメカニズムと各パラメーター

> **COLUMN**
>
> ### Tilt 試験
>
> Tilt 試験は，姿勢変換や薬剤誘発で神経調整のバランスを強制的に起こすことで「血圧」と「心拍数」を確認する試験です．しかし，この 2 つのパラメーターしか確認できず，まして変化の原因までは追究できないことには注意が必要です（図 7）．
> また ER では tilt 試験に必要なティルトテーブルがないので，臥位→座位で行う簡易 tilt 試験で代用することが多いです．実際には失神の原因疾患の評価としては感度・特異度も十分でなく，侵襲度は低いもののやや人手と時間がとられるため，私は tilt 試験を選択的に実施し，他の失神情報の 1 つとして利用しています．

結局，病歴が失神診断の最重要項目である

失神と非失神の判別は病歴です．器質的心疾患を疑うのも病歴です．検査が必要かの判断は病歴です．失神の大多数を占める非心原性失神の診断も病歴です．失神診断は 90％が病歴で，9％が正確な心電図判断，残り 1％がその他の検査情報というのが私の意見です．

また，歩行時の失神という病歴があっても，座位から歩行してすぐに失神したのであれば非心原性の可能性もあります．1 つのキーワードで診断するのでなく，複数の情報から失神の原因をイメージする，想像力を働かせた病歴聴取が重要です．

私が研修医から失神診断に迷って相談を受けた場合も，検査を進めるよりも病歴をていねいに確認する方が正しい診断に辿り着くことが圧倒的に多いです．こうした詳細な病歴は診断だけでなく，失神のリスク評価の精度をも上げ，正確な Disposition につながるのです．

失神の診断

- ☑ 多くは診察で「失神（心疾患）」「非失神（中枢性疾患）」の判別が可能
- ☑ 失神の診断に追加検査が必要なのは一部の症例に限定され，全例で実施する必要はない．ていねいな診察を心がけ，必要な症例のみに選択的に検査を実施すべし
- ☑ 非心原性失神は病歴診断，精神疾患の診断と思って診察・診断すべし
- ☑ 失神の原因は単独とは限らない．複数の疾患を想定して評価すべし

第 3 章　循環器疾患

Advanced Lecture

非専門医と TAVI

高齢者に TAVI は腑に落ちない？

　TAVI（transcatheter aortic valve implantation: 経カテーテル的大動脈弁植込み術）は AS（大動脈弁狭窄症）の治療として 2013 年から保険適応となりました．その後，国内の TAVI 件数は増加し続けています．

　TAVI 症例の増加には，AS が高齢者に多いという背景が重要です．75 歳以上の AS の有病率は 12.4％と高く[52]，そこへ我が国の高齢化が重なり TAVI 症例の増加へつながります．

　高齢患者は病歴や身体所見がわかりにくく，検査が増えがちです．そのため，術前や入院時に心エコーをルーチン化する施設もあります．そこで偶然に AS がみつかった患者は，予定していた診療科でなく循環器科へと旅立つ「TAVI 人（タ　ビ　ビト）」と揶揄されます．非専門医は自分が依頼した心エコーを経て TAVI 人になった患者を前に，疑心暗鬼になることが少なくありません．一部の非専門医は TAVI 症例増加に違和感を抱いているのです．そこで今回は，非専門医にとっての TAVI の本音と建前について考えてみましょう．

高齢者なら心エコー？

　「高齢者入院 ⇒ 心エコーで重症 AS ⇒ TAVI」という経過が TAVI の典型例です．そこで「ルーチンで心エコーをすべきか？」，さらには「心エコー前に AS を予測できないか？」というのが非専門医の最初の疑問となります．

　まず AS のリスクから．AS と聞くと石灰化した動脈弁をイメージして「動脈硬化と関連がありそう！」と思うかもしれません．しかし動脈硬化のリスクである高血圧，高脂血症，糖尿病，喫煙などは必ずしも AS のリスクにはなりません[53]．実は，明らかな AS のリスクは年齢のみ．そのためリスクの観点では，高齢者なら AS 疑いで心エコーとなってしまいます．

　ただし，リスク以外にも病歴や身体所見から AS の検査前確率を考えて心エコーを依頼するのが標準的医療です．ところが AS の病歴で症状があるケースは 31.5％にすぎません[54]．労作時の息切れや失神があれば心エコーを検討しますが，こうした症状がないからといって AS を除外することはできません．さらに，身体所見の「収縮期雑音」は AS の陰性尤度比や感度が低く，除外には不十分です[55]（表 A）．

表 A｜収縮期雑音に対する AS の診断率

	感度（%）	特異度（%）	LR＋	LR－
中等症以上の AS	79〜90	85〜87	10.5	0.1
重症 AS	83〜98	71〜76	3.5	0.1

（McGee S. Evidence-Based Physical Diagnosis. 5th ed. Philadelphia: Elsevier; 2021. p.369-73[55]）

　ガイドラインだと，全年齢では，呼吸症状・新たな心雑音・心不全の悪化傾向といった，心エコーの適応所見があった時に検査が推奨されます[56-58]．一方，高齢者では，病歴・身体所見がなくても AS が除外できないため，「高齢者入院なら心エコーで AS をチェック」という診療に非専門医を駆り立てるのです．

心エコーで AS なら TAVI?

　次は「心エコーで AS ⇒ TAVI」という診療について考察してみましょう．TAVI の適応は，ガイドラインを要約すると「症候性＆重症」です[53]．この「重症」AS とは「（大動脈弁最大）血流速度が≧4.0（m/秒）」または「圧格差≧40 mmHg」と心エコー評価で判断します．やはり心エコーは TAVI 前に必須なのです．

　では「無症候性＆重症」の AS はどうでしょうか？　我が国の重症 AS 症例の大規模追跡研究[59]では「無症候性＆重症」の予後は悪いことがわかっており，いくつかの条件次第で TAVI の適応となります．表 B はこの条件を示したものです．項目の一部で心エコー評価が必須であることが，「心エコー ⇒ TAVI」という診療を正当化します

表 B｜無症状の重症 AS に対する侵襲的治療の適応

- 超重症 AS（Vmax≧5 m/秒，mPG≧60 mmHg，または AVA<0.6 cm^2）を有する
- 急速に進行（Vmax が年 0.3 m/秒以上増加）する
- 心機能低下（左室駆出率〔left ventricular ejection fraction: LVEF〕<50%）を認める
- 他の開心術を施行する
- 運動負荷試験で症状を呈する，あるいは有意な血圧低下を呈する
- AS による著明な肺高血圧（収縮期血圧 60 mmHg 以上）を認める

TAVI の医療費は「割に合う」か?

　「高齢者入院 ⇒ 心エコーで重症 AS ⇒ TAVI」が理論上は正論だとしても，非専門医が TAVI にしっくりこないのは「この高額医療は割に合うのか？」と感じるからです．そこで最後に，TAVI の医療経済的・倫理的問題について考えてみましょう．

第 3 章　循環器疾患

　実は TAVI だけでなく，医療費全般の研究分野は近年注目を集めています．これは医療技術評価（health technology assessment: HTA）と呼ばれており，ちょっとフカボリして解説していきましょう．

　HTA では，費用対効果の測定に QALY（quality adjusted life year: 質調整生存年）と ICER（incremental cost effectiveness ratio: 増分費用効果比）という 2 つの指標を用います．QALY は完全な健康を 1，死を 0 として数値化したもの，ICER はある医療行為が QALY 1 単位を得るのにかかる費用です．

　イメージしやすいように例を挙げて説明しましょう．ある疾病 X の治療に手術 Y（費用 300 万円）があるとします．手術 Y は高額ですが，健康状態を毎年 0.6 増やし，これが 5 年続きます．ここで QALY を計算すると，0.6×5＝3 QALY となります．さらに ICER を計算すると，300 万円÷3 QALY＝100 万円/QALY となります．

　では，疾病 X に対する手術 Y の ICER〔100 万円/QALY〕は「割に合う（費用対効果がよい）数値」なのでしょうか？　英国では，ICER が 2 万～3 万ポンド/QALY（300 万～450 万円/QALY）未満だと費用対効果がよいとされます[60]．手術 Y の ICER はこれより安く「割に合う」といえそうです．

　我が国の TAVI の ICER は薬物療法と比較して 346 万～392 万円/QALY であり[61,62]，割に合うかビミョーな値段です．また，ICER が年齢を比較していない点には注意が必要です．つまり ICER が 350 万円/QALY なら，15 歳でも 95 歳でも額面上は同じになるのです．ICER は医療経済的な評価をしても，年齢を加味した倫理的評価はしていません．

　さらに，TAVI の患者負担額は保険診療の恩恵で 5 万～20 万円ですが，残りの数百万円をカバーしているのは医療費の公的財源です．多額の公的財源を 15 歳に使うのと 95 歳に使うのとで全く同じとは思えないのが世論ではないでしょうか？

　高額な TAVI 費用はデバイスの担い手である医療メーカーの収益となります．トップシェアのエドワーズライフサイエンス社の株価は TAVI 後に上昇し続けましたが，売り上げの 10％はなんと日本です[63]．一方，TAVI を担うハートチームの給料が必ずしも上がっているわけではありません．社会保険料が病院をスルーして医療メーカーに流れ着くようにもみえます．

　非専門医が TAVI を俯瞰することは，日本の抱える医療問題を考える機会となります．病歴聴取と身体所見が難しい高齢患者が増加し，本来とるべき所見をスキップした検査が増えています．ルーチンの心エコーで偶然発見された重症 AS への高額医療が日本の医療財源を圧迫します．思考停止してルーチンで心エコーをオーダーするのではなく，高齢化社会において医療財源をどのように扱うべきなのかを心エコー依頼時に考えることが非専門医に求められています．

TAVI のまとめ

- AS のリスク評価，所見診断は非専門医には難しく，高齢者なら入院時や術前のルーチン心エコーで AS 検索をせざるを得ない
- さらに心エコーは AS の存在診断だけでなく，TAVI の適応の評価にも必要なニーズの高い検査である
- TAVI のデバイスは高額であり，割に合うかどうかは議論のあるところである

第 3 章　循環器疾患

1. 胸痛　文献

1) Goto S, et al. Artificial intelligence to predict needs for urgent revascularization from 12-leads electrocardiography in emergency patients. PLoS One. 2019; 14: e0210103. PMID: 30625197.
2) Invasive compared with non-invasive treatment in unstable coronary-artery disease: FRISC II prospective randomised multicentre study. FRagmin and Fast Revascularisation during InStability in Coronary artery disease Investigators. Lancet. 1999; 354: 708-15. PMID: 10475181.
3) Cannon CP, et al; TACTICS (Treat Angina with Aggrastat and Determine Cost of Therapy with an Invasive or Conservative Strategy)--Thrombolysis in Myocardial Infarction 18 Investigators. Comparison of early invasive and conservative strategies in patients with unstable coronary syndromes treated with the glycoprotein IIb/IIIa inhibitor tirofiban. N Engl J Med. 2001; 344: 1879-87. PMID: 11419424.
4) Fox KA, et al; Randomized Intervention Trial of unstable Angina Investigators. Interventional versus conservative treatment for patients with unstable angina or non-ST-elevation myocardial infarction: the British Heart Foundation RITA 3 randomised trial. Randomized Intervention Trial of unstable Angina. Lancet. 2002; 360: 743-51. PMID: 12241831.
5) Neumann FJ, et al. Evaluation of prolonged antithrombotic pretreatment ("cooling-off" strategy) before intervention in patients with unstable coronary syndromes: a randomized controlled trial. JAMA. 2003; 290: 1593-9. PMID: 14506118.
6) de Winter RJ, et al; Invasive versus Conservative Treatment in Unstable Coronary Syndromes (ICTUS) Investigators. Early invasive versus selectively invasive management for acute coronary syndromes. N Engl J Med. 2005; 353: 1095-104. PMID: 16162880.
7) Hiro T, et al; JAPAN-ACS Investigators. Effect of intensive statin therapy on regression of coronary atherosclerosis in patients with acute coronary syndrome: a multicenter randomized trial evaluated by volumetric intravascular ultrasound using pitavastatin versus atorvastatin (JAPAN-ACS [Japan assessment of pitavastatin and atorvastatin in acute coronary syndrome] study). J Am Coll Cardiol. 2009; 54: 293-302. PMID: 19608026.
8) Daida H, et al; PACIFIC investigators. Management and two-year long-term clinical outcome of acute coronary syndrome in Japan: prevention of atherothrombotic incidents following ischemic coronary attack (PACIFIC) registry. Circ J. 2013; 77: 934-43. PMID: 23502993.
9) Ishihara M, et al; J-MINUET Investigators. Long-term outcomes of non-ST-elevation myocardial infarction without creatine kinase elevation - the J-MINUET study. Circ J. 2017; 81: 958-65. PMID: 28320999.
10) McManus DD, et al. Recent trends in the incidence, treatment, and outcomes of patients with STEMI and NSTEMI. Am J Med. 2011; 124: 40-7. PMID: 21187184.
11) Puymirat E, et al; USIK, USIC 2000, and FAST-MI investigators. Acute myocardial infarction: changes in patient characteristics, management, and 6-month outcomes over a period of 20 years in the FAST-MI Program (French Registry of Acute ST-Elevation or Non-ST-Elevation Myocardial Infarction) 1995 to 2015. Circulation. 2017; 136: 1908-19. PMID: 28844989.
12) Thygesen K, et al; Executive Group on behalf of the Joint European Society of Cardiology (ESC)/American College of Cardiology (ACC)/American Heart Association

124

(AHA) / World Heart Federation (WHF) Task Force for the Universal Definition of Myocardial Infarction. Fourth universal definition of myocardial infarction (2018). J Am Coll Cardiol. 2018; 72: 2231-64. PMID: 30153967.

13) Dedic A, et al. Coronary CT angiography for suspected ACS in the era of high-sensitivity troponins: Randomized multicenter study. J Am Coll Cardiol. 2016; 67: 16-26. PMID: 26764061.

14) Januzzi JL Jr, et al. Recommendations for institutions transitioning to high-sensitivity troponin testing: JACC scientific expert panel. J Am Coll Cardiol. 2019; 73: 1059-77. PMID: 30798981.

15) Gulati M, et al. 2021 AHA/ACC/ASE/CHEST/SAEM/SCCT/SCMR Guideline for the Evaluation and Diagnosis of Chest Pain: A Report of the American College of Cardiology/American Heart Association Joint Committee on Clinical Practice Guidelines. Circulation. 2021; 144: e368-454. PMID: 34709879.

16) Collet JP, et al; ESC Scientific Document Group. 2020 ESC Guidelines for the management of acute coronary syndromes in patients presenting without persistent ST-segment elevation. Eur Heart J. 2021; 42: 1289-367. PMID: 32860058.

17) Collinson PO, et al; IFCC C-CB. High sensitivity, contemporary and point-of-care cardiac troponin assays: educational aids developed by the IFCC Committee on Clinical Application of Cardiac Bio-Markers. Clin Chem Lab Med. 2019; 57: 623-32. PMID: 30530880.

18) Bang C, et al. Rapid rule-out of myocardial infarction after 30 minutes as an alternative to 1 hour: the RACING-MI cohort study. Ann Emerg Med. 2022; 79: 102-12. PMID: 34969529.

19) Ashburn NP, et al. Performance of the European Society of Cardiology 0/1-hour algorithm with high-sensitivity cardiac troponin T among patients with known coronary artery disease. JAMA Cardiol. 2023; 8: 347-56. PMID: 36857071.

20) Mark DG, et al; Kaiser Permanente CREST Network Investigators. Performance of coronary risk scores among patients with chest pain in the emergency department. J Am Coll Cardiol. 2018; 71: 606-16. PMID: 29420956.

21) Twerenbold R, et al. Effect of the FDA regulatory approach on the 0/1-h algorithm for rapid diagnosis of MI. J Am Coll Cardiol. 2017; 70: 1532-4. PMID: 28911517.

22) Antman EM, et al. The TIMI risk score for unstable angina/non-ST elevation MI: A method for prognostication and therapeutic decision making. JAMA. 2000; 284: 835-42. PMID: 10938172.

23) Fox KA, et al. Prediction of risk of death and myocardial infarction in the six months after presentation with acute coronary syndrome: prospective multinational observational study (GRACE). BMJ. 2006; 333: 1091. PMID: 17032691.

24) Backus BE, et al. Chest pain in the emergency room: a multicenter validation of the HEART Score. Crit Pathw Cardiol. 2010; 9: 164-9. PMID: 20802272.

25) Ke J, et al. Indirect comparison of TIMI, HEART and GRACE for predicting major cardiovascular events in patients admitted to the emergency department with acute chest pain: a systematic review and meta-analysis. BMJ Open. 2021; 11: e048356. PMID: 34408048.

26) Reaney PDW, et al. Risk stratifying chest pain patients in the emergency department using HEART, GRACE and TIMI scores, with a single contemporary troponin result, to predict major adverse cardiac events. Emerg Med J. 2018; 35: 420-7. PMID: 29622596.

27) Sajeed SM, et al. Performance of the modified HEART score in an Asian population.

Int J Emerg Med. 2020; 13: 43. PMID: 32814557.

28) Nilsson T, et al. Diagnostic accuracy of the HEART Pathway and EDACS-ADP when combined with a 0-hour/1-hour hs-cTnT protocol for assessment of acute chest pain patients. Emerg Med J. 2021; 38: 808-13. PMID: 33837120.

29) Smith LM, et al. Identification of very low-risk acute chest pain patients without troponin testing. Emerg Med J. 2020; 37: 690-5. PMID: 32753395.

30) Schrader CD, et al. Using HEART2 score to risk stratify chest pain patients in the Emergency Department: an observational study. BMC Cardiovasc Disord. 2022; 22: 79. PMID: 35246065.

31) Fesmire FM, et al. Improving risk stratification in patients with chest pain: the Erlanger HEARTS$_3$ score. Am J Emerg Med. 2012; 30: 1829-37. PMID: 22626816.

32) Roongsritong C, et al. SVEAT score, a potential new and improved tool for acute chest pain risk stratification. Am J Cardiol. 2020; 127: 36-40. PMID: 32418720.

33) Antwi-Amoabeng D, et al. SVEAT score outperforms HEART score in patients admitted to a chest pain observation unit. World J Cardiol. 2022; 14: 454-61. PMID: 36160811.

34) Than M, et al. Development and validation of the emergency department assessment of chest pain score and 2 h accelerated diagnostic protocol. Emerg Med Australas. 2014; 26: 34-44. PMID: 24428678.

35) Stopyra J, et al. Comparison of accelerated diagnostic pathways for acute chest pain risk stratification. Heart. 2020; 106: 977-84. PMID: 32269131.

36) Parenti N, et al. Multicenter observational study on the reliability of the HEART score. Clin Exp Emerg Med. 2019; 6: 212-7. PMID: 31571437.

37) Mark DG, et al; Kaiser Permanente CREST Network Investigators. Prospective validation and comparative analysis of coronary risk stratification strategies among emergency department patients with chest pain. J Am Heart Assoc. 2021; 10: e020082. PMID: 33787290.

38) Shimony A, et al. Meta-analysis of usefulness of d-dimer to diagnose acute aortic dissection. Am J Cardiol. 2011; 107: 1227-34. PMID: 21296332.

39) Yang G, et al. Characteristics and prognosis of acute type A aortic dissection with negative D-dimer result. Am J Emerg Med. 2020; 38: 1820-4. PMID: 32738476.

40) Rogers AM, et al; IRAD Investigators. Sensitivity of the aortic dissection detection risk score, a novel guideline-based tool for identification of acute aortic dissection at initial presentation: results from the international registry of acute aortic dissection. Circulation. 2011; 123: 2213-8. PMID: 21555704.

41) American College of Emergency Physicians Clinical Policies Subcommittee (Writing Committee) on Thoracic Aortic Dissection; Diercks DB, et al. Clinical policy: critical issues in the evaluation and management of adult patients with suspected acute nontraumatic thoracic aortic dissection. Ann Emerg Med. 2015; 65: 32-42.e12. PMID: 25529153.

42) Nazerian P, et al. Combined use of aortic dissection detection risk score and D-dimer in the diagnostic workup of suspected acute aortic dissection. Int J Cardiol. 2014; 175: 78-82. PMID: 24838058.

43) Bima P, et al. Systematic review of aortic dissection detection risk score plus D-dimer for diagnostic rule-out of suspected acute aortic syndromes. Acad Emerg Med. 2020; 27: 1013-27. PMID: 32187432.

44) Benjamin EJ, et al; American Heart Association Statistics Committee and Stroke Statistics Subcommittee. Heart Disease and Stroke Statistics-2017 Update: A report

from the American Heart Association. Circulation. 2017; 135: e146-e603. PMID: 28122885.
45) Disla E, et al. Costochondritis. A prospective analysis in an emergency department setting. Arch Intern Med. 1994; 154: 2466-9. PMID: 7979843.
46) Wise CM, et al. Musculoskeletal chest wall syndromes in patients with noncardiac chest pain: a study of 100 patients. Arch Phys Med Rehabil. 1992; 73: 147-9. PMID: 1543409.
47) Hsia RY, et al. A national study of the prevalence of life-threatening diagnoses in patients with chest pain. JAMA Intern Med. 2016; 176: 1029-32. PMID: 27295579.

2. 失神　文献

1) Brignole M, et al; ESC Scientific Document Group. 2018 ESC Guidelines for the diagnosis and management of syncope. Eur Heart J. 2018; 39: 1883-948. PMID: 29562304.
2) Huff JS, et al; American College of Emergency Physicians. Clinical policy: critical issues in the evaluation and management of adult patients presenting to the emergency department with syncope. Ann Emerg Med. 2007; 49: 431-44. PMID: 17371707.
3) Quinn JV, et al. Derivation of the San Francisco Syncope Rule to predict patients with short-term serious outcomes. Ann Emerg Med. 2004; 43: 224-32. PMID: 14747812.
4) Saccilotto RT, et al. San Francisco Syncope Rule to predict short-term serious outcomes: a systematic review. CMAJ. 2011; 183: E1116-26. PMID: 21948723.
5) Sweanor RAL, et al. Multivariable risk scores for predicting short-term outcomes for emergency department patients with unexplained syncope: A systematic review. Acad Emerg Med. 2021; 28: 502-10. PMID: 33382159.
6) Voigt RD, et al. Prognostic accuracy of syncope clinical prediction rules in older adults in the emergency department. J Am Coll Emerg Physicians Open. 2022; 3: e12820. PMID: 36311342.
7) Colivicchi F, et al; OESIL (Osservatorio Epidemiologico sulla Sincope nel Lazio) Study Investigators. Development and prospective validation of a risk stratification system for patients with syncope in the emergency department: the OESIL risk score. Eur Heart J. 2003; 24: 811-9. PMID: 12727148.
8) Safari S, et al. Comparison of different risk stratification systems in predicting short-term serious outcome of syncope patients. J Res Med Sci. 2016; 21: 57. PMID: 27904602.
9) Del Rosso A, et al. Clinical predictors of cardiac syncope at initial evaluation in patients referred urgently to a general hospital: the EGSYS score. Heart. 2008; 94: 1620-6. PMID: 18519550.
10) Kariman H, et al. Validation of EGSYS score in prediction of cardiogenic syncope. Emerg Med Int. 2015; 2015: 515370. PMID: 26649200.
11) Grossman SA, et al. Predicting adverse outcomes in syncope. J Emerg Med. 2007; 33: 233-9. PMID: 17976548.
12) Reed MJ, et al. The ROSE (risk stratification of syncope in the emergency department) study. J Am Coll Cardiol. 2010; 55: 713-21. PMID: 20170806.
13) Thiruganasambandamoorthy V, et al. Defining abnormal electrocardiography in adult emergency department syncope patients: the Ottawa Electrocardiographic

Criteria. CJEM. 2012; 14: 248-58. PMID: 22813399.

14) Thiruganasambandamoorthy V, et al. Development of the Canadian Syncope Risk Score to predict serious adverse events after emergency department assessment of syncope. CMAJ. 2016; 188: E289-98. PMID: 27378464.

15) Thiruganasambandamoorthy V, et al. Multicenter emergency department validation of the Canadian Syncope Risk Score. JAMA Intern Med. 2020; 180: 737-44. PMID: 32202605.

16) Probst MA, et al. Risk stratification of older adults who present to the emergency department with syncope: The FAINT Score. Ann Emerg Med. 2020; 75: 147-58. PMID: 31668571.

17) Thiruganasambandamoorthy V, et al. Prognostic value of cardiac biomarkers in the risk stratification of syncope: a systematic review. Intern Emerg Med. 2015; 10: 1003-14. PMID: 26498335.

18) Anderson KL, et al. Cardiac evaluation for structural abnormalities may not be required in patients presenting with syncope and a normal ECG result in an observation unit setting. Ann Emerg Med. 2012; 60: 478-84. PMID: 22632775.

19) Ghani AR, et al. The role of echocardiography in diagnostic evaluation of patients with syncope-a retrospective analysis. Am J Cardiovasc Dis. 2019; 9: 78-83. PMID: 31763059.

20) Canzoniero JV, et al. Unnecessary hospitalization and related harm for patients with low-risk syncope. JAMA Intern Med. 2015; 175: 1065-7. PMID: 25894921.

21) Arya A, et al. Predictors of arrhythmic events during second day monitoring in patients with normal first day Holter recordings. Indian Heart J. 2005; 57: 241-4. PMID: 16196182.

22) Rockx MA, et al. Is ambulatory monitoring for "community-acquired" syncope economically attractive? A cost-effectiveness analysis of a randomized trial of external loop recorders versus Holter monitoring. Am Heart J. 2005; 150: 1065. PMID: 16290999.

23) Locati ET, et al. External prolonged electrocardiogram monitoring in unexplained syncope and palpitations: results of the SYNARR-Flash study. Europace. 2016; 18: 1265-72. PMID: 26519025.

24) Benezet-Mazuecos J, et al. Utility of in-hospital cardiac remote telemetry in patients with unexplained syncope. Europace. 2007; 9: 1196-201. PMID: 17965013.

25) Mendu ML, et al. Yield of diagnostic tests in evaluating syncopal episodes in older patients. Arch Intern Med. 2009; 169: 1299-305. PMID: 19636031.

26) Fujimura O, et al. The diagnostic sensitivity of electrophysiologic testing in patients with syncope caused by transient bradycardia. N Engl J Med. 1989; 321: 1703-7. PMID: 2594030.

27) Da Costa A, et al. Clinical predictors of cardiac events in patients with isolated syncope and negative electrophysiologic study. Int J Cardiol. 2006; 109: 28-33. PMID: 15975670.

28) Anderson LL, et al. Percutaneous coronary intervention for older adults who present with syncope and coronary artery disease? Insights from the National Cardiovascular Data Registry. Am Heart J. 2016; 176: 1-9. PMID: 27264214.

29) Shen WK, et al. Syncope Evaluation in the Emergency Department Study (SEEDS): a multidisciplinary approach to syncope management. Circulation. 2004; 110: 3636-45. PMID: 15536093.

30) Sheldon RS, et al. Standardized approaches to the investigation of syncope: Cana-

dian Cardiovascular Society position paper. Can J Cardiol. 2011; 27: 246-53. PMID: 21459273.

31) Brigo F, et al. Value of tongue biting in the differential diagnosis between epileptic seizures and syncope. Seizure. 2012; 21: 568-72. PMID: 22770819.

32) Brigo F, et al. Lateral tongue biting versus biting at the tip of the tongue in differentiating between epileptic seizures and syncope. Seizure. 2013; 22: 801. PMID: 23743173.

33) Patel J, et al. Utility of serum lactate on differential diagnosis of seizure-like activity: A systematic review and meta-analysis. Seizure. 2022; 102: 134-42. PMID: 36242832.

34) Brigo F, et al. The diagnostic value of urinary incontinence in the differential diagnosis of seizures. Seizure. 2013; 22: 85-90. PMID: 23142708.

35) Sheldon R, et al. Historical criteria that distinguish syncope from seizures. J Am Coll Cardiol. 2002; 40: 142-8. PMID: 12103268.

36) Expósito V, et al. Usefulness of the Calgary Syncope Symptom Score for the diagnosis of vasovagal syncope in the elderly. Europace. 2013; 15: 1210-4. PMID: 23478089.

37) Ungar A, et al. Syncope and Epilepsy coexist in 'possible' and 'drug-resistant' epilepsy (Overlap between Epilepsy and Syncope Study-OESYS). BMC Neurol. 2017; 17: 45. PMID: 28241809.

38) Suwatcharangkoon S, et al. Loss of consciousness at onset of subarachnoid hemorrhage as an important marker of early brain injury. JAMA Neurol. 2016; 73: 28-35. PMID: 26552033.

39) Petkar S, et al. Prolonged implantable electrocardiographic monitoring indicates a high rate of misdiagnosis of epilepsy--REVISE study. Europace. 2012; 14: 1653-60. PMID: 22753867.

40) Linzer M, et al. Diagnosing syncope. Part 1: Value of history, physical examination, and electrocardiography. Clinical Efficacy Assessment Project of the American College of Physicians. Ann Intern Med. 1997; 126: 989-96. PMID: 9182479.

41) Brieger D, et al; GRACE Investigators. Acute coronary syndromes without chest pain, an underdiagnosed and undertreated high-risk group: insights from the Global Registry of Acute Coronary Events. Chest. 2004; 126: 461-9. PMID: 15302732.

42) Castelli R, et al. Syncope in patients with pulmonary embolism: comparison between patients with syncope as the presenting symptom of pulmonary embolism and patients with pulmonary embolism without syncope. Vasc Med. 2003; 8: 257-61. PMID: 15125486.

43) Frizell A, et al. Prevalence of pulmonary embolism in patients presenting to the emergency department with syncope. Am J Emerg Med. 2018; 36: 253-6. PMID: 28811209.

44) Badertscher P, et al; BASEL IX Investigators. Prevalence of pulmonary embolism in patients with syncope. J Am Coll Cardiol. 2019; 74: 744-54. PMID: 31395124.

45) Oqab Z, et al. Prevalence of pulmonary embolism in patients presenting with syncope. A systematic review and meta-analysis. Am J Emerg Med. 2018; 36: 551-5. PMID: 28947223.

46) Prandoni P, et al; PESIT Investigators. Prevalence of pulmonary embolism among patients hospitalized for syncope. N Engl J Med. 2016; 375: 1524-31. PMID: 27797317.

47) Nallamothu BK, et al. Syncope in acute aortic dissection: diagnostic, prognostic, and

第 3 章　**循環器疾患**

　　clinical implications. Am J Med. 2002; 113: 468-71. PMID: 12427495.

48） Sheldon R, et al. Diagnostic criteria for vasovagal syncope based on a quantitative history. Eur Heart J. 2006; 27: 344-50. PMID: 16223744.

49） Romme JJ, et al. Diagnosing vasovagal syncope based on quantitative history-taking: validation of the Calgary Syncope Symptom Score. Eur Heart J. 2009; 30: 2888-96. PMID: 19687157.

50） Middlekauff HR, et al. Syncope in advanced heart failure: high risk of sudden death regardless of origin of syncope. J Am Coll Cardiol. 1993; 21: 110-6. PMID: 8417050.

51） Brembilla-Perrot B, et al. Differences in mechanisms and outcomes of syncope in patients with coronary disease or idiopathic left ventricular dysfunction as assessed by electrophysiologic testing. J Am Coll Cardiol. 2004; 44: 594-601. PMID: 15358027.

52） Osnabrugge RL, et al. Aortic stenosis in the elderly: disease prevalence and number of candidates for transcatheter aortic valve replacement: a meta-analysis and modeling study. J Am Coll Cardiol. 2013; 62: 1002-12. PMID: 23727214.

53） 日本循環器学会/日本胸部外科学会/日本血管外科学会/日本心臓血管外科学会合同ガイドライン. 2020 年改訂版 弁膜症治療のガイドライン. https://www.j-circ.or.jp/cms/wp-content/uploads/2020/04/JCS2020_Izumi_Eishi.pdf

54） Park SJ, et al. Hemodynamic patterns for symptomatic presentations of severe aortic stenosis. JACC Cardiovasc Imaging. 2013; 6: 137-46. PMID: 23489526.

55） McGee S. Evidence-Based Physical Diagnosis. 5th ed. Philadelphia: Elsevier; 2021. p.369-73.

56） Halvorsen S, et al; ESC Scientific Document Group. 2022 ESC Guidelines on cardiovascular assessment and management of patients undergoing non-cardiac surgery. Eur Heart J. 2022; 43: 3826-924. PMID: 36017553.

57） Fleisher LA, et al. 2014 ACC/AHA guideline on perioperative cardiovascular evaluation and management of patients undergoing noncardiac surgery: executive summary: a report of the American College of Cardiology/American Heart Association Task Force on Practice Guidelines. Circulation. 2014; 130: 2215-45. PMID: 25085962.

58） 日本循環器学会/日本心臓病学会. 2022 年改訂版 非心臓手術における合併心疾患の評価と管理に関するガイドライン. https://www.j-circ.or.jp/cms/wp-content/uploads/2022/03/JCS2022_hiraoka.pdf

59） Nakatsuma K, et al; CURRENT AS Registry Investigators. Prognostic impact of peak aortic jet velocity in conservatively managed patients with severe aortic stenosis: An observation from the CURRENT AS registry. J Am Heart Assoc. 2017; 6: e005524. PMID: 28739863.

60） National Institute for Health and Care Excellence. Guide to the Methods of Technology Appraisal 2013 [Internet]. London: National Institute for Health and Care Excellence (NICE); 2013 Apr 4. Process and Methods Guides No. 9. PMID: 27905712.

61） 坂巻弘之, 他. TAVI と費用対効果. 循環器ジャーナル. 2018; 66: 214-20.

62） 高志昌宏. 大動脈弁狭窄症は TAVI ファーストの時代に. 日経メディカル. 2019 年 5 月 14 日.

63） エドワーズライフサイエンス【EW】人工心臓弁で世界トップシェアの医療機器メーカー. https://www.americabu.com/edwards-lifesciences

第 **4** 章

神経疾患

4-1 痙攣

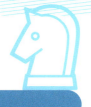

前編：Disposition

> 君の未来は過去にある．
> ニール（『TENET』）

症例 4-1-1　28 歳男性　痙攣

現病歴　東京から札幌に友人と旅行に来ている．ホテルで痙攣して友人が救急要請した．救急車内ではもうろう状態だったが徐々に意識改善あり．

既往歴　もうろう状態で確認できていない．

Vital signs　GCS E4V4M6，BP 145/89 mmHg，HR 106 回/分，RR 18 回/分，SpO$_2$ 99％（room air），BT 36.9℃

身体所見　発作に伴う外傷はない．

Q ①Disposition（入院・帰宅）をどのように決めますか？
②入院（または帰宅）後の具体的マネジメントは？

「痙攣」と「てんかん」

　まず「痙攣」と「てんかん」ついておさらいしましょう．ガイドラインには「てんかんとは，てんかん性発作を引き起こす持続性素因を特徴とする脳の障害である．すなわち，慢性の脳の病気で，大脳の神経細胞が過剰に興奮するために，脳の発作性の（けいれん等の）症状が反復性に起こる」と記載されています[1]．

　ポイントは「てんかん」は慢性疾患で，「痙攣」は反復症状という 2 点です．この 2 点は気管支喘息と似ているので，2 つの疾患を比較しながら理解を深めていきましょう．

　気管支喘息は慢性疾患で，気道炎症により喘鳴などの呼吸症状を反復します．発作を繰り返す場合は予防投薬のため呼吸器科に通院しますが，夜間・休日の発作時には主に ER 担当医が対応します．一方，てんかんは慢性疾患で，発作予防のため専門医外来に通院しますが，夜間・休日の発作時には主に ER 担当医が対応します．

　このように，てんかん/気管支喘息（慢性疾患）の予防は専門医，喘鳴/痙攣（急性症状）の初期対応は主に ER 担当医となります（図 1）．

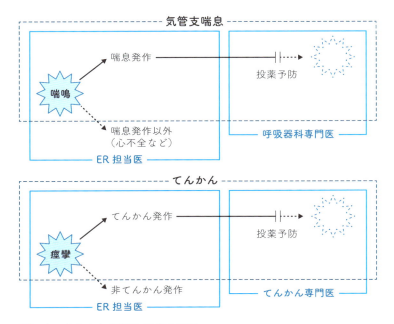

図1｜てんかんと気管支喘息の比較

　また，喘鳴は気管支喘息以外にも心不全など喘息以外の疾患でも起こるため，原因検索をして Disposition を決めます．痙攣も同様に，原因がてんかんか，非てんかんかを鑑別して Disposition を決めます（図1）．
　「痙攣」と「てんかん」をクリアカットに理解できていない研修医は多いですが，このように喘息と対比することでうまくイメージ化できます．

来院時の症状から ER3.0, ER≧2.0, ER1.5 に分類

　喘息を比較例に「痙攣」と「てんかん」の区別をイメージ化できたところで，「痙攣」の Disposition について考えてみましょう．
　まずは来院時の症状から ER3.0，ER≧2.0，ER1.5 に分けます．来院時に痙攣が継続していれば，痙攣を止めつつ集中治療も検討する ER3.0 の症例です（図2 上段）．
　次に，痙攣が止まっていても意識が完全に戻っていなければ ER≧2.0 の症例となります（図2 中段）．なぜなら，てんかん波が続いていて意識障害が遷延している可能性や，新規の脳卒中が痙攣の原因にあり意識障害をきたしている可能性があるからです．

最後に，来院時に痙攣は消失して意識も完全に戻っている場合が，帰宅も検討される ER1.5 の症例となります（図 2 下段）．

ここで問題となるのが，発作後 10～30 分の意識低下（もうろう状態）の postictal state の存在です．発作後 10 分前後で来院した場合に意識低下があれば，30 分ほど意識の回復状況も期待します．そこで意識が緩解すれば postictal state の ER1.5 症例，意識障害が遷延すれば ≧ER2.0 として対応します（図 2 中段・下段）．

なお，近年は高齢者の痙攣発作も多く，この場合は痙攣後の意識低下が，もともとある認知症か postictal state かの判断が難しい症例もあります．そのようなケースでは家族や介護者にベッドサイドにきてもらい，普段の意識状態と比較して判断します．

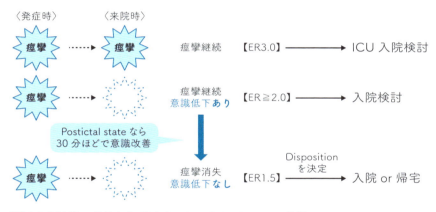

図 2 ｜ 来院時の症状から ER3.0，ER≧2.0，ER1.5 に分類

てんかん再発→リスク型，てんかん再発以外→症候型

では，痙攣が消失し意識も改善している場合の Disposition について解説します．まず，痙攣の原因が「てんかん再発」と診断できた場合はリスク型として対応します．一方「てんかん再発以外」の場合は症候型として対応します（図 3）．

「てんかん再発」は，てんかんの既往歴があり，前回と同様の発作が確認できれば，病歴だけで診断して OK です．これは，喘鳴患者で喘息の既往があって過去に同様の発作があり，聴診で喘鳴が確認されれば喘息増悪と臨床診断するのと似ています．

ただし，痙攣の場合は身体所見では診断ができないため，今回の痙攣が過去と本当に同じかを，過去のカルテ情報や目撃者の情報などから病歴をしっかり確認する必要があります．疫学的には，ERに痙攣で来院する患者の約50～75％が「てんかん再発」と判断され，リスク型でDispositionを進めることになります[2]．

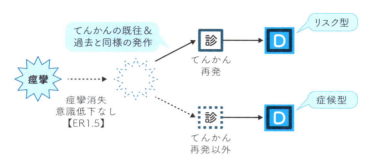

図3 ｜「てんかん再発」ならリスク型，「てんかん再発以外」なら症候型

てんかんのリスク評価

では，痙攣が「てんかん」と判断された場合のリスクについて確認してみましょう．今回のリスクは痙攣の「再発率」となります．再発率が高く，発作後数日以内に高確率で再度痙攣するならモニタリングや投薬を目的に入院も考慮されます．一方，再発率が低く，数日～数週間以内に痙攣する可能性が低ければ，帰宅して後日てんかん専門医へフォローとすればOKです．では，痙攣発作の再発率はどれほどなのでしょう？

痙攣の原因が「てんかん再発」の場合の再発率は，発作直後の数日間では数％未満であり，入院するほどリスクは高くありません[3]．さらに，てんかん再発例の多くは薬の飲み忘れが原因のため，投薬を再開すれば再発率はさらに減るため，帰宅を検討します（図4）．

一方，痙攣の原因が「初発のてんかん発作疑い」の場合の再発率は，最初の1カ月で3～9％，2年で21～45％，5年で34～56％とされます[4]．発作直後の数日間は再発率が1％未満であり，帰宅を検討します（図4）．米国救急医学会のガイドラインでも，初発のてんかん発作の場合には入院は不要とされています[5]．

てんかん再発以外の場合のリスク評価

次に，痙攣の原因を「てんかん再発以外」と判断した場合の Disposition をみていきましょう．この場合は，痙攣の原因として「急性症候性発作」と呼ばれる非てんかん疾患が鑑別に挙がります．急性症候性発作には，中枢神経感染症（20％），脳卒中（16％），頭部外傷（16％），アルコール（14％），代謝性疾患（9％），脳腫瘍（8％），薬剤性（7％）など様々な疾患が含まれます[6]．急性症候性発作の各診断については続く中編で詳しく解説しますので，ここでは Disposition を中心に説明します．

痙攣の原因が中枢神経感染症，脳卒中，頭部外傷などの中枢神経疾患の可能性が高ければ，ER≧2.0 症例として入院です（図4）．

またアルコール関連性痙攣（アルコール離脱痙攣）は，急性期の痙攣再発率が約25％と高いため[6]，入院経過観察を考慮します（図4）．ただし飲酒患者はコンプライアンスが悪いことも多く，入院に至らない場合もある初診医泣かせの病態です．

これら急性症候性発作の各疾患がすべて否定的で，総合的に判断して初発のてんかんの可能性が高いと判断した場合は帰宅を検討します（図4）．しかし実際には，初発痙攣疑いの約27％が入院しています[2]．これは初発痙攣か急性症候性発作かの判断に迷うケースが一定数存在するためです．

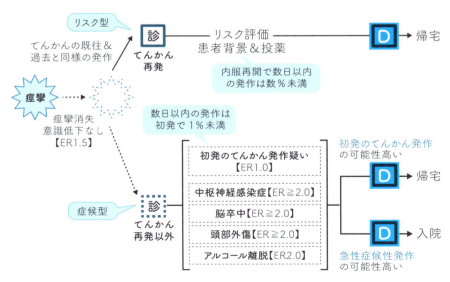

図4 | 痙攣患者の Disposition

COLUMN

ERで抗てんかん薬を処方すべきか？

痙攣初発発作の場合，早期抗てんかん薬の処方が中・長期的には再発予防に有効であるとする報告もあります[7,8]．しかし，専門医受診までの超早期（発作から数日以内）と，専門医受診後の早期（発作から数週～数カ月）の抗てんかん薬の処方効果を比較したRCTはありません．経験的には超早期処方と早期処方とで急性期の再発率は変わらないと予測され，ガイドラインでも初発のてんかん発作疑いに対してERからてんかん薬を処方する必要はないと記載されています[5]．

一方，てんかん再発ですでに抗てんかん薬が処方されていれば，内服の早期再開が再発予防となります．そのため私はERで処方し，目の前で飲んでもらうようにしています．

では，症例の続きをみておきましょう．

症例 4-1-1
28歳男性が旅行中にホテルで痙攣して救急搬送された．ERで10分ほど経過観察したところ完全覚醒した．てんかんの診断で，東京の病院で抗てんかん薬の処方を受けていたが，旅行で持参せず数日内服していない状況だった．通院先の病院に電話で投薬内容を確認し，同様の処方をERで内服させ，数日分を追加処方し帰宅とした．

君の未来は過去にある．

痙攣のDispositionは，「未来」に起こる再発作のリスクマネジメントとなります．Dispositionのためには，「過去」のてんかんの既往や処方歴を知ることが重要です．初発でも「過去」の痙攣エピソードや，原疾患となりうる「過去」の既往歴は診断のヒントとなります．痙攣の「未来」は「過去」にあるのです．

痙攣のDisposition

- ☑ 痙攣継続(ER3.0)，意識障害継続(ER≧2.0)，痙攣消失＆意識低下(ER1.5)の3つに分類してDispositionを決める
- ☑ ER1.5の痙攣は，「てんかん」であれば帰宅検討，「急性症候性発作」であれば入院検討すべし

中編：診断

前編で，痙攣の Disposition にはてんかんと非てんかんの鑑別が必要であることを解説しました．では，具体的にどのように診断するかを確認していきましょう．

まず，てんかん再発を診断する

てんかんの診断の前に，「失神」の除外から始めます（図5）．その判断には病歴が重要であり，検査に頼らないことがポイントでした（p.112〜参照）．過去には血液ガス検査（アシドーシスや乳酸値）が痙攣と失神の鑑別に有用という報告もありましたが，現在は感度も特異度も低いとされます[9]．どうしても迷う時は，身体所見で舌咬傷があれば痙攣発作を疑うという報告があるので参考にします[10-12]．

失神が除外されたら，次はてんかんの発作再発例かの診断です（図5）．これも病歴が重要であり，既往歴でてんかんが確認され，過去の発作と同様であればてんかん再発例と診断します．病歴診断できれば，採血や頭部画像検査は原則不要です[9]．

痙攣がてんかんの発作再発例と診断できたら，その原因を確認します．いちばん多い原因が抗てんかん薬の怠薬です．この場合の治療は内服薬の再開であり，投薬歴は再処方のために必ず確認します．また，発作後もうろう状態で病歴聴取ができず診断に困るケースでも，抗てんかん薬の処方がみつかれば，てんかんの発作再発例と暫定診断できます．

一方，てんかんの発作再発例と断定できないケースは，「初発のてんかん発作疑い」と「急性症候性発作」の鑑別診断へと進んでいきます．

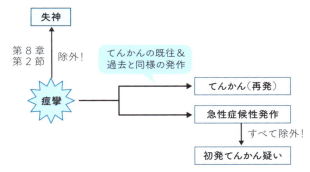

図5 ｜ 痙攣の診断の流れ

急性症候性発作とは？

　急性症候性発作と言われてもピンとこない研修医は多いと思われますので，詳しく解説します．まずは定義から．「急性症候性発作とは，急性全身性疾患，急性代謝性疾患，急性中毒性疾患，急性中枢性疾患（感染症，脳卒中，頭部外傷，急性アルコール中毒，急性アルコール離脱など）と時間的に密接に関連して起こる発作である」とされます[13]．

　ポイントは，急性疾患の急性症状として発作（痙攣）が起こるという点です．まだわかりにくいと思いますので，急性症候性発作の「急性」というキーワードをもとに，てんかんと比較しながら確認してみましょう．

　たとえば脳卒中患者の一部は，痙攣を起こすことがあります．その痙攣が発症から1週間以内（急性）なら急性症候性発作，1週間以降（慢性）ならてんかんと判断します（図6）[1]．ちなみに，1週間前後で痙攣する症例は稀で，急性症候性発作の大多数は発症24時間以内[14]に起こり，実臨床で原疾患の発症時期から急性症候性発作かてんかんかで迷うことは少ないです．

　さらに急性症候性発作の場合は，一般的に原疾患（今回の例では脳卒中）による急性の誘発性（provoked）の発作です．そのため原疾患（脳卒中）の急性期治療は痙攣の再発予防にも必須であり，痙攣自体の対応と並行して実施します．一方，てんかんの場合は非誘発性（unprovoked）の発作であり，既往症である脳卒中の慢性期治療が痙攣の予防になるわけではありません（図6）．

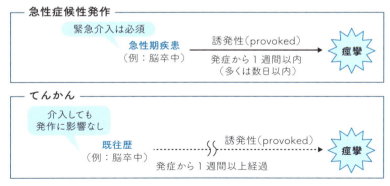

図6｜急性症候性発作とてんかんの違い

急性症候性発作の具体的な診断方法

では，急性症候性発作は具体的にどのように診断するのでしょうか．

前述のとおり，急性症候性発作の原因には，中枢神経感染症（20％），脳卒中（16％），頭部外傷（16％），アルコール（14％），代謝性疾患（9％），脳腫瘍（8％），薬剤性（7％）など様々な疾患があります．これらを1つ1つていねいに評価しながら診断していくようにします．ただし疾患数も多いため，効率よく対応することが求められます．そこで小児なら中枢神経感染症，高齢者なら脳卒中と，年齢によって可能性の高い疾患を臨床的・疫学的に想定して進めていくと効率的です（図7）[6]．

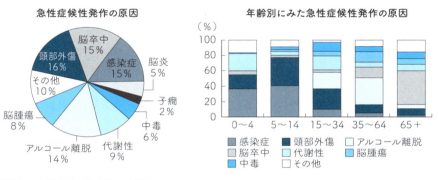

図7 | 急性症候性発作の疫学
（Annegers JF, et al. Epilepsia. 1995; 36: 327-33[6]）を参考に作成）

脳卒中，脳腫瘍，頭部外傷が原因の場合は，病歴・身体所見で神経症状を認め，頭部画像所見で確定診断となるのが典型例です．痙攣症例の9～17％でCTによりマネジメントが変わったという報告もあり[4]，急性症候性発作の評価では頭部画像検査は必須です．

一方，髄膜炎や脳炎などの中枢神経感染症は一般的には画像診断が難しく，ERで診断に迷う症例が多いです．しかし急性症候性発作で痙攣するケースは重症例のため，髄液検査で異常がみつかって診断に至ることが多いです．

代謝性疾患（電解質，血糖異常）はパニック値になるほどの高度異常のことが多いです[15]．軽度の検査異常であれば，他の原因を検索します．アルコールや薬剤性は病歴診断となりますが，1回の病歴聴取で正しい情報がつかめないことも多く，時間や人を変えて何度か病歴聴取することがポイントです．

最終的には急性症候性発作の原因疾患は1つですが，最初は複数の疾患が鑑別に

挙がるため，同時進行で網羅的に評価するのが効率的です．病歴，身体所見，採血，頭部 CT などの情報を同時に集めつつ，最後に「〇〇が急性症候性発作の原因だろう」と総合的に臨床診断します．

初発のてんかん発作の診断は…

初発のてんかん発作は，これらの急性症候性発作の原疾患がいずれも否定された場合に疑います．つまり，除外診断の結果，初発のてんかん発作疑いと暫定診断するのです．

そしてこの場合，てんかんの最終診断は専門医に任せれば OK です．てんかんの最終診断はていねいに実施すべきであり，ER であわただしく診断するものではありません．この診断は投薬の是非も含めて患者さんの人生に長期にわたり影響する診療行為です．そのためガイドラインでも「専門家がてんかんの確定的な臨床診断を行うことが推奨される」と記載されています[1]．

ただし非専門医でも，コンサルトの際には，専門医がてんかんの診断をしやすくなるように情報収取する必要があります．痙攣のコンサルトにあたって非専門医が何を知り，何を伝えるべきかを後編で確認していきましょう．

痙攣の診断

- ☑ 痙攣は，てんかんか非てんかんかで Disposition が決まる
- ☑ まずはてんかん再発を病歴診断すべし．病歴診断できれば検査は不要
- ☑ てんかん再発と判断できなければ，てんかんと急性症候性発作を鑑別すべし
- ☑ 急性症候性発作は原因となる全疾患を評価し，結果的にすべての原疾患が否定的ならてんかん疑いと暫定診断すべし

第4章　神経疾患

Advanced Lecture

PNES（心因性非てんかん発作）

痙攣の鑑別疾患となる非てんかんには「失神」と「急性症候性発作」があることを学びました．ここでは3つ目の非てんかんである PNES（psychogenic non-epileptic seizures）について，非専門医も知っておくべきポイントを確認します．

PNES とは？

PNES はかつて「偽性痙攣」，「解離性痙攣」などと呼ばれていた疾患です．「偽性」「解離性」という表現にネガティブなイメージがあり，近年は「PNES」が専門医の間では共通呼称となっているため，ここでも PNES と呼びます．

PNES はてんかん専門外来の5〜10％を占め[16]，痙攣を診たら鑑別に挙げるべき疾患ですが，診断は意外と難しいです．その理由は PNES とてんかんの一部がオーバーラップするためです．PNES の22％にてんかんを，てんかんの12％に PNES を合併するとされます[17]．そのため PNES（またはてんかん）の既往歴がある患者が ER に発作で来院したら，その発作が PNES（またはてんかん）の再発と判断するには，前回同様の発作なのかをていねいに確認する必要があります．

ちなみに，PNES の確定診断は「発作時ビデオ脳波同時記録」によります．具体的には，発作時のビデオ脳波を記録し，経験のある医師が典型的な PNES の発作兆候を確認し，発作直前・発作中・発作直後の脳波記録にてんかん異常波がないことを確認することで診断します[1]．ただし，一部の PNES は発作時ビデオ脳波同時記録でも診断できず[1]，診断まで平均7年もかかるという報告もあります[18]．

PNES っぽいとは？

このように診断が難しい PNES を，ER で初診医が一発診断する必要はありません．表A にあるような PNES っぽい病歴を集め専門医へ伝えられれば OK です．

まず PNES は思春期から若年成人に多く[19]，約75％が女性です[20]．PNES の53〜100％で精神障害を伴い[21]，17〜37％で精神遅滞（知的障害）があるとされ[1]，既往歴は重要です．こうした情報があれば発作の病歴の確認前から PNES を疑いますが，非典型例やオーバーラップ症例もあるので，PNES と決めつけずに病歴聴取を進めます．

PNES の症状は，痙攣様症状（46％）以外にも，非てんかん性前兆（24％），無反応（11％），複雑運動（10％）などもあり[22]，痙攣以外の症状もきたす点はてんかんと同様です．ただし発作時の閉眼や[23]首を横に振る動作[24]は PNES を疑います．

表A | PNESとてんかんの鑑別のヒント

	PNES	てんかん
年齢・性別	若年者，女性	高齢者
病歴（発作）	心理的ストレス後 発作時は閉眼している 発作中の首の横振り運動	誘因がはっきりしない 発作時は開眼し偏視している
既往歴	精神疾患の既往 頻回の救急外来受診歴がある	脳卒中の既往
処方歴	抗てんかん薬を追加・増量しても発作が起こる	抗てんかん薬を怠薬している
身体所見	（尿失禁は鑑別に使えない）	舌咬傷

（文献10-12, 23-25から作成）

　発作に先行する心理的ストレスはPNESを疑いますが，患者は自覚がないこともあるので注意が必要です[24]．身体所見の舌咬傷はてんかんと失神の鑑別には有用なのですが[10-12]，PNESとの鑑別では議論の分かれるところです．また尿失禁は鑑別に使えないとされます[25]．

　このようにPNESを疑う臨床所見は複数あるのですが，どれか1つだけでは診断できません[1]（表A）．詳細な病歴を確認して，総合判断するようにします．

PNESのDispositionとコンサルト

　PNESは，発作が消失し，意識も元のレベルに戻っていれば，てんかんと同様に帰宅として問題ありません（他の痙攣との鑑別，痙攣のリスク評価はお忘れなく）．すでにPNESの診断がついていれば，通院中の病院へ詳細な病歴を記載した診療情報提供書を作成し翌日以降に再診とします．一方，診断がついていない場合は，PNESの診断・治療に慣れている施設へ紹介します．近年は認知行動療法が有効との報告もあり，神経内科医だけでなく精神科医の介入が必要なこともあります．また長時間ビデオ脳波目的で入院する患者の20～40％をPNESが占めるという報告もあり[16]，ソフト面・ハード面がともに充実している病院が理想的です．

PNESのER1.5

- ☑ PNESの診断は専門医でも難しいため，疑った場合は必ず紹介すべし
- ☑ PNESとてんかんの特徴を区別して聴取された詳細な病歴情報が診断の一助になると心得るべし

後編：コンサルト

初発痙攣がてんかんかどうかの診断は，専門医でも難しいことがあります．専門医がどんな情報を求めているのか，脳波や MRI は事前に実施した方がよいのかなど，コンサルト前に知っておくべきポイントを確認しましょう．

本当に初発か?

まず「初発」痙攣では，本当に初発かを十分に確認します．初発発作は再発率が約30〜50％[4]ですが，2回以上発作があると＞60％となります[1]．てんかんと診断して介入するのは一般的に2回以上の発作があった場合で，1回だけなら経過観察するケースもあるためです．

過去に本当に発作がなかったかどうか，本人だけでなく家族や介護者などにも聴取します．他の医療機関に痙攣を疑うエピソードでの受診歴があれば，その診療情報を取り寄せるのも初診医の仕事です．初発痙攣と思っても，「真の初発」か「初発にみえて実は再発」かを十分に確認し，コンサルト医へ伝える必要があります．

一方，初発発作でも再発率が高い既往歴があれば，てんかんと診断して介入することがあります[4]．たとえば脳卒中（再発率は10年間で70％[14]），頭部外傷（再発リスクが2.5倍[26]）などの中枢性疾患の既往歴はコンサルトで必ず伝えましょう．

頭部 MRI と脳波

結論からいうと，「初発」では頭部 MRI と脳波を準備，「再発」では両方とも不要です．

まず頭部画像検査は，CT より MRI の方が情報量が多く，ガイドラインでも MRI 推奨です[4]（再発例では不要）．MRI の具体的なシークエンスは，コンサルト医が希望する条件を事前に確認しておきます．確認できない時は放射線技師にアドバイスをもらうのも1つの手です．てんかん患者の MRI 診断率には17〜91％と幅がありますが[27-30]，100％ではないのがポイントです．MRI が正常にみえても，潜在的なてんかんもあるという認識が重要です[31]．頭部 MRI は非専門医でも読影し，特に急性期の脳卒中所見は除外しておきます．

次に脳波です．脳波はてんかんに対して感度17.3％，特異度94.7％[32]であり，診断はできても除外はできないのがポイントです．実際にてんかん患者の約50％が正常脳波です[4]．「数カ月前に，専門医に脳波は正常といわれた」という病歴でてんかんを除外してはいけません．脳波実施のタイミングは議論のあるところです．てんかん後の脳の過興奮状態は時間経過とともに回復します[33]．そのため24時間以内

の脳波はそれ以降の脳波よりも診断率が高いので早く脳波を取った方がよいという報告もある[27]一方で，発作 48 時間前後は脳波の診断率は変わらないとの報告もあります[34]．私は早く脳波を取ることにデメリットはないと考えており，可能なら来院日に，だめなら翌日にオーダーしています．初発例ではコンサルト時に脳波を取り終わっている，または予約されているのが理想的です（再発例では不要）．

難しい初発てんかんの診断は病歴に戻る

「MRI と脳波を予約したら，あとは専門医がてんかんの診断をしてくれる」というのは乱暴な発想です．MRI も脳波も完璧な検査ではありません．専門医が迷う症例でこそ，初診時の情報が助けになります．ガイドラインでも「十分な情報（病歴）を収集することおよび発作の現場を目撃することがてんかんの診断に最も有用である[1]」と記載されています．

そこで，「**初発痙攣の病歴は普段の 3 倍準備する！**」というのが私の診療スタイルです．本人からの病歴聴取は専門医が後日確認することも可能ですが，時間が経つと忘れてしまいますし，特に目撃者が家族や介護者でないケースの情報は ER でなければ確認できないので，徹底期に確認してカルテや紹介状に詳細に記載します．また救急隊の傷病者引継書には発症から来院までの情報が時系列に記載されているので，紹介状に必ず同封します．また「非てんかん」の情報も十分に伝えることが重要です．てんかん専門医施設へ紹介された，初発の痙攣発作の最終診断には，てんかん（55％）以外に，失神（24％），PNES（11％），アルコール離脱発作（4.5％）などの多くの非てんかんの患者が含まれています[35]．失神や PNES を疑う（疑わない）病歴や，飲酒歴，血中エタノール濃度も伝えます．

こうした発作の詳細と，再発・既往のエピソード，非てんかん発作の病歴に，MRI や脳波といった検査を可能な範囲で実施しておくことが，初発痙攣のコンサルトでは求められます（図 8）．

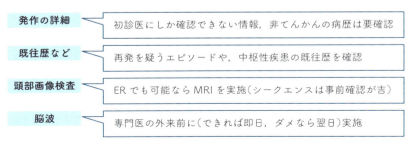

図 8 ｜ 初発痙攣診断に必要な情報と，初診医の確認・実施業務

コンサルト先の探し方と，タイミング

最後に，コンサルト先の決定（探し方を含む）と，コンサルトのタイミングについて確認していきましょう．

すでにてんかんの診断がついていれば通院中の病院へ紹介します．通院が終了し，処方がない場合は，最後にてんかんで通院していた病院へ紹介します．紹介目的はてんかんの再発防止であり，必要に応じて処方の見直しを委託します．

初発のてんかん発作疑いであれば，てんかんを扱う専門施設を探します．初発てんかんの診断は難しいため，センター化（集約化）した方が効率的だとされています．欧米では2010年代に初発てんかん発作を専門とする医療機関 Single Seizure Clinic（SSC）が提唱されました[36]．SSC の導入により初診や検査の待機時間が短縮したという報告もあります[35]．

我が国には SSC はありませんが，該当する近隣施設を事前に確認しておくのがベターです．参考として，全国のてんかんを扱う施設・専門医を掲載します．できればコンサルトする医療機関が決まっていて，専門医の顔のみえる，風通しのよい環境が理想的です．

---

①てんかん専門医一覧
　https://jes-jp.org/jes/senmon/senmon-list.html
②てんかんセンター一覧
　https://epilepsycenter.jp/aisatsu/list/
③てんかん支援拠点病院一覧
　https://www.jea-net.jp/epilepsy/center
④てんかん支援ネットワーク施設一覧
　https://epilepsy-center.ncnp.go.jp/epilepsy_support_nw/

コンサルトのタイミングは，初発・再発ともに「後日」でOKです（図9）．日中・平日に搬送されたケースを即日紹介してもいいのですが，実際にはてんかん外来が予約制だったり，頭部MRIや脳波を準備していると後日になるケースが多いです．

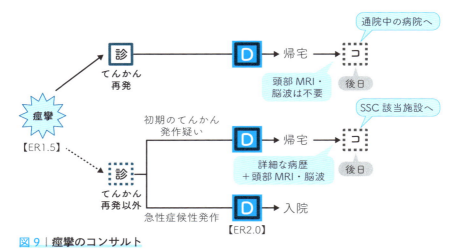

図9｜痙攣のコンサルト

痙攣のコンサルト

- ☑ ER受診時に集めた詳細な病歴を伝えることが極めて重要
- ☑ 初発例では頭部MRIと脳波を早めに実施し，専門医受診前に済ませておく
- ☑ 再発例は通院先の医師へ，初発例はSCC該当施設へ後日コンサルト

Advanced Lecture

てんかんと自動車運転

　道路交通法では，てんかん発作があった場合の自動車の運転は一定期間禁止となります（道路交通法施行令 第三十三条の二の三）．てんかん再発例であれば患者さんにもこの事実はすでに説明されており，後日の専門外来受診までの運転禁止指示はスムーズに理解してもらえます．

　一方，初発痙攣患者が初発のてんかん発作疑いとなったケースは，まだ診断がついていないため，運転をドクターストップするかどうか迷います．地域や職業によっては車がないと生活が成り立たず，運転中止は死活問題となります．

　この場合は，運転中の発作で患者さんが加害者になる可能性をていねいに説明し，専門医の再診があるまでは運転を控えるようにアドバイスします．また，てんかんの診断がついても一定期間発作がなければ運転することは可能であることを伝え，運転を早く再開するためにも早期に専門医を受診するようすすめています．

4-2 めまい

前編：Disposition

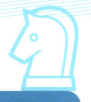

> あきらめたらそこで試合終了ですよ…？
> 安西監督（『SLAM DUNK』）

症例 4-2-1　52 歳女性　めまい

現病歴	起床時よりめまいが出現，体動困難であり救急要請となる．
既往歴	特記事項なし．
Vital signs	GCS E3V5M6，BP 158/90 mmHg，HR 90 回/分，RR 18 回/分，SpO$_2$ 98％（room air），BT 36.2℃
身体所見	めまいが強く閉眼しているが，開眼させると安静時眼振を認めた．それ以外の身体所見は強いめまいで取れていない．
頭部 MRI	明らかな異常所見は認めない．

Q
① Disposition（入院・帰宅）をどのように決めますか？
② 入院（または帰宅）後の具体的マネジメントは？

BPPV は ER1.0，AVS は ER1.5

　めまいの Disposition は，AVS（acute vestibular syndrome）と BPPV（benign paroxysmal positional vertigo：良性発作性頭位めまい症）を区別することからスタートします．そして AVS なら入院も帰宅もある ER1.5，BPPV なら原則帰宅の ER1.0 と判断します（図 1）．

　両者の鑑別は簡単です．安静時眼振があれば AVS，安静時眼振がなく頭位変換で眼振が出現すれば BPPV と診断します（診断の細部や治療については後述）．

　今回の症例は安静時眼振を認めるので AVS と診断されます．では，AVS の Disposition について少し詳しく確認していきましょう．

頭部 MRI 正常 ≠ 中枢性めまいの否定

　AVS の鑑別疾患は「中枢性めまい（ER≧2.0）」と「前庭神経炎（ER1.5）」の 2 つです．両疾患の鑑別に MRI は有用で，所見があれば中枢性めまいと診断できますが，正常でも中枢性めまいを否定できないというのが最重要点です[1]．特に小梗塞（≦

10 mm）や[2]，発症早期に撮像された MRI では，偽陰性が多くなります[2]．ちなみに頭部 CT は中枢性めまいの診断において精度が低く[3,4]私は実施していません．

今回の症例のような「安静時眼振 & MRI 正常」の AVS が狭義の「めまい ER1.5」になります（図 1）．その Disposition は，中枢性めまいと前庭神経炎の 2 つの鑑別疾患を念頭に置いた「症候型」で進めていきます．そして中枢性めまいの可能性が高いか・低いかで入院・帰宅を決定します（図 1）．

この中枢性めまいの可能性は，ほぼ身体所見のみで判断します．病歴から脳梗塞のリスク評価はしますが，検査は使いません．この身体所見は若手医師には苦手なところですが，マスターすれば入院・帰宅の方針決定に自信を持てるようになりますので，頑張って実践していきましょう．

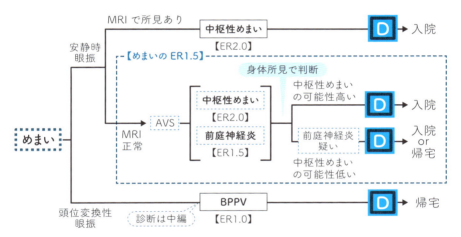

図 1 | AVS の Disposition

AVS の身体所見：HINTS とは？

AVS で最初にマスターすべき身体所見は HINTS と呼ばれる診察方法です．HINTS は，①**H**ead Impulse test，②**N**ystagmus，③**T**est of **S**kew deviation の頭文字をとった総合的身体所見法です（表 1）．神経内科医により，中枢性めまいの評価における感度・特異度が高い診察方法として 2009 年に発表されました[5]．複数の追試でも精度が高い診察法であると証明され，2020 年の HINTS のメタアナリシスでは感度 96.7％，特異度 94.8％と[6]，AVS に対する最もエビデンスがある診察法です．

この HINTS を教育（実践）する時に私が気を付けているのは順番です．というのは最初の Head Impulse test（HI）は難易度が最も高いので，名前の順番で Head

第 4 章　神経疾患

Impulse test から始めると挫折することが多く，後回しにするのがポイントです．

　そこで，比較的実施しやすい Nystagmus（N），その次に Test of Skew deviation（TS）を学習し，Head Impulse test（HI）は最後にします（表 1）．また，診察も N→TS→HI の順番で実施するのがおすすめです．本書でもこの順番で解説していきます．

表 1 | HINTS の概要と診療手順

略称	正式名称	診察の難易度	評価・学習順番
HI	Head Impulse test	最難関	3 番目
N	Nystagmus	比較的やさしい	1 番目
TS	Test of Skew deviation	やや難しい	2 番目

1 番目：Nystagmus

　まずは Nystagmus（眼振）の診察です．眼振は安静時仰臥位のままで診察を開始します．垂直性眼振は中枢性を疑いますが，非常に稀です（私の経験では 1 万人以上 ER でめまいを診察しても数例）．水平性眼振は，左右を注視した時にずっと同じ方向（方向固定性）なら末梢性疑い，眼振の方向が変化（注視方向性）すれば中枢性疑いです（図 2）．

　なお HINTS では，末梢性なら HINTS 末梢性，中枢性疑いは HINTS 中枢性と表現します．つまり，方向固定性眼振なら HINTS 末梢性，注視方向性眼振なら HINTS 中枢性となります．

　さらに方向固定性の場合は，眼振の方向と逆向きに注視した時，眼振が弱くなることがあります（アレキサンダーの法則陽性）．これだけでは断定できないのですが，方向固定性眼振＋アレキサンダーの法則陽性なら，末梢性をかなり疑う所見です．

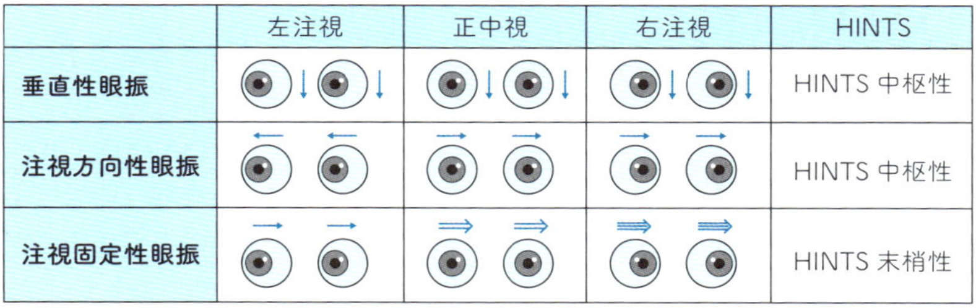

	左注視	正中視	右注視	HINTS
垂直性眼振				HINTS 中枢性
注視方向性眼振				HINTS 中枢性
注視固定性眼振				HINTS 末梢性

→：弱い眼振，⇒：中程度の眼振，⇒：強い眼振

図 2 | Nystagmus の評価法

2番目：Test of Skew deviation

次はSkew deviationについて解説します．Skew deviationは眼球を左右交互に隠し（遮眼子がなければ手で隠してもOK），目隠しを外した直後の眼球の動きをチェックします．正常時は眼球が動かない，またはわずかに中央水平方向に動きます．一方中枢性の場合は，目隠しを外した直後に上下にわずかに動きます（図3）．

図では理解しやすいようにオーバーに記載していますが，実際の眼球運動はわずかで，目隠しを外した直後にしか認めません．初学者には判断が難しいと思いますので，最初は所見を取れる上級医と一緒に診るとよいでしょう．

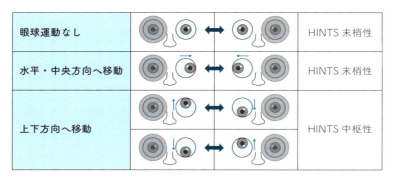

図3｜Skew deviationの評価法

COLUMN

赤外線フレンツェル眼鏡

眼振の診察で「こっち見て〜」と指を追視させるのはダメです．左右の角度をつけすぎると，正常でも眼振が出ることがあり，逆に注視すると眼振が抑制されるためです．眼振は焦点が合わない状態で，追視させずに左右を見てもらう必要があります．

そこで赤外線フレンツェル眼鏡の登場です．そもそも研修医は眼振をとるのが苦手……それなら道具で補うべきです．めまい患者さんは症状が強く，開眼できないケースもありますが，赤外線フレンツェル眼鏡なら患者さんの視界は真っ暗なので，声掛けで開眼してもらえます．赤外線フレンツェル眼鏡は保険点数も300点と，繰り返し使えば病院収益になるので，申請して購入してもらいましょう．

なお，HINTSではNystagmusで赤外線フレンツェル眼鏡を使いますが，Skew deviationやHead Impulse testでは使うと所見が取りにくいので，なしでOKです．

3番目：Head Impulse test

最後は Head Impulse test（頭を高速回旋させて視線を確認する検査）です．まず医師が患者の正面に入り，一点（医師の鼻）を見続けてもらいます．医師は患者の頭を持って顔を右に固定し（顔は右向きだが視線は正面を見ている），一気に正面を向かせます．同様に左向きから一気に正面を向かせます（図4）．

正面を向いた瞬間に視線が行き過ぎ，0.5秒後くらいに中央に戻れば Head Impulse test 陽性です．視線が行き過ぎることなく正面を見続けることができれば，Head Impulse test 陰性です．左右両方で評価し，両方陰性（HINTS 中枢性）か，片側陽性で反対側陰性（HINTS 末梢性）かを判断します．

Head Impulse test の首振りはハイスピードで行う必要があるので，事前に急激な首振り試験をすることを伝え，可能な範囲で頭と首の力を抜いてもらうのがポイントです．また，視線が行き過ぎる瞬間を逃さぬよう，医師も患者も瞬き厳禁です．

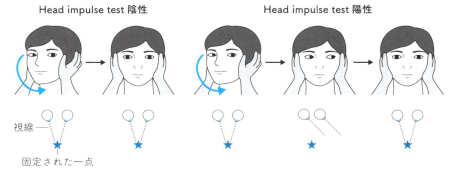

図4｜Head Impulse test の診察法
両側陰性: HINTS 中枢性，片方陽性で反対側陰性: HINTS 末梢性

HINTS のホンネとタテマエ

HINTS の3つの診察法を解説しましたが，実施できそうですか？「難しい……（涙）」と感じるとしたら，患者側と医師側の2つの要因のせいです．

Nystagmus の患者側の要因として，めまいがつらくて開眼できないケースがありますが，これは赤外線フレンツェル眼鏡を使うことで解決できます．医師側の要因として，方向固定性と注視方向性の鑑別が難しい場合は，経験のある上級医に同伴・指導してもらうようにします．

Skew deviation では，患者に道具なしで常に開眼し続けてもらう必要があるため

実施が難しい場合もあります．医師側の要因としては，眼球の微動所見を判断する点がより難しくなります．

Head Impulse test では，めまい症状が強い時は患者が首を振りつつ開眼するのは困難です．医師側の要因としては，正面に立っている実施者しか所見の判断ができないため，上級医から教わるのが難しいという問題があります．

HINTS に慣れた私でも，患者側の要因があるため，Skew deviation の実施率は約9割，Head Impulse test は約7割です．医師側の要因も加われば実施率はもっと下がります．海外の ER では HINTS の実施率がたった7％という報告もあります[7]．

仮に実施できたとしても，医師側の要因で誤差が出るのが HINTS です．HINTS のメタアナリシスで，神経内科医では感度96.7％，特異度94.8％なのに対し，救急医では感度83％，特異度44％という報告もあります[7]．

HINTS が使えない時の「次の手」

HINTS は患者側と医師側の要因がなければ精度の高い診察方法ですが，うまくいかないケースもあります．そんな時の「次の手」が下部脳幹の「聴力低下」，「構音障害」と小脳の「失調性歩行」の3つ虚血神経所見です．これに病歴で脳梗塞のリスク（ABCD スコアなど）を追加して，中枢性めまいの可能性を総合判断し，めまいの Disposition を決めていくようにします（図5）．

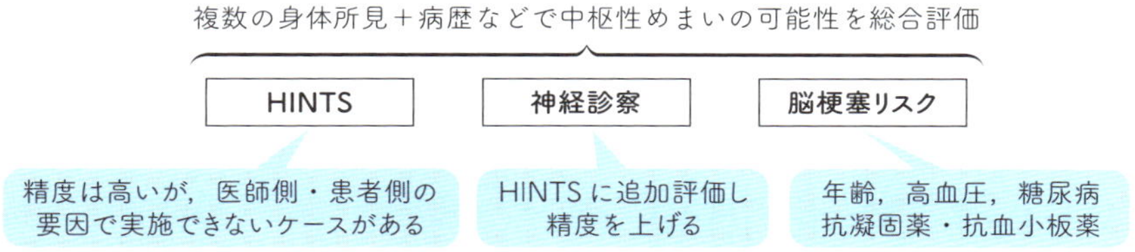

複数の身体所見＋病歴などで中枢性めまいの可能性を総合評価

HINTS	神経診察	脳梗塞リスク
精度は高いが，医師側・患者側の要因で実施できないケースがある	HINTS に追加評価し精度を上げる	年齢，高血圧，糖尿病 抗凝固薬・抗血小板薬

図5 ｜ 身体所見と病歴から中枢性めまいの可能性を検討

ではこれら3つの虚血神経所見，聴力低下・構音障害・失調性歩行について確認していきましょう．

聴力低下は前庭の炎症では起こりにくく，内耳神経への虚血で起こる方がコモンです[8]．そのため，めまい症状に新規の聴力低下を伴う場合は中枢性の可能性を考えます[9]．Toker らは，HINTS に新規の聴力低下が加わることで感度・特異度が上がる HINTS plus を提案しています[10]．

次に，下部脳幹梗塞の評価を構音障害で行います．発声には第Ⅶ脳神経（パ行，マ行），第Ⅹ脳神経（カ行），第Ⅻ脳神経（サ行，タ行，ダ行，ナ行，ラ行）が関与し

ており，虚血により発音が困難となります．診察では，これらの3種類のすべての音が入っている単語（例：メダカ，パトカー）を，10回ほど繰り返して言ってもらいます．高齢者では入れ歯を戻して，家族や施設職員の前で普段の発声と変わらないかをチェックするのがコツです．

最後は失調性歩行の確認です．失調性歩行は眼振，四肢失調，構音障害よりも中枢性めまいで出現率が高い所見とされています[11]．一方，初学者が診察を省略しがちな所見でもあります．後日小脳梗塞と判明した患者の6割が歩行テストをサボっていたという報告もあります[12]．最初はめまい患者を立たせて歩かせることに抵抗があるかもしれませんが，大切な所見なので，必ず確認するようにしましょう．

これら3つの虚血神経所見に加え，病歴で血管リスクを評価します．年齢や血圧，糖尿病，高脂血症などの動脈硬化リスクの有無，さらに抗凝固薬や抗血小板薬などによる予防の有無でリスク評価を行い，総合判断します（図5）．

では，症例の続きをみてみましょう．

症例 4-2-1

52歳女性が起床時よりめまいが出現し救急要請となった．赤外線フレンツェル眼鏡では右の方向固定性眼振を認めたが，症状が強く他の診察は実施できなかった．頭部MRIでは所見がなかったが，中枢性めまいは否定できていないと考えた．血管リスクも低いが，神経診察ができておらず歩行困難なため経過観察入院とした．翌日には眼振は消失し，めまいも軽快していた．神経所見を実施したが異常所見なく，歩行も可能であった．MRIを再検したが正常であり，前庭神経炎疑いとして処方はなしで退院となった．

めまいの Disposition

では，めまい ER1.5（AVS）の Disposition についておさらいしましょう．安静時眼振＋MRI正常でも中枢性めまいは否定しないところからスタートです．HINTSで所見を取ることを目指しつつ，追加の身体所見や病歴で中枢性めまいの可能性を評価します．脳梗塞のリスクが高いケースや，虚血神経所見が1つでもあるケースでは，中枢性めまい疑いとして入院を検討します（図6）．

一方，脳梗塞のリスクが低く，身体所見をすべて認めなければ，前庭神経炎疑いとして帰宅も検討します．ただし，めまい症状が強く自宅生活が困難な場合は患者と協議して入院を検討しても構いません．前庭神経炎のER1.5は患者（±家族）と相談して決定していきます．

ここで重要なのが，身体所見から中枢性めまい疑いで入院のケース（A）と，前

庭神経炎疑いでめまいの症状が強いため入院のケース（B）をしっかり区別することです（図6）．この判断が不十分で，中枢性めまい疑い（A）を耳鼻科へ入院依頼したり，末梢性めまい疑い（B）を神経科へ入院依頼したりすると失敗です．この点は，後編のコンサルトで詳しく解説します．

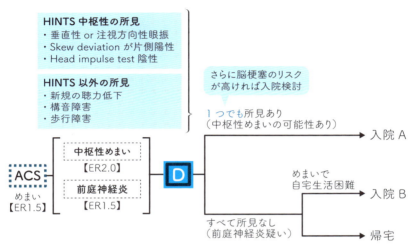

図6 ｜ めまい ER1.5（AVS）の Disposition

> あきらめたらそこで試合終了ですよ…？

めまい症状が強い中で HINTS や身体所見を頑張って取るのは大変な作業であり，あきらめてしまいがちです．しかし，めまいの Disposition はあきらめずに所見を集めることで初めて決定することができ，次のコンサルトにも生かされてくるのです．

めまい（AVS）の Disposition

- ☑ 安静時眼振があれば中枢性めまいか前庭神経炎のどちらかだが，MRI でも鑑別不能
- ☑ 身体所見で中枢性めまいの可能性が高ければ Disposition は入院とする
- ☑ 身体所見はまず HINTS で評価すべし．ただし HINTS がうまくできない時は，他の虚血神経所見や脳梗塞リスクから総合評価すべし

中編：診断

ここでは，めまいのうち主に BPPV の診断について解説します．まずは次の症例をもとに BPPV の診断について考えてみましょう．

症例 4-2-2　42 歳女性　めまい
現病歴　　起床時よりめまいが出現し受診となる．既往は特にない．
身体所見　安静時眼振なし，頭位変換時にめまいがありそうだが所見に自信がない．

研修医　「HINTS や診察を一緒にお願いします．あと頭部 MRI も準備しています」
上級医　「まず頭位変換性眼振を一緒に評価してみよう．所見があれば BPPV なので，HINTS も MRI もいらないよ」

めまい診断≒眼振診断

BPPV は身体所見診断であり，検査は不要です．今回のように頭位変換性眼振があれば BPPV とし，耳石置換療法を継続します．BPPV は検査も薬も使わず，身体診察のみで診断・治療する疾患です．BPPV には後半規管と外側半規管があります（前半規管は稀なので知らなくても OK です）．後半規管の方が有病率も高く有名なのですが，外側半規管の方が診察がシンプルで，診断や治療も簡単なので先に解説します．

BPPV（外側半規管）の診断と治療

BPPV（外側半規管）の診断は supine roll test で行います．少しだけ（20°ほど）首を前屈させた方がうまくいくので，枕は外さずに実施します．仰臥位のまま左右に 1 回ずつ頭を 90°横に向けて，眼振が誘発されるかをチェックします（図 7）．

眼振が数秒の潜時を経て出現し，30 秒ほどで消失すれば診断です．眼振の方向（上向き or 下向き），左右どちらの眼振が強いかは治療で使うので覚えておきます．赤外線フレンツェル眼鏡をつけて実施すれば判断は容易になります（図 7）．

Supine roll test で陽性なら，続けて耳石置換療法である Gufoni 法を実施します．1 時間後で奏効率 75.7％，24 時間後は 83.8％[13]とかなり効果のある方法です．

Gufoni 法は座位からスタートします．Supine roll test で眼振が弱い方（右 or 左）に体を倒します．次に眼振の向きが上向きなら上 45°（下向きなら下 45°）に向けます．各動作に 1〜2 分，しっかり時間をかけるのがポイントです（図 8）．

4-2 めまい

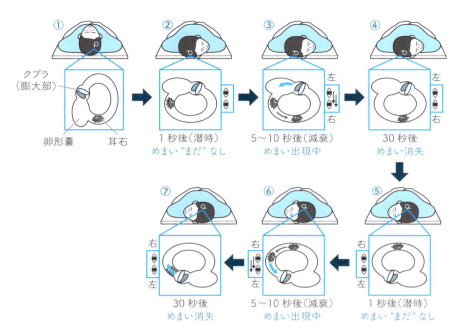

図7 | Supine roll test
(増井伸高. 結局現場でどうする？ Dr. 増井の神経救急セミナー. 第2版. 東京: 日本医事新報社; 2020[14]より改変)

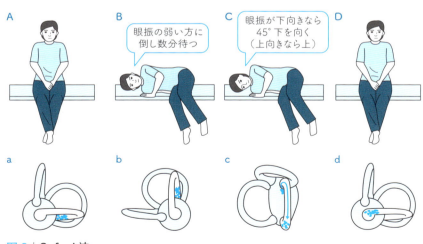

図8 | Gufoni法

第 4 章 神経疾患

BPPV（後半規管）の診断と治療

次に，BPPV（後半規管）の診断法である Dix-Hallpike test と，治療法である Epley 法を解説します．Dix-Hallpike test の診断率は感度 78〜82％，特異度 71〜75％ と報告されていますが[15-17]，実際の特異度はもっと高い印象です（研究の特異度が低いのは対象患者が実臨床と解離があるため）．ガイドラインでも「強く推奨」[18] と明記されており，実臨床では Dix-Hallpike test が陽性なら BPPV（後半規管）と診断して構いません．Dix-Hallpike test 陽性なら，Epley 法を実施します（図 9）.

Epley 法はシステマティックレビューで NNT（number needed to treat）10 と報告されています[19]．ただしこの研究は，治療ゴールを Dix-Hallpike test 陰性化としており，実際はもう少し効果があるような印象です（たとえば，複数耳石例だと Dix-Hallpike test が完全に陰性化しないこともあります）.Epley 法以外に Semont 法や hybrid（Gans）法などもありますが，それぞれに有意差はないので[19]，まずはオーソドックスな Epley 法を完全にマスターしましょう．余裕があれば Semont 法や hybrid（Gans）法も習得して，Epley 法が無効な場合にチャレンジするとよいでしょう.

BPPV は ER1.0

BPPV は ER1.0 です．医学的には帰宅の一択です．若手医師が BPPV 患者の Disposition に迷うのは，BPPV 特有の診察ができないため診断に自信がもてず，「中枢性めまいかも……」と考え出してしまうからです．自信がなければ，耳鼻科医や救急医に教えてもらいながら BPPV の診断法を必ずマスターしましょう.

治療は耳石置換療法の一択です．ただし奏効率は 100％ではなく，成功しても後で耳石が三半規管に戻って再発するケースや，非特異的なめまいが残存する residual dizziness という病態もあります[20]．ここで重要なのは，帰宅前の説明です．十分に時間をとって BPPV のメカニズム，脳卒中ではないこと，治療と予後を患者さんが理解できるまでていねいに説明しましょう．説明が不十分で患者さんが不安になってしまうと，residual dizziness の誘因にもなってしまいます[20].

COLUMN

動画のススメ

めまいの診察や耳石置換法は動画で確認すると理解が早いです．動画サイトで"Dix-Hallpike test" "Epley maneuver" "Gufoni maneuver" などと英語検索しましょう.

4-2 めまい

①ストレッチャーの上で患者を座らせ，50 cm 程後ろに移動させる（仰臥位にした時に頭がストレッチャーからはみ出る分だけ移動）

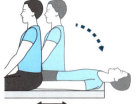

②座位のまま頭を 45°水平に回転させ，そのまま後ろに 10〜20°ほど後屈させる

③頭の位置を固定して 3 秒ぐらいで仰臥位にする．後屈しているので後頭部はストレッチャーからはみ出す形となる．この状態のまま 30 秒ほど待つ〈このタイミングで眼振が出現する〉

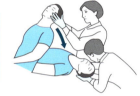

④後屈させたまま頭の位置を 90°回旋させ，さらに 30 秒ほど待つ（左 45°から右 45°にする）
〈このタイミングでも再度眼振が出現する〉

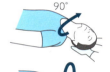

⑤後屈し右 45°を向いたままで右側臥位にして（回転しながら顔が地面を向くようにする）さらに 3 秒待つ

⑥座位で 5〜10 分ほど下を向いて安静にする

図 9 Dix-Hallpike test（①〜③）と Epley 法（④〜⑥）

第 4 章　神経疾患

めまいの診断の初手は「病歴」より「眼振」！

　過去には，病歴聴取で「グルグルですか？」「フワフワですか？」と質問して，めまいの性質を回転性・前失神・浮動性と分類していました．しかし，数分後に問診すると，めまい患者さんの半分はめまいの性質が変わるという報告もあり[21]，現在では病歴からめまいの性質を分類することは正しくないとされています[22]．

　そこで近年では，病歴と並行して眼振を早期に確認し，診療を進めるのがスタンダードです．安静時眼振があれば AVS，頭位変換性眼振があれば BPPV と診断します．

　Edlow らは，病歴に身体所見や検査を加えた「ATTEST アプローチ」を提唱しています（表 2）．病歴を確認しつつ，安静時眼振や頭位変換試験を同時進行で評価し，必要に応じて MRI を撮っていきます．

表 2 | ATTEST アプローチ

A（Associated symptom）	随伴症状（神経症状，聴力低下，貧血など）
TT（Timing & Trigger）	発症様式と誘因（急激 or 数分，頭位変換 or 姿勢変換）
ES（Examination Signs）	身体所見（眼振，神経診察，HINTS など）
T（additional Testing as needed）	必要に応じて追加検査（MRI など）

(Edlow JA, et al. J Emerg Med. 2018; 54: 469-83[23])

眼振→眼振アプローチ

　このように，めまい診断において病歴は不確実ですが，眼振は確実な情報となるため，最初に眼振をみてしまうのが私のオススメの診察法です．めまいで辛そうに横たわっている患者さんには，赤外線フレンツェル眼鏡で安静時眼振を確認します．ここで眼振があれば AVS としてマネジメントを進めます．

　安静時眼振がなければ，次に supine roll test を実施し，BPPV（外側半規管）と診断すれば Gufoni 法を実施します．Supine roll test が陰性なら Dix-Hallpike test を実施し，陽性なら BPPV（後半規管）の診断で Epley 法を実施します．診断までは赤外線フレンツェル眼鏡をつけて実施しますが，耳石置換療法では閉眼してしまうようなら眼鏡なしでも構いません．

　時々めまいの情報を集めようと HINTS と頭位変換試験の両方を行う研修医がいますが，これはタブーです．BPPV への HINTS，AVS への頭位変換試験は患者負担

があるだけで，間違った診察方法なのでやめましょう．

このように，病歴を聴取しつつも，早めに安静時眼振→頭位変換性眼振を順番に確認して診断をつけていくのが「眼振→眼振アプローチ」です（図10）．このアプローチでは AVS で前庭神経炎疑いや BPPV の診断がつけば検査は不要です．頭部 MRI 検査は，診断を絞り込めない時だけ適宜実施するようにします．

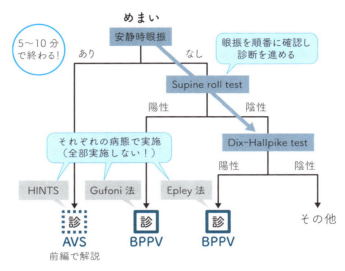

図 10 ｜ 眼振→眼振アプローチ

めまいの診断

- ☑ めまいの性質で鑑別を進めない
- ☑ 早めの眼振診察で診断を進めていくのがポイント
- ☑ Dix-Hallpike test と Epley 法，supine roll test と Gufoni 法は習得すべし

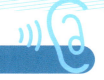

後編：コンサルト

最後に，めまいのコンサルトについて解説します．コンサルトを受ける耳鼻科医，神経科医，救急医・総合診療医がめまい症例に対してどのようなイメージをもっているかを確認することから始めましょう．

各科のホンネ

耳鼻科医は，神経診察も HINTS も苦手なことが多いです．中枢性めまいの評価は画像検査に依存するため，コンサルト前の頭部 MRI は必須です．「とにかく中枢性めまいは確実に除外してからコンサルトしてくれ」というのが耳鼻科医のホンネです．また，「前庭神経炎→誰がみても数日で退院→必ずしも耳鼻科ではない……」という暗黙知があります（表 3）．

神経科医は神経診察は得意ですが，HINTS に造詣が深いとは限りません．中枢性めまいの可能性が高ければ主治医として入院対応しますが，それは MRI で陽性所見があった場合か，神経科医が自ら実施した診察上の陽性所見があった場合のみです．中枢性めまい疑いは主治医対応しない，確定診断したら対応という暗黙知があります（表 3）．

初診医（救急医，総合診療医，当直医など研修医の上級医を含む）は神経診察や HINTS の技量に個人差が大きく，評価できる医師もいれば全くできない医師もいます．入院では耳鼻科や神経科に主治医をお願いしたいのがホンネですが，夜間・休日であれば，短期でも自ら主治医となることはやむを得ないでしょう（表 3）．

こうした各医師のめまいに対するイメージとホンネを知っておくことは，コンサルトの際に大変重要になってきます．

表 3 | めまいを診察する各医師の技量とホンネ

	HINTS	神経診察	入院主治医となるホンネ
耳鼻科	多くは苦手	多くは苦手	確実に末梢性なら時に可
神経科	個人による	得意	中枢性のみ可
救急科，総合内科	個人による	個人による	耳鼻科か神経科に依頼したい

AVS の入院後のマネジメント

このような各科医のホンネもあり，AVS はひとまず初診医が主治医になるケースは多いです．そこで AVS の入院後診療について確認してみましょう．

AVS として入院した場合は，中枢性めまいと末梢性めまいの評価を継続することが極めて重要です．身体所見では HINTS も神経診察も繰り返し，自信がなければ得意な医師（神経科医や救急・総合診療医）へ診察を依頼します．

MRI の再検査は中枢性めまい疑いの入院なら実施します．再検のタイミングにストロングエビデンスはないのですが，24〜48 時間ほど間隔をあけるのが一般的です．前庭神経炎を強く疑っていれば再検は必須でありませんが，身体所見をあまり重要視しない施設では再検をリクエストされることもあります．

MRI 再検自体は悪いことではないのですが，やはり身体所見を再検せず MRI を再検するのはよくありません．担当医は翌日にベッドサイドで，可能な範囲で HINTS や神経所見を再確認しましょう．

また内服に抗凝固薬や抗血小板薬があれば，脳梗塞の二次予防として継続が必須です．内服していない場合は，神経科医にコンサルトして中枢性めまいと判断されてから新規に処方すれば OK です．めまい治療薬にはいろいろありますが，エビデンスの高い薬はないので，使っても使わなくても構いません．ちなみに私は原則使っていません（COLUMN 参照）．

COLUMN

めまいの入院・帰宅処方をどうする？

私はめまいの処方は原則としてしていません．その理由の 1 つが，投薬にストロングエビデンスがないからです．めまい処方による外来滞在時間の短縮，入院率の減少，入院期間の短縮というエビデンスはありません．対症療法の処方薬を比較した研究があるのみで，その結果もほとんど有意差はないというものです[24-28]．

「マネジメントを変えないとしても，悪影響がないなら処方してもよいのでは？」という意見もあるでしょう．しかし，めまい処方をした若手医師がとたんに診療しなくなる場面を数多く目撃してきました．「めまい症状が強いので**メイロン®とホリゾン®を点滴して少し待ちます**」という研修医は，やってる感はあっても実際には何もしていません．めまい処方をしない方が，背水の陣で一生懸命に診察することが多いです．

同様に，帰宅処方すると病状説明がおろそかになることがあります．セファドール®を処方する医師の多くは，Epley 法や Gufoni 法などの耳石置換法を省略しています．「処方しない！」と決めた方が，病状説明にも耳石置換法にも気合が入るものです．

私は嘔吐が強い時のプリンペラン®のほか，めまい再発患者で過去に処方を受け，強い希望があった時に限定して処方しています．めまい処方が診療に占める割合は 1% 未満であり，7 割は診断，3 割は病状説明というのが私の意見です．

AVSのコンサルトの目的とタイミング

　AVSのコンサルトの目的とタイミングを確認しましょう．神経科医へのコンサルトの目的はまず診察依頼であり，入院依頼から入るのはNGです（図11）．コンサルトの際には中枢性めまいを疑う根拠となる陽性所見（神経所見±HINTS）を必ず伝えるようにします．神経科医が主治医になるには，自ら診察して中枢性めまいと判断することが最低条件であり，その判断は彼らに委ねます．

　耳鼻科医へのコンサルトは初診の段階では必須ではありません．まず，AVSが中枢性か末梢性かの判断は初診医の責務です．AVSの鑑別を耳鼻科にコンサルトするのはタブーです．耳鼻科が抱えたAVSが中枢性めまいだった場合，耳鼻科からクレームが来ることもあります．

　初診医が評価した上で前庭神経炎の可能性が高い場合には耳鼻科入院依頼としてもOKです．ただし，①施設で前庭神経炎の入院主治医が「耳鼻科医＞非耳鼻科医」というコンセンサスがあること，②AVSが前庭神経炎の可能性が非常に高いと耳鼻科医が納得していること，の2つが必要です．どちらかを満たさない場合は，初診医が入院継続として対応するのが無難です．

　コンサルトのタイミングは，神経科医も耳鼻科医も院内に滞在していれば即日，夜間・休日なら後日とします（図11）．

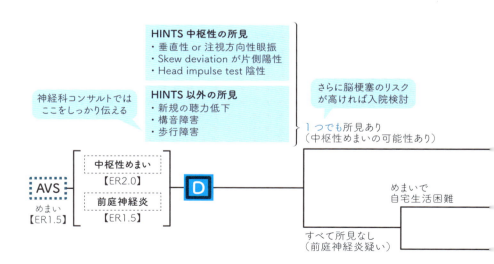

図11｜AVSのコンサルトの目的とタイミング

最後に，AVSで帰宅のケースではコンサルト（再診）の必要はありません．ただし，帰宅前に十分に説明して患者さんが納得していることが条件です．前庭神経炎の可能性が高く，中枢性めまいの可能性は低いことを時間をかけて説明します．回復には数日〜1週間前後かかり，少し動いた方が体がめまいに慣れてくるので可能な範囲で体を動かすようにアドバイスします．

　AVSのマネジメントは中枢性の除外であって耳鼻科ではその対応は難しいこと，また耳鼻科に再診しても治療法や前庭神経炎の診断法があるわけではないことも説明します．私は帰宅時は原則再診はなしとし，上記の説明をした上で患者さんが耳鼻科受診の希望が強い場合のみ再診としています．

めまいのコンサルト

- ☑ 中枢性めまい疑いでの神経科コンサルトは，まずは診察依頼．いきなり入院依頼しない
- ☑ 耳鼻科入院コンサルトは後日，中枢性を完全に否定してから
- ☑ AVSで帰宅時は再診（コンサルト）なしでOKだが，十分な説明が必須

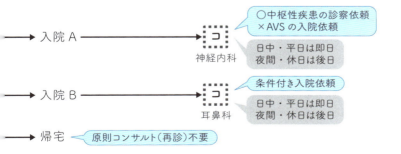

Advanced Lecture

クプラ結石（外側半規管）と BPPV（外側半規管）の違い

　Supine roll test で眼振を継続して認めた場合はクプラ結石です．クプラに石がついて離れないため眼振が持続するのが，眼振が減衰する BPPV との違いです（図A）．クプラ結石のほとんどが外側半規管です．この石を外すのは至難の業で，ストロングエビデンスのある耳石置換療法は残念ながらありません．数日〜1週間前後で自然軽快することを説明して帰宅とします．

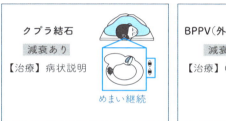 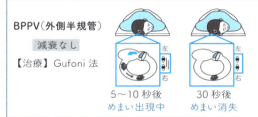

図A｜クプラ結石

1. 痙攣　文献

1) 日本神経学会，監修．「てんかん診療ガイドライン」作成委員会，編．てんかん診療ガイドライン 2018．東京：医学書院 ; 2018.
2) Huff JS, et al; Emergency Medicine Seizure Study Group. Emergency department management of patients with seizures: a multicenter study. Acad Emerg Med. 2001; 8: 622-8. PMID: 11388937.
3) Hauser WA, et al. Risk of recurrent seizures after two unprovoked seizures. N Engl J Med. 1998; 338: 429-34. PMID: 9459646.
4) Krumholz A, et al. Evidence-based guideline: Management of an unprovoked first seizure in adults: Report of the Guideline Development Subcommittee of the American Academy of Neurology and the American Epilepsy Society. Neurology. 2015; 84: 1705-13. PMID: 25901057.
5) Huff JS, et al; American College of Emergency Physicians. Clinical policy: critical issues in the evaluation and management of adult patients presenting to the emergency department with seizures. Ann Emerg Med. 2014; 63: 437-47. e15. PMID: 24655445.
6) Annegers JF, et al. Incidence of acute symptomatic seizures in Rochester, Minnesota, 1935-1984. Epilepsia. 1995; 36: 327-33. PMID: 7607110.
7) Wiebe S, et al. An evidence-based approach to the first seizure. Epilepsia. 2008; 49 Suppl 1: 50-7. PMID: 18184156.
8) Leone MA, et al. Immediate antiepileptic drug treatment, versus placebo, deferred, or no treatment for first unprovoked seizure. Cochrane Database Syst Rev. 2016; 2016: CD007144. PMID: 27150433.
9) Teran F, et al. Clinical decision making in seizures and status epilepticus. Emerg Med Pract. 2015; 17: 1-24. PMID: 25902572.
10) Benbadis SR, et al. Value of tongue biting in the diagnosis of seizures. Arch Intern Med. 1995; 155: 2346-9. PMID: 7487261.
11) Oliva M, et al. The diagnostic value of oral lacerations and incontinence during convulsive "seizures". Epilepsia. 2008; 49: 962-7. PMID: 18325019.
12) Brigo F, et al. Value of tongue biting in the differential diagnosis between epileptic seizures and syncope. Seizure. 2012; 21: 568-72. PMID: 22770819.
13) Guidelines for epidemiologic studies on epilepsy. Commission on Epidemiology and Prognosis, International League Against Epilepsy. Epilepsia. 1993; 34: 592-6. PMID: 8330566.
14) Bladin CF, et al. Seizures after stroke: a prospective multicenter study. Arch Neurol. 2000; 57: 1617-22. PMID: 11074794.
15) Smith PEM. Initial management of seizure in adults. N Engl J Med. 2021; 385: 251-63. PMID: 34260837.
16) Asadi-Pooya AA, et al. Epidemiology of psychogenic nonepileptic seizures. Epilepsy Behav. 2015; 46: 60-5. PMID: 25882323.
17) Kutlubaev MA, et al. Dual diagnosis of epilepsy and psychogenic nonepileptic seizures: Systematic review and meta-analysis of frequency, correlates, and outcomes. Epilepsy Behav. 2018; 89: 70-8. PMID: 30384103.
18) 谷口　豪．心因性非てんかん性発作（PNES）再考―包括的な PNES 診療の構築に向けて―．精神神経学雑誌．2020; 122: 87-104.
19) Kanemoto K, et al. PNES around the world: Where we are now and how we can

第 4 章　神経疾患

close the diagnosis and treatment gaps-an ILAE PNES Task Force report. Epilepsia Open. 2017; 2: 307-16. PMID: 29588959.

20) Lesser RP. Psychogenic seizures. Neurology. 1996; 46: 1499-507. PMID: 8649537.

21) Diprose W, et al. Psychiatric comorbidity in psychogenic nonepileptic seizures compared with epilepsy. Epilepsy Behav. 2016; 56: 123-30. PMID: 26874243.

22) Seneviratne U, et al. Stereotypy of psychogenic nonepileptic seizures: insights from video-EEG monitoring. Epilepsia. 2010; 51: 1159-68. PMID: 20384722.

23) Bergen D, et al. Weeping as a common element of pseudoseizures. Arch Neurol. 1993; 50: 1059-60. PMID: 8215964.

24) LaFrance WC Jr, et al. Minimum requirements for the diagnosis of psychogenic nonepileptic seizures: a staged approach: a report from the International League Against Epilepsy Nonepileptic Seizures Task Force. Epilepsia. 2013; 54: 2005-18. PMID: 24111933.

25) Brigo F, et al. The diagnostic value of urinary incontinence in the differential diagnosis of seizures. Seizure. 2013; 22: 85-90. PMID: 23142708.

26) Bergey GK. Management of a first seizure. Continuum (Minneap Minn). 2016; 22: 38-50. PMID: 26844729.

27) King MA, et al. Epileptology of the first-seizure presentation: a clinical, electroencephalographic, and magnetic resonance imaging study of 300 consecutive patients. Lancet. 1998; 352: 1007-11. PMID: 9759742.

28) Li LM, et al. High resolution magnetic resonance imaging in adults with partial or secondary generalised epilepsy attending a tertiary referral unit. J Neurol Neurosurg Psychiatry. 1995; 59: 384-7. PMID: 7561917.

29) Von Oertzen J, et al. Standard magnetic resonance imaging is inadequate for patients with refractory focal epilepsy. J Neurol Neurosurg Psychiatry. 2002; 73: 643-7. PMID: 12438463.

30) Craven IJ, et al. 3.0 T MRI of 2000 consecutive patients with localisation-related epilepsy. Br J Radiol. 2012; 85: 1236-42. PMID: 22573303.

31) Struck AF, et al. Variability in clinical assessment of neuroimaging in temporal lobe epilepsy. Seizure. 2015; 30: 132-5. PMID: 26216698.

32) Bouma HK, et al. The diagnostic accuracy of routine electroencephalography after a first unprovoked seizure. Eur J Neurol. 2016; 23: 455-63. PMID: 26073548.

33) Pohlmann-Eden B, et al. First seizure: EEG and neuroimaging following an epileptic seizure. Epilepsia. 2008; 49 Suppl 1: 19-25. PMID: 18184150.

34) Hamiwka LD, et al. Diagnostic inaccuracy in children referred with "first seizure": role for a first seizure clinic. Epilepsia. 2007; 48: 1062-6. PMID: 17553117.

35) Anang J, et al. Single unprovoked seizure: wait time to full medical assessment, does it matter? Neurol Bull. 2012; 4: 1-11.

36) Rizvi S, et al. Evaluating the single seizure clinic model: Findings from a Canadian Center. J Neurol Sci. 2016; 367: 203-10. PMID: 27423587.

2. めまい　文献

1) Choi JH, et al. Isolated vestibular syndrome in posterior circulation stroke: Frequency and involved structures. Neurol Clin Pract. 2014; 4: 410-8. PMID: 29443249.

2) Saber Tehrani AS, et al. Small strokes causing severe vertigo: frequency of false-neg-

ative MRIs and nonlacunar mechanisms. Neurology. 2014; 83: 169-73. PMID: 24920847.

3) Chalela JA, et al. Magnetic resonance imaging and computed tomography in emergency assessment of patients with suspected acute stroke: a prospective comparison. Lancet. 2007; 369: 293-8. PMID: 17258669.

4) Wasay M, et al. Dizziness and yield of emergency head CT scan: is it cost effective? Emerg Med J. 2005; 22: 312. PMID: 15788853.

5) Kattah JC, et al. HINTS to diagnose stroke in the acute vestibular syndrome: three-step bedside oculomotor examination more sensitive than early MRI diffusion-weighted imaging. Stroke. 2009; 40: 3504-10. PMID: 19762709.

6) Ohle R, et al. Can emergency physicians accurately rule out a central cause of vertigo using the HINTS examination? A systematic review and meta-analysis. Acad Emerg Med. 2020; 27: 887-96. PMID: 32167642.

7) Quimby AE, et al. Usage of the HINTS exam and neuroimaging in the assessment of peripheral vertigo in the emergency department. J Otolaryngol Head Neck Surg. 2018; 47: 54. PMID: 30201056.

8) Tarnutzer AA, et al. Does my dizzy patient have a stroke? A systematic review of bedside diagnosis in acute vestibular syndrome. CMAJ. 2011; 183: E571-92. PMID: 21576300.

9) Lee H, et al. Infarction in the territory of anterior inferior cerebellar artery: spectrum of audiovestibular loss. Stroke. 2009; 40: 3745-51. PMID: 19797177.

10) Newman-Toker DE, et al. HINTS outperforms ABCD2 to screen for stroke in acute continuous vertigo and dizziness. Acad Emerg Med. 2013; 20: 986-96. PMID: 24127701.

11) Deluca C, et al. Ataxia in posterior circulation stroke: clinical-MRI correlations. J Neurol Sci. 2011; 300: 39-46. PMID: 21035147.

12) Savitz SI, et al. Pitfalls in the diagnosis of cerebellar infarction. Acad Emerg Med. 2007; 14: 63-8. PMID: 17200515.

13) Mandalà M, et al. Double-blind randomized trial on the efficacy of the Gufoni maneuver for treatment of lateral canal BPPV. Laryngoscope. 2013; 123: 1782-6. PMID: 23382081.

14) 増井伸高. 結局現場でどうする？ Dr. 増井の神経救急セミナー. 第2版. 東京: 日本医事新報社 ; 2020.

15) Katsarkas A, et al. Paroxysmal positional vertigo--a study of 255 cases. J Otolaryngol. 1978; 7: 320-30. PMID: 691098.

16) Halker RB, et al. Establishing a diagnosis of benign paroxysmal positional vertigo through the dix-hallpike and side-lying maneuvers: a critically appraised topic. Neurologist. 2008; 14: 201-4. PMID: 18469678.

17) López-Escámez JA, et al. Diagnosis of common causes of vertigo using a structured clinical history. Acta Otorrinolaringol Esp. 2000; 51: 25-30. PMID: 10799928.

18) Bhattacharyya N, et al. Clinical practice guideline: benign paroxysmal positional vertigo (update). Otolaryngol Head Neck Surg. 2017; 156 (3 suppl) : S1-47. PMID: 28248609.

19) Hilton MP, et al. The Epley (canalith repositioning) manoeuvre for benign paroxysmal positional vertigo. Cochrane Database Syst Rev. 2014; 2014: CD003162. PMID: 25485940.

20) Ke Y, et al. Risk factors for residual dizziness in patients with benign paroxysmal posi-

tional vertigo after successful repositioning: a systematic review and meta-analysis. Eur Arch Otorhinolaryngol. 2022; 279: 3237-56. PMID: 35218384.

21) Newman-Toker DE, et al. Imprecision in patient reports of dizziness symptom quality: a cross-sectional study conducted in an acute care setting. Mayo Clin Proc. 2007; 82: 1329-40. PMID: 17976352.

22) Edlow JA. Diagnosing dizziness: we are teaching the wrong paradigm! Acad Emerg Med. 2013; 20: 1064-6. PMID: 24127712.

23) Edlow JA, et al. A new diagnostic approach to the adult patient with acute dizziness. J Emerg Med. 2018; 54: 469-83. PMID: 29395695.

24) Doğan NÖ, et al. Comparison of the therapeutic efficacy of intravenous dimenhydrinate and intravenous piracetam in patients with vertigo: a randomised clinical trial. Emerg Med J. 2015; 32: 520-4. PMID: 25052217.

25) Shih RD, et al. Diazepam and meclizine are equally effective in the treatment of vertigo: an emergency department randomized double-blind placebo-controlled trial. J Emerg Med. 2017; 52: 23-7. PMID: 27789115.

26) Ercin D, et al. Comparison of efficacy dimenhydrinate and metoclopramide in the treatment of nausea due to vertigo; a randomized study. Am J Emerg Med. 2021; 40: 77-82. PMID: 33360021.

27) Irving C, et al. Intramuscular droperidol versus intramuscular dimenhydrinate for the treatment of acute peripheral vertigo in the emergency department: a randomized clinical trial. Acad Emerg Med. 2002; 9: 650-3. PMID: 12045085.

28) Marill KA, et al. Intravenous Lorazepam versus dimenhydrinate for treatment of vertigo in the emergency department: a randomized clinical trial. Ann Emerg Med. 2000; 36: 310-9. PMID: 11020677.

第 **5** 章

腹部疾患

5-1 急性虫垂炎

> 君がすべきことは，時間をかけて正しい鍵盤を叩くことだけさ．
> レイ・チャールズ

症例 5-1-1	**28 歳男性　腹痛**
現病歴	来院日の夕方から心窩部痛があり時間外外来に受診．嘔気はあるが，嘔吐なし．下痢や便秘症状なし．
既往歴	特記事項なし．
Vital signs	GCS E4V5M6, BP 120/74 mmHg, HR 70 回/分, RR 18 回/分, SpO$_2$ 99％（room air），BT 36.9℃
身体所見	心窩部に自発痛あるが，圧痛なし．右下腹部に軽度の圧痛があるが，反跳痛や筋性防御は認めない．
検査	初診医自ら超音波検査を実施し，急性虫垂炎を疑っている．

Q ①Disposition（入院・帰宅）をどのように決めますか？
②入院（または帰宅）後の具体的マネジメントは？

急性虫垂炎はコンサルト＆ Disposition

　本章では腹部疾患の ER1.5 について考えていきましょう．まずは，急性虫垂炎から解説します．急性虫垂炎は，急性腹症の男性 2 位，女性 4 位と超コモンディジーズであり[1]，最初に押さえるべき ER1.5 の腹部疾患です．

　急性虫垂炎は手術の可能性があるので，Disposition は OPE 型で進めます．OPE 型では，最初に「手術 or 保存」の判断を誰が担うかでマネジメントします．急性虫垂炎の場合は原則として外科医が判断するため，Disposition は外科医と共同作業で進めます（図 1）．またコンサルトのタイミングは準緊急手術のため，日中であれば即日ですが，夜間では翌朝にずらすことも検討します．例外として，複雑性虫垂炎（後述します）の場合は緊急手術の可能性があるので即日コンサルトすることは覚えておきましょう．

　このように，急性虫垂炎は外科医にコンサルトし，Disposition も委ねる形になります．情報の少ないコンサルトは丸投げ感が出てしまうため注意が必要です．そこで，外科医がどのように手術 or 保存を判断しているかを確認していきましょう．

外科医は手術 or 保存をどのように決めているか

まずは急性虫垂炎の保存加療と手術治療の長所と短所を確認しましょう．近年のメタアナリシスで，急性虫垂炎は保存加療（抗菌薬のみ）と手術療法の30日後の予後は同じと報告されています[2]．ただし保存加療は3ヵ月以内に16～24％，5年以内に39％が再発します[3,4]（手術の再発リスクは0％）．つまり，保存加療は短期的には手術を回避できても，将来また急性虫垂炎になるリスクを抱えることになります．

また保存加療のスタンダードは2日間入院して抗菌薬を点滴投与し，改善すれば退院して抗菌薬を経口スイッチです（改善しなければ手術）[5]．抗菌薬は内服のみとする外来通院プランも研究・報告されていますが，点滴投与群に比べるとやや治療効果が劣ります[6]．

また保存療法では就労不能期間が2～12日短くなりますが，長期的なQRLは低くなります（再発リスクがあるため）[7]．外科医はこうした保存と手術のメリットとデメリットを患者さんに説明して方針を決定していきます．

一般的な急性虫垂炎ではこのように「手術 or 保存」を検討しますが，例外として複雑性の急性虫垂炎では「緊急手術」で即時コンサルトを考慮します．複雑性とは，膿瘍形成，穿孔，腹膜炎を認める場合です（それ以外は非複雑性）[8]．複雑性と非複雑性では初診医がとるマネジメントが違うので，身体所見では腹膜刺激所見を，画像では虫垂炎自体の診断に加えて膿瘍・穿孔所見の有無を必ず確認します（図1）．

また非複雑性でも糞石を伴うと手術リスクが2倍となり，保存加療は避ける傾向にあるため[9]，CTで糞石の有無を確認し，コンサルト時に伝えましょう（図1）．

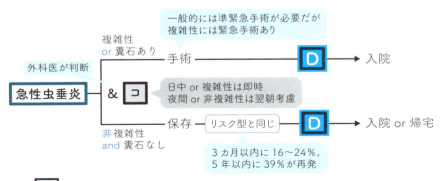

図1 | 急性虫垂炎のDispositionとコンサルト

急性虫垂炎の診断

次に診断について確認します．典型例は，①心窩部〜臍周囲の痛みから始まり，②約半日で痛みが右下腹部に移動，③嘔吐は腹痛後という病歴です（図2）．痛みの移動（感度64%，特異度82%[10]），右下腹部痛（感度84%，特異度90%[10]），腹痛後の嘔吐（感度95.8%，特異度16.6%[11]）は診断や除外に有用です．ただし急性虫垂炎の典型例は約50%という報告もあり[12]，典型的所見に乏しく，非特異的所見が前面に出てくると診断が難しくなります．特に「腹痛がない」「心窩部痛」「便秘併発」「主訴が下痢」などは見逃しのリスクとなると報告されています[13,14]（図2）．

また急性虫垂炎は身体所見のどれか1つで診断・除外できないため，総合的判断が求められます（表1）．血液検査でも白血球（感度62%，特異度75%）やCRP（感度57%，特異度87%）は非特異的所見であり，個別で診断はできません[15]．

超音波検査は感度85%，特異度63%と必ずしも診断精度が高くありません[16]．さ

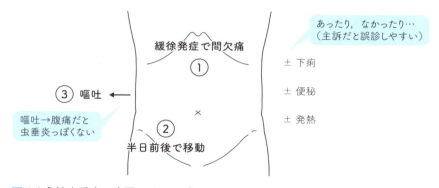

図2 | 急性虫垂炎の病歴のイメージ

表1 | 虫垂炎の各身体所見の有用性

身体所見	感度（%）	特異度（%）	陽性尤度比	陰性尤度比
右上腹部痛	65〜100	1〜92	1.9	0.3
McBurney点の圧痛	50〜94	75〜86	3.4	0.4
Rovsing sign	7〜68	58〜96	2.1	0.8
Psoas sign	13〜42	79〜97	1.7	NS
Obturator sign	8〜28	81〜94	NS	NS

NS: not significant
（McGee S. Evidence-Based Physical Diagnosis. 5th ed. Philadelphia: Elsevier; 2021. p.433-42）

5-1 急性虫垂炎

らに膿瘍形成，穿孔，糞石といった手術を判断する所見の評価には不十分です．その
ため超音波検査のみで外科コンサルトしても，CT をリクエストされることが多
いです．腹部 CT は急性虫垂炎に対して感度 87〜100％，特異度 95〜99％と，診断
率は超音波よりかなり高くなります[17,18]．また CT は可能な限り単純よりも造影を
選択します．急性虫垂炎自体の評価に加え，穿孔や膿瘍形成などの評価，さらに急
性腹症に対する評価の精度が上がるためです．病歴・身体所見±超音波検査で急性
虫垂炎を疑えば造影 CT で評価，という流れが一般的です．

急性虫垂炎の CPRs

しかし，腹痛全例に造影 CT を実施するのは非現実的です．そこで登場するのが
急性虫垂炎の CPRs です．成人では Alvarado スコア（別名 MANTRELS スコア）[19]，
AIR（appendicitis inflammatory response）スコア[20]，AAS（adult appendicitis score）[21]，
小児では PAS（pediatric appendicitis score）[22]などの CPRs があります．

最も有名な Alvarado スコア（表2）はメタアナリシスで，5 点以下で感度 99％，特
異度 43％と報告されています[23]．感度が高いので除外に使えそうですが，私はこれ
らのスコアを利用していません．その理由は 2 つあります．1 つ目の理由は，私が
腹痛の診察直後に CT 検査の実施を判断しており，血液検査を待つのは非効率的と
考えているからです．腹痛全般では血液検査自体は非特異的で，CT 検査の実施を変
えるほどの情報をもっていないためです．

2 つ目の理由は，急性虫垂炎の CPRs は国内の外科医へのコンセンサスが乏しいた
めです．あとで急性虫垂炎と診断された時には「CPRs のスコアが低いから CT を撮
らなかった」という言い訳が通用しません．海外の虫垂炎 CPRs の論文では「高ス
コアは手術検討」と記載されていますが，外科医へ「CPRs のスコアが高いので手術
をお願いします」とコンサルトしても必ず CT をリクエストされます．国内の外科
医にとって急性虫垂炎 CPRs の出番はないというのが一般的です．

表2 | Alvarado スコア

右下腹部への痛みの移動	1 点
食思不振	1 点
悪心・嘔吐	1 点
右下腹部痛	2 点
反跳痛	1 点
37.3℃以上の発熱	1 点
10000/μL 以上の白血球数上昇	2 点
好中球分画 70％以上の左方移動	1 点

そもそも虫垂炎の CPRs は
外科医のコンセンサスが乏しい

}採血が出ないとスコアリングできない

(Alvarado A. Ann Emerg Med. 1986; 15: 557-64[19])

それでも CT か，もう一度考えてみよう

コンサルトにも診断にも他の急性腹症の評価にも必要な腹部 CT は，腹部疾患ではインパクトの高い検査です．経験の浅い医師は急性虫垂炎の診断を考えるより，思考を停止して CT をオーダーすればラクチンな診療ができます．しかし，なんでも「バカスカ」CT を撮ると「馬鹿すか？」と後ろ指をさされそうです．

私は症例によっては CT を撮らずにマネジメントすることも多々あります．臨床的に虫垂炎の可能性が低いと判断すれば，あえて CT は撮らずに時間をかけて評価するという戦略もありです．米国の研究では ER で CT を撮らずに 10 時間経過観察すれば急性虫垂炎の診断に有用という報告があります[24]．日本でこれを真似るのは難しいですが，夜に受診したら一度帰宅し，翌朝に再度診察するという戦略は可能です．虫垂炎見逃しの再受診までの平均時間は 23.9 時間と報告され[14]，再診まで 24 時間以上は空けないようにします．

検査前確率が低ければ CT を撮らずに再診評価する．再診は，自宅が近ければ当直明けの前に再診してもらう，遠ければ近くの病院へ紹介する，受診自体が難しければ電話で状況を確認する，というふうに，患者背景に合わせてマネジメントしています．

では，今回の症例を振り返ってみましょう．

症例 5-1-1

28 歳男性が腹痛で来院し，身体所見と超音波検査で急性虫垂炎が鑑別に挙がった．
【急性虫垂炎を強く疑った場合】
→造影 CT を実施し，急性虫垂炎の診断を行う．急性虫垂炎であれば複雑性と非複雑性の鑑別や糞石の評価を行い，外科にコンサルトする方針とした（外科医診察後に手術か保存かの方針確定と Disposition を相談決定する予定）．
【急性虫垂炎が否定的な場合】
→他の緊急性のある急性腹症が否定的であることを確認し，患者に病状を説明して帰宅の方針となった．自宅が病院に近く，約 12 時間後の翌朝一番に再診・再評価する方針とした．

> 君がすべきことは，時間をかけて正しい鍵盤を叩くことだけさ．

　急性腹症全般にいえることですが，時間をかけずに CT を撮ってしまうことは簡単です．しかし時間をかければ CT なしで正しい判断をすることも可能です．時には時間をかけ，CT を実施しないでマネジメントする方が，患者さんにとってよい場合もあります．CT ありのマネジメントと CT なしのマネジメントの両方ができてこそ，非専門医は急性虫垂炎の対応ができたといえるのです．

急性虫垂炎の ER1.5

- ☑ OPE 型で外科医にコンサルトし，手術 or 保存から Disposition を決定する
- ☑ 診断と手術判断のため，外科コンサルト前には造影 CT が求められる
- ☑ 穿孔なし，膿瘍なし，糞石なしなら保存の可能性あり
- ☑ 全例で CT を撮らない．症例によっては半日を空けて評価することも検討すべし

Advanced Lecture

急性虫垂炎の研究

　急性虫垂炎の保存加療に関するターニングポイントとなった臨床研究が，フィンランドで行われた APPAC 試験です[3,25]．5 年間まで追跡した非常に質の高い研究で，保存加療の再発手術率は 90 日で 16％，1 年で 27％，5 年で 39％でした．APPAC 試験では糞石例は除外されていたのですが，糞石例も含めて評価したのが米国で行われた CODA 試験です[4]．非複雑性虫垂炎で抗菌薬群は 92％が反応し，90 日後の手術率は単純性で 25％でしたが，糞石がある場合の抗菌薬群は 78％の成功率にとどまり，90 日後の手術率は 41％と報告されました．

5-2 大腸憩室炎・虚血性腸炎

> たまには休むのもひとつの仕事じゃない？
> スナフキン（『ムーミン』）

症例 5-2-1　38 歳男性　腹痛

現病歴	来院前日から右下腹部痛があったが市販の痛み止めで経過観察していた．症状継続し深夜に時間外外来に受診．
既往歴	2 年前に大腸憩室炎の診断で受診歴あり（今回も類似した症状）．
Vital signs	GCS E4V5M6，BP 132/70 mmHg，HR 92 回/分，RR 20 回/分，SpO₂ 98％（room air），BT 37.4℃
身体所見	右下腹部に圧痛と反跳痛を認める．筋性防御は認めない．
検査	腹部造影 CT を実施したところ，大腸憩室炎と診断した．

Q
①Disposition（入院・帰宅）をどのように決めますか？
②入院（または帰宅）後の具体的マネジメントは？

大腸憩室炎の Disposition とコンサルト

　大腸憩室炎の Disposition は OPE 型であり，「手術 or 保存」によって方針を決めていきます．その判断は初診医が行いますが，判断方法は急性虫垂炎と似ており，複雑性（膿瘍形成，穿孔）であれば手術を検討し入院を，非複雑性（膿瘍も穿孔もなし）で保存なら帰宅も検討します（p.173 参照）．

　非複雑性で保存加療の場合はリスク型のように炎症所見，腹痛の強さ，感染治療の弊害になる基礎疾患の有無，通院可能な社会背景などから入院か帰宅を決定します．また Disposition 決定後のコンサルトは消化器内科に相談します．日中・平日であれば即時コンサルトしますが，夜間・休日であれば翌朝・翌日のコンサルトでも OK です（図 1）．

　一方，複雑性の場合は即日に外科へコンサルトし，一緒に Disposition を決定します（多くは入院となります）．膿瘍は大腸憩室炎の 16〜40％ に認め，直径 5 cm 以上ではドレナージが推奨されることは覚えておきましょう[1]．穿孔例は 89〜98％ が保存（抗菌薬のみ）で治療できたという報告もありますが[2,3]，手術の可能性はあるので，外科医コンサルトして入院も念頭に診療を進めていきます．

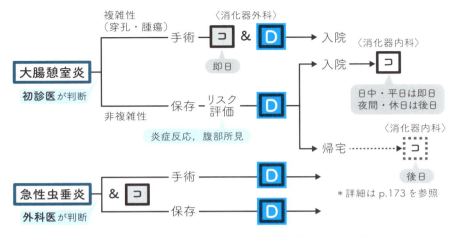

図 1 | 大腸憩室炎の Disposition とコンサルト（急性虫垂炎との比較）

大腸憩室炎の診断

　大腸憩室炎の再発率は 13〜22％/10 年[4,5]と比較的高く，今回の症例のように「前と似た腹痛」というエピソードは診断の参考になります．一方，既往歴以外には大腸憩室炎に対する感度や特異度の高い所見はありません．①左下腹部の圧痛，②嘔吐の欠如，③CRP > 5.0 mg/dL の 3 つの情報を集めても，憩室炎に対する診断率は低い（感度 24％，特異度 47％）と報告されています[6]．そのため病歴，身体所見で疑いつつ，最終的には造影 CT で判断するのが一般的です．CT は大腸憩室炎に対して感度 93〜97％，特異度 100％[7]と，診断のゴールデンスタンダードです．複雑性（穿孔や膿瘍の有無）の評価や，他の腹痛疾患を除外可能という強みもあります．

　CT 読影上の注意点は，「憩室＝大腸憩室炎」と早合点してはいけないということです．炎症のない大腸憩室の有病率は 23.9％もあり[8]，急性腹症で CT を撮れば憩室自体は高率にみつかる所見です．大腸憩室炎の診断には憩室だけでなく，その周囲の脂肪組織が上昇し，腹痛の部位と一致している必要があります．

　なお大腸憩室炎は全年齢では右側が多いのですが，70 歳を境に高齢者では左側が多くなります[9]．左側の大腸憩室炎は穿孔や膿瘍形成といった合併症が多く，注意が必要です．

　超音波検査は，近年は憩室炎の存在診断では CT と同等という報告もありますが，合併症（特に穿孔）の評価や他の腹痛疾患の評価という点で Disposition 決定には十分ではない印象で，やはり CT がゴールデンスタンダードです[10]．

症例 5-2-1

38歳男性．右下腹部痛で夜間外来に来院し，病歴と造影CTで，上行結腸の憩室周囲の脂肪組織濃度の上昇と，近傍の結腸の一部での壁肥厚を認めた．一方，その周囲に膿瘍形成や穿孔を疑う所見は認めなかった．菌血症を疑う所見は乏しく，ERでアセトアミノフェンを点滴したところ症状は軽快した．帰宅希望が強く，相談の上，帰宅して後日消化器内科外来を受診する方針とした．

大腸憩室炎の治療

　大腸憩室炎は，初診医がDispositionに加えて治療を実践することもあるので，処方薬についても知っておく必要があります．まず鎮痛薬は，NSAIDsには穿孔のリスクがあり，アセトアミノフェンがベターです[11]．また，バイアスピリン® を定期内服していれば休薬を検討します．

　大腸憩室炎であれば一般的に抗菌薬を投与することは多いのですが，実はこれにはストロングエビデンスはありません．近年は軽症の単純性憩室炎であれば抗菌薬は不要とする研究も報告されています[12,13]．米国のガイドラインでは「リスクの全くない患者にまでルーチンに抗菌薬を処方しない」とまで記載されています．

　一方，本邦のガイドラインでは「現状では抗菌薬投与は許容される」と記載され，国内だと入院例は点滴で，帰宅例は内服で抗菌薬を処方することが多いです．私は入院例であればSBT/ABPC（点滴）を，帰宅例であればCVA/AMPC（内服）を処方しています．

　食事制限には大規模な臨床研究はありませんが，食事による腸管内圧上昇や腸管蠕動による悪化を考えて入院時は絶飲食にしています．しかし帰宅通院例では絶食は非現実的であり，そもそもエビデンスがないので，脱水にならない程度に飲水してもらい，食事も腹痛次第で消化のよいものは食べてOKと指導しています．こうした抗菌薬処方や食事指導は意見が分かれるところでもあり，事前にフォローアップする消化器内科の方針を確認しておくのがベターです．

　帰宅とした大腸憩室炎でも，一度は消化器内科へ紹介し，待期的に大腸内視鏡検査も検討します（図1）．憩室疾患と悪性腫瘍の関連を示唆する報告もあり[14]，本邦のガイドラインでも「大腸内視鏡を一度は行うことを推奨する」と記載されています[1]．

5-2 大腸憩室炎・虚血性腸炎

では，もう1つ症例をみてみましょう．

症例 5-2-2　72 歳女性　腹痛

現病歴	来院日の夕方から下腹部痛があり，夜に血便も出現し時間外外来に受診．嘔気はあるが，嘔吐なし．血便は1回のみで下痢症状はない．
既往歴	高血圧と一過性脳虚血発作の既往あり，内服通院中．
Vital signs	GCS E4V5M6，BP 152/98 mmHg，HR 76 回/分，RR 18 回/分，SpO$_2$ 98％（room air），BT 36.3℃
身体所見	左下腹部に圧痛あり．反跳痛や筋性防御は認めない．
検査	造影 CT で大腸（脾彎曲部〜下行結腸〜S 状結腸）に壁肥厚所見あり．

Q ①Disposition（入院・帰宅）をどのように決めますか？
②入院（または帰宅）後の具体的マネジメントは？

虚血性腸炎の Disposition とコンサルト

　今回の診断は，ずばり虚血性腸炎です．虚血性腸炎の Disposition は OPE 型で，初診医が手術 or 保存の判断をします．虚血性腸炎の多くは自然軽快するため，保存を選択するケースが大部分です．しかし一部の症例では腸管壊死に至るとの報告があるため注意が必要です．特に右側大腸例は左側大腸例に比べて合併症の頻度が約5倍もあり[15]，腸管壊死や敗血症など予後不良例が多くなります[16]．そのため右側例は入院とし，即時コンサルトも検討します．

　一方，左側大腸の典型例なら，腹痛が自制内であれば社会背景も加味して帰宅で後日消化器内科受診も選択肢に挙がります（図2）．ただし患者には高齢者も多く，「帰宅後また下血したら不安……」と入院を希望することもあります．私は病状を説明して理解してもらい，患者さんや家族と相談して決めることが多いです．

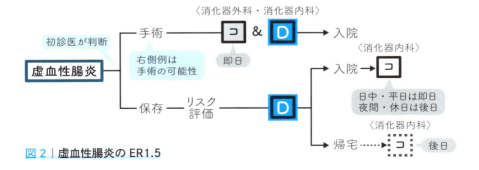

図2 | 虚血性腸炎の ER1.5

第 5 章　腹部疾患

虚血性腸炎の診断

　虚血性腸炎の診断は，画像検査前にかなり言い当てることができます．典型例は本症例のように，高齢女性が突然おなかが痛くなり，そのあと下血になって驚いて受診，というエピソードです．キーワードは高齢者，腹痛，下血の 3 つです．

　虚血性腸炎の 8 割以上は高齢者で[17]，比較的女性に多い疾患です．動脈血が一時的に虚血になることで強い腹痛を伴い，徐々に粘膜障害を起こし，下痢を経て血便をきたします[18]．下血をきたす疾患には痔核や大腸憩室出血もありますが，これらの疾患は腹痛がないため，高齢者，腹痛，下血がそろえば虚血性腸炎疑いと予測できるのです．ただし虚血性腸炎でも下血前に腹痛のみで来院した場合は，他の腹痛疾患を含めた鑑別診断を考える必要があります．虚血性腸炎の腹痛は，原則として腹膜炎にはならないので，圧痛はあっても反跳痛や筋性防御は通常認めません．

　虚血性腸炎の大半は左半結腸（特に脾彎曲部）で生じます[19]．虚血のメカニズムはよくわかっていませんが，強い便秘でいきんだ後に発症することもあり，腸管内圧や蠕動の亢進による粘膜内血流低下も誘因の 1 つと考えられています．虚血は一時的で器質的な閉塞ではないというのがポイントで，多くが自然軽快します．

　治療は保存療法ですが抗菌薬は不要，食事制限も必須ではありません．下血も輸血は不要で，貧血の進行は稀です．よって腹痛がコントロールでき食事も摂れれば帰宅も可能です．大腸粘膜の再生は早く，臨床症状は 2〜3 日で軽快します[20]．

虚血性腸炎の鑑別疾患は？

　病態が似ている疾患に NOMI（non-occlusive mesenteric ischemia: 非閉塞性腸間膜虚血症）があります[21]．NOMI は ICU の重症心不全患者などに起こるのが典型例となる入院疾患です．外来患者で虚血性腸炎の鑑別として挙がることはありません．

　むしろ ER で虚血性腸炎を疑った時に鑑別に挙げるのは SMA 塞栓症（上腸間膜動脈塞栓症）です．SMA 塞栓症は強い腹痛にもかかわらず腹膜炎所見に乏しく，下血も起こすことがあり，臨床像が虚血性腸炎に類似しているため注意が必要です．

　両者の鑑別は CT で行うため，虚血性腸炎を疑った場合に造影 CT は必須です（単純 CT ではダメです）．虚血性腸炎の造影 CT の陽性所見検出率は 98％[22]，SMA 塞栓症の造影 CT の診断率は感度 93.3％，特異度 95.9％[23]です．ともに大腸の壁肥厚所見を認めるため，SMA に特有の所見の有無で鑑別します．

　腹痛＋下血では感染性腸炎も鑑別に挙がりますが，虚血性腸炎よりも若年で下痢症状が強く，下血というより粘血便（少し赤くてネロネロとしたスライムみたいな便）と少し臨床像が違います．また病変は右側大腸に多いことから鑑別します．

5-2 大腸憩室炎・虚血性腸炎

では，症例の続きをみていきましょう．

症例 5-2-2
72歳女性が下腹部痛に続く下血症状で来院，造影CTを実施し，左大腸に全周性の壁肥厚所見を認め，虚血性腸炎と診断した．来院後も腹痛があるもアセトアミノフェンを点滴し自制内となった．病状説明後，本人の帰宅希望も強くいったん帰宅とし，翌朝に消化器内科外来を受診する方針とした．

虚血性腸炎のコンサルト

虚血性腸炎のコンサルトは日中・平日であれば即日で消化器内科に相談してOKです．夜間・休日であれば翌朝や翌日で構いません（図2）．多くが緊急性はなく，保存加療です．

大腸内視鏡検査は侵襲的でルーチンにすべき検査ではありませんが，待期的に実施を検討します．一部の虚血性腸炎の原因に大腸癌が関連している可能性があるためです．そのためDispositionにかかわらず，一度は消化器内科へコンサルトするのがベターです．

たまには休むのもひとつの仕事じゃない？

虚血性腸炎も大腸憩室炎も手術or保存は初診医が判断し，休日や夜間ならコンサルトは翌朝や翌日で構いません．働き方改革で消化器内科医の時間外診療時間も限定されるようになりました．これらの2疾患が夜間・休日に来た場合は初療医だけで完結させ，たまには消化器内科医を休ませるのも初診医の大事な仕事のひとつではないでしょうか．

大腸憩室炎と虚血性腸炎のER1.5

- ☑ 大腸憩室炎は，手術適応の判断に必要な情報は急性虫垂炎と似ているが，外科医でなくER初診医が手術or保存をまず判断する点が異なる
- ☑ 虚血性腸炎は造影CTでSMA塞栓と鑑別すべし．右側なら入院を考えるべし
- ☑ 夜間・休日に来院した大腸憩室炎や虚血性腸炎では，ER初療医がDispositionを決めて消化器内科医を休ませることも大切

5-3 胆道系疾患

> 自分たちのために商品をつくってはいけません．
> 人々が求めているものを知って，人々のために商品をつくりなさい．
> ウォルト・ディズニー

症例 5-3-1   40歳男性　腹痛

現病歴	来院日の夕方から上腹部痛があり時間外外来に受診．嘔気あり，嘔吐1回．下痢・便秘症状なし．
既往歴	半年前に同様の症状があり，胆石発作といわれている．
Vital signs	GCS E4V5M6，BP 134/72 mmHg，HR 98回/分，RR 20回/分，SpO$_2$ 99％（room air），BT 36.9℃
身体所見	上腹部に自発痛と，軽度の圧痛があるが，Murphy徴候は陰性．反跳痛や筋性防御も認めなかった．
検査	初診医自ら超音波検査を実施したが有意な所見は認めなかった．

Q ①Disposition（入院・帰宅）をどのように決めますか？
②入院（または帰宅）後の具体的マネジメントは？

胆道系疾患の ER1.5

　本症例のような右上腹部痛のケースでは，胆石発作，急性胆嚢炎の胆道系疾患が鑑別に挙がります．Dispositionは，胆石発作は原則帰宅（ER1.0），急性胆嚢炎は原則入院（ER≧2.0）です．つまり胆道系疾患（ER1.5）では胆石発作（ER1.0）か急性胆嚢炎（ER≧2.0）かの診断をつけてDispositionを決めます．この胆道系疾患の診断には胆石に関する病態生理が重要なため，そこから確認していきましょう．

　胆石発作は胆石が胆嚢頸部や胆管に嵌頓して腹痛をきたすことで起こります．嵌頓した胆石を超音波検査で確認することにより診断します．胆石発作は内臓痛のため主に上腹部痛を訴えますが，腹膜刺激症状は出ないため，身体所見が乏しいのが胆嚢炎との鑑別のポイントです．超音波検査で胆嚢頸部に石があるが胆嚢壁に所見がなければ胆石発作疑いです．腹痛の程度は激痛から重苦感と様々で，腹痛が軽度ならそのまま胆嚢炎に進展しやすくなりますが，胆嚢炎に進展するのはわずか数％です[1]．疼痛は30分〜1時間でピークとなり，多くは数時間で軽快します．腹痛の原因を胆石発作と判断すれば，落石して疼痛が軽快することをまずは期待します．

鎮痛の第一選択は NSAIDs です．メタアナリシスで他の鎮痛薬より優れているためです[2]．胃炎や胃潰瘍など NSAIDs を避けるべき疾患を可能な限り除外して使用します．

胆石発作は疼痛コントロールがつけばいったん帰宅とする ER1.0 です．短期的には胆嚢炎への進展は数％で，多くは無症状胆石に戻るためです．しかし長期的には胆石発作の 70％は再発し，特に 1 年以内は 50％と高いので，後日外科医と待期手術について相談します（図1）．

一方急性胆嚢炎は，主に胆石の嵌頓（急性胆嚢炎の 84.7％は胆石が原因）で[3,4]，結果的に胆嚢壁が炎症を起こすことが主病態です．この胆嚢壁や周囲の炎症の画像所見の有無から，胆石発作と鑑別します．また腹痛の経過が胆石発作より長く，診察では右上腹部の圧痛に加え，叩打痛，Murphy 徴候が出現します．炎症による発熱，血液検査で白血球や CRP の上昇を認めるのが一般的です．診断すれば準緊急手術（胆摘かドレナージ）が検討され，外科へコンサルトし入院する ER2.0 です（図1）．

これら胆石発作と急性胆嚢炎の鑑別として，無症状胆石を忘れないようにしましょう．腹痛の患者の画像検査で胆石があっても嵌頓していなければ，腹痛の原因は他にあるかもしれません．こうした症状を起こしていない胆石は無症状胆石と呼ばれます．腹痛評価中に胆石をみつけても，他の腹痛疾患に無症状胆石が併発している可能性も考えます．ちなみに将来的に症状をきたす無痛性結石は約 20％で，残りの約 80％は無症状のため[5-7]，それだけでは介入の必要はありません[8]．

まとめると，胆石が「ある」だけなら無症状胆石，胆石が「はまって痛い」のが胆石発作，その後に「胆嚢壁が炎症」したのが急性胆嚢炎です．これらを腹部所見や炎症所見，胆嚢の画像所見から鑑別し，Disposition を決めていきます（図1）．

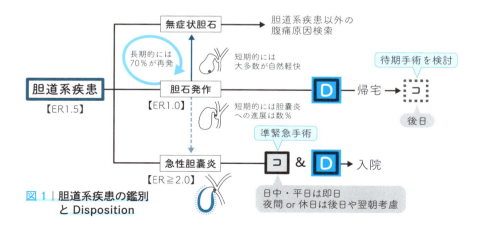

図1 | 胆道系疾患の鑑別と Disposition

胆嚢炎 vs 胆管炎

今回の胆道系疾患には急性胆管炎が入っていませんが，それは急性胆管炎の半分しか腹痛を認めないためです[9]．急性胆管炎は腹痛よりも発熱が典型的な主訴のため，腹痛患者ではなく，発熱患者としての Disposition が一般的です．

急性胆管炎は発熱が主症状で必ずしも腹痛をきたさないのは，主病態が胆汁感染であるためです．胆汁感染は必ずしも疼痛を起こさない一方，血液検査で CRP の上昇を起こし，肝胆道系酵素（AST, ALT, γ-GTP, ALP）や Bil などの上昇につながります．そのため急性胆管炎の診断は，酵素/黄疸・炎症・画像所見（胆道閉塞）の 3 つで判断します[10]．この 3 つと急性胆嚢炎の診断に必要な情報である腹痛・炎症・画像所見（胆嚢壁）の 3 つとをしっかり区別することは極めて重要です[10]（表 1）．急性胆管炎と診断すれば，内視鏡的治療が第一選択となるため消化器内科へコンサルトし入院を検討します．

名前と診断基準は似ていますが，急性胆管炎は発熱を主訴として，急性胆嚢炎は腹痛を主訴として来院する疾患です．いずれも入院となる ER2.0 の疾患ですが，コンサルト先は急性胆嚢炎は消化器外科，急性胆管炎は消化器内科と異なる点で区別が必要です（表 1）．

表 1 | 各胆道系疾患の特徴と鑑別に必要な情報

	痛み	炎症	酵素の上昇	画像
胆石発作	あり（内臓痛）	なし	なし	胆石の嵌頓所見
急性胆嚢炎	あり（強い）	あり	ないことが多い	胆嚢壁の炎症所見
急性胆管炎	（半数のみあり）	あり	あり	胆管の閉塞所見

では，今回の症例の続きをみていきましょう．

症例 5-3-1

40 歳の男性が数時間前からの上腹部痛で受診．半年前に同様の症状があり，胆石発作といわれている．Vital signs は安定し，右上腹部に自発痛があるが Murphy 徴候は陰性であった．初診医自ら超音波検査を実施したが有意な所見は認めなかった．

胆石発作疑いとして NSAIDs を使用し，除痛が得られるまで血液検査を行い，超音波検査を技師に再検してもらうことにした．血液検査では炎症反応の上昇はなく，胆道系酵素も正常だった．再検した超音波検査では胆嚢頸部に胆石を認め，体位変換しても動かないため嵌頓していると判断した．検査後には痛みが取れてきており，胆石発作の診断でいったん帰宅し，後日外科外来に受診する方針とした．

胆道系疾患の画像検査

　胆道系疾患の画像診断は超音波検査が第一選択です．メタアナリシスでは急性胆嚢炎に対する超音波検査の診断精度は感度81％，特異度80％とあまり高くないのですが[11]，この数値はプローベを握る人で変わります．自信がなければ，本症例のように検査の上手な技師さんにバトンタッチしましょう．

　画像検査にはCTもありますが，比較研究では超音波検査（感度83％，特異度95％）の方がCT（感度39％，特異度93％）より精度が高くなります．そのため，超音波検査を実施して診断がつけば，CT検査をする必要は本来はありません．ガイドラインでもCT検査はルーチンで実施する必要はないと記載されています[10]．しかし実臨床では，超音波検査のみで急性胆嚢炎を外科コンサルトすると，CT（できれば造影）をリクエストされます．これは，診断がついていても，気腫性胆嚢炎や壊疽性胆嚢などの合併症や重症度評価，さらには他の腹痛疾患の除外をCTで確認するためです．

　一方，急性胆管炎の画像診断では，超音波検査と造影CTが双方を補い情報が増えることもあるので両方実施するのがベターです．胆石があるのは約6割[3,4]と，必ずしも閉塞起点がみつかるわけではないので，胆管拡張の有無で間接的に閉塞所見を確認します．診断がつけば消化器内科へコンサルトしますが，超音波とCTに加えてMRCPをリクエストされることもあり，可能な範囲で実施していきます．

> 自分たちのために商品をつくってはいけません．
> 人々が求めているものを知って，人々のために商品をつくりなさい．

　初診医にとってはDispositionが決まる画像検査があればそれで十分かもしれません．しかしコンサルト医はその先にある治療に必要な検査情報を求めてきます．彼らが求める検査を知り，彼らのために検査を進めることが胆道系疾患では患者さんの利益に結びつくのです．

胆道系疾患のER1.5

- ☑ 胆道系疾患は，胆石発作はER1.0，急性胆嚢炎や急性胆管炎はER2.0．各疾患の診断をつけてマネジメントすべし
- ☑ 急性胆嚢炎は造影CT，急性胆管炎はMRCPなど，入院主治医が求める検査もコンサルト前後で実施を検討すべし

5-4 消化管出血

> スピードこそが企業にとって最も重要になる．
> ビル・ゲイツ

症例 5-4-1　68 歳女性　下血

現病歴	来院日の夕方に潜血便あり，深夜に 2 回目の潜血便あり救急要請．
既往歴	心房細動があり抗凝固薬の内服あり．
Vital signs	GCS E4V5M6，BP 124/70 mmHg，HR 92 回/分，RR 16 回/分，SpO₂ 98％（room air），BT 36.4℃
身体所見	腹部に自発痛・圧痛なし，直腸診察で痔核なし，血便中に凝固塊あり．
腹部造影 CT	S 状結腸を中心に憩室が多発しているが活動性出血所見なし．

Q ①Disposition（入院・帰宅）をどのように決めますか？
②入院（または帰宅）後の具体的マネジメントは？

消化管出血の Disposition

　消化管出血の Disposition はまずは診断から，上部消化管出血と下部消化管出血の分類から始めます．上部消化管出血は死亡率が 10〜14％であるのに対し，下部消化管出血の死亡率は 2〜4％にとどまります[1-3]．死亡率の高い上部消化管出血は，緊急で内視鏡的止血術を検討するため，即日で消化器内科医にコンサルトし入院となる ER≧2.0 の病態です．一方，下部消化管出血は 70〜90％が保存加療で自然止血する疾患です[4,5]．多くは保存加療で一部のみが内視鏡的止血術となり，入院や帰宅の判断が求められる ER1.5 の病態です（図 1）．

　消化管出血が上部か下部かの判断は，病歴や身体所見から予測可能です（表 1, 2）．注意すべきは「黒色便だけで上部か下部かを判断しない」ことです．胃管の排液や血便中の凝血塊などの特異的所見も加えて上部か下部かを判断します（表 1, 2）．出血を目視で確認することがポイントです．今回の症例は血便中に凝固塊があるので，下部消化管出血としてよさそうです．

　下部消化管出血と判断した場合，頻度の高い疾患は大腸憩室出血（30〜65％），虚血性腸炎（5〜20％），痔核（5〜20％），大腸癌（2〜15％）の 4 つです[6]．このうち痔核は病歴と身体所見（肛門鏡を使用）で診断可能です（原則検査不要）．痔核であれば帰宅とし外科フォローアップの ER1.0 となります（図 1）．

他の下血疾患は病歴・身体所見で，腹痛あり→虚血性腸炎，腹痛なし→大腸憩室出血 or 大腸癌と予測が可能ですが，いずれの疾患も確定診断や重症度評価には造影CTが必要なため実施します．

造影CT後，大腸癌であれば消化器内科にコンサルトし入院を検討（ER2.0），虚血性腸炎（ER1.5）であれば5-2（p.181）で述べた対応を行います．では，残った大腸憩室出血の Disposition について考えてみましょう．

表1 | 上部消化管出血を疑う所見

	感度	特異度	LR+	LR−
上部消化管出血の既往	22%	96%	6.2	0.81
黒色便の病歴	77〜95%	81〜87%	5.1〜5.9	0.06〜0.27
胃管の排液が鮮血や黒色	44%	95%	9.6	0.58

（Srygley FD, et al. JAMA. 2012; 307: 1072-9[7]）

表2 | 下部消化管出血を疑う所見

	感度	特異度	LR+	LR−
下部消化管出血の既往	6%	64%	0.17	1.5
血便中の凝血塊	15%	99.2%	0.05	1.2

（Srygley FD, et al. JAMA. 2012; 307: 1072-9[7]）

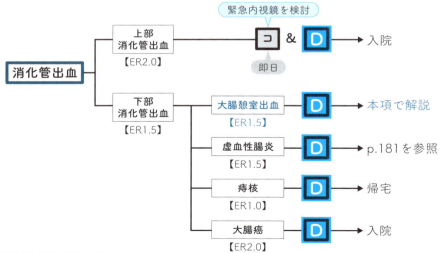

図1 | 消化管出血の Disposition

大腸憩室出血の Disposition とコンサルト

大腸憩室出血の Disposition は OPE 型で進めます．手術に該当する内視鏡的止血術を緊急で実施するか待期的に実施するかは初診医も判断します（図2）．その判断に必要なのが，造影 CT の活動性出血の有無です．単純 CT と造影 CT（早期相・遅延相）の3スライスを並べ，憩室からの造影剤の漏出所見（extravasation）があれば活動性出血ありと判断します．

活動性出血があれば，緊急手術（内視鏡的止血術）を検討するため即日に消化器内科コンサルトし入院です（図2）．大腸憩室出血では憩室が多数存在していますが，CT でどの憩室から出血しているかの目星がつけば，そこをめがけて内視鏡的止血術を検討します．

一方で活動性出血がなければ自然止血も期待できるため，vital signs が安定していれば緊急内視鏡は不要です[8]．そもそも前処置なしの悪条件の下部内視鏡検査で，複数ある憩室のどこから出血しているかを判断するのは困難です．下部内視鏡検査は待期的（前処置をして翌日）に実施します（図2）．

> スピードこそが企業にとって最も重要になる．

大腸憩室出血は出血スピードがマネジメントに重要になってきます．活動性出血がなければ，出血スピードは遅いので，翌朝や後日に消化器内科にコンサルトすることも検討します（図2）．日中・平日であれば消化器内科に相談できるので，即時コンサルトして一緒に方針を決めても OK です（図2）．

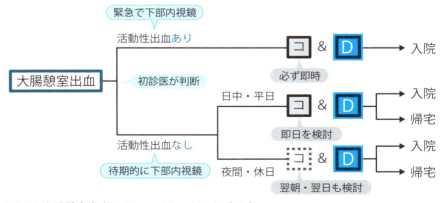

図2 | 大腸憩室出血の Disposition とコンサルト

活動性出血のない大腸憩室出血のリスクは？

　活動性出血のない大腸憩室出血の Disposition はリスク型で消化器内科医が最終判断をしますが，初診医にもリスクに関する情報提供が求められます．そこで下部消化管出血の Oakland スコアが参考になります（表 3）[9]．合計 8 点以下なら感度 98.4％でイベントなし，10 点以下（全体の 17.8％）なら感度 96.0％でイベントなしと報告されています[10]．ただし Oakland スコアは本邦の消化器内科医のコンセンサスは乏しく，数値は参考程度です．それでも各項目の内容はコンサルトの際に必要なので必ず確認しておきましょう．

表 3 | Oakland スコア

年齢（歳）		脈拍数（回/分）		ヘモグロビン（g/dL）	
＜40	0 点	＜70	0 点	＞16.0	0 点
40〜69	1 点	70〜89	1 点	13.0〜15.9	4 点
＞70	2 点	90〜109	2 点	11.0〜12.9	8 点
性別		＞110	3 点	9.0〜10.9	13 点
		収縮期血圧（mmHg）		7.0〜8.9	17 点
女性	0 点			3.6〜6.9	22 点
男性	1 点	＞160	0 点		
下部消化管出血の既往		130〜159	2 点		
		110〜129	3 点		
なし	0 点	90〜119	4 点		
あり	1 点	50〜89	5 点		

低リスクなら帰宅も検討？

症例の続きは次のようになりました．

症例 5-4-1
68 歳の女性が 2 回の下血症状で深夜に来院し，造影 CT を実施して大腸憩室出血と判断した．活動性出血はなく，採血の Hb は 11.2 g/dL，Oakland スコアは 14 点だった．深夜 3 時であり，ER で経過観察して翌朝に消化器内科へコンサルトする方針とした．

消化管出血の ER1.5

- ☑ 上部消化管出血（ER≧2.0），下部消化管出血（ER1.5）の 2 つを鑑別
- ☑ 下部消化管出血なら大腸憩室出血（ER1.5），虚血性腸炎（ER1.5），痔核（ER1.0），大腸癌（ER2.0）の 4 疾患を鑑別して Disposition を決めるべし
- ☑ 大腸憩室出血は造影 CT で活動性出血があれば ER2.0，なければ ER1.5

5-5 婦人科腹症

> 人はそれぞれ……スッキリしないものをいくつか抱えたまま生きてる……
> それが普通なんだと思う．
> エウメネス（『ヒストリエ』）

症例 5-5-1	33 歳女性　下腹部痛
現病歴	来院日の 6：00 に起床，6：15 に突然の下腹部痛があり改善乏しく救急要請となる．嘔気はあるが，嘔吐なし．下痢や便秘症状なし．
既往歴	特記事項なし．
追加情報	最終月経：6/1〜6/5（6/25 に来院）
Vital signs	GCS E4V5M6，BP 110/62 mmHg，HR 82 回/分，RR 18 回/分，SpO₂ 99％（room air），BT 36.0℃
身体所見	下腹部に軽度の圧痛があるが，反跳痛や筋性防御は認めない．
検査	血中 hCG 陰性，超音波検査（技師実施）で右付属器に約 3 cm の腫瘤あり．

Q ①Disposition（入院・帰宅）をどのように決めますか？
②入院（または帰宅）後の具体的マネジメントは？

婦人科腹症の鑑別疾患

　妊娠可能な女性の腹痛で，婦人科腹症の鑑別が必要な症例です．婦人科腹症では，異所性妊娠，卵巣腫瘍茎捻転，卵巣出血，PID（pelvic inflammatory disease：骨盤内炎症性疾患）の 4 つを鑑別します．このうち，異所性妊娠と卵巣腫瘍茎捻転は緊急手術も考慮されるため，ある程度診断できたら婦人科にコンサルトするのが正解です．手術 or 保存の選択は婦人科医が行いますが，Disposition は入院となる ER2.0 疾患です．一方，卵巣出血と PID は保存となる ER1.5 疾患です．初診医が可能なかぎり診断してリスク型で Disposition を決め，必要に応じてコンサルトします（図 1）．

婦人科疾患の診断と Disposition

　このように，婦人科腹症の Disposition は他の疾患と同様に診断次第です．ただし，時には確定診断前の暫定診断の段階でコンサルトし Disposition を進める場合もあります．そこでここでは，診断と Disposition について同時に解説していきます．
　まず行うのは異所性妊娠の除外診断です．hCG は血液でも尿でも異所性妊娠に対

する感度は100％なので，陰性なら除外してOKです[1,2]．

hCGが陽性＋腹部エコーで腹腔内出血を疑う所見があればその時点で異所性妊娠疑いとして婦人科へコンサルトします．腹腔内出血がなければ正常妊娠患者に起こった他の腹痛疾患も考慮して鑑別を進めます．

一方，hCGが陰性であれば異所性妊娠は除外されます．この場合は続いて卵巣腫瘍茎捻転を評価します．卵巣腫瘍茎捻転は典型例〜非典型例までバリエーションがあるため病歴や身体所見だけでは確定診断は難しく[3]，画像検査を加えて評価します．まずは超音波検査を行い，直径5cm以上の付属器腫瘤があれば卵巣腫瘍茎捻転疑いで婦人科へコンサルトです．超音波検査で所見がはっきりしない場合は腹部CTも考慮します．腹部CTは卵巣腫瘍茎捻転に対して感度が97％と高く[4]，CTで腫瘤がなければ除外してOKです[5]．

このように婦人科腹症は，病歴と身体所見に加えてhCGと画像検査を行い，異所性妊娠疑い，卵巣腫瘍茎捻転疑いならOPE型として婦人科コンサルト＆Dispositionとなり，原則として緊急手術の疾患なので入院となります（図1）．

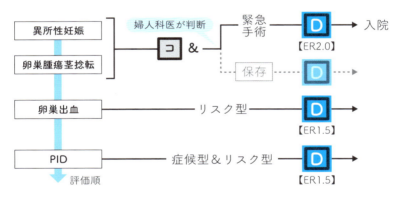

図1 | 婦人科腹症のDisposition

卵巣出血のDispositionとコンサルト

婦人科腹症で異所性妊娠と卵巣腫瘍茎捻転が否定的であれば，卵巣出血の診断とDispositionに移ります．卵巣出血は保存加療なのでDispositionはリスク型になります．Vital signs，貧血の状況，腹痛の強さ，リスクを評価してDispositionを決めます．

リスクが高ければ入院を念頭に婦人科にコンサルトしてもOKなのですが，夜間・休日であれば「今診察する必要はありませんよ」といわれることは結構あります．卵巣出血の多くは自然治癒するため[6,7]，当直の産婦人科医の心の声は「私は出

産の患者で忙しい……コモンディジーズの卵巣出血なら初診医に入院対応してもらっていいだろう」という感じでしょうか.

しかし,重症の卵巣出血は異所性妊娠の出血に匹敵するという報告もあり[6],一部では慎重な対応が必要です.私は婦人科医に一度は相談し,入院(または診察自体)に至らなかった卵巣出血でも,リスクが高ければ自ら主治医として入院対応し,貧血の進行[8]や血圧低下[9]があれば再度コンサルトしています(図2).

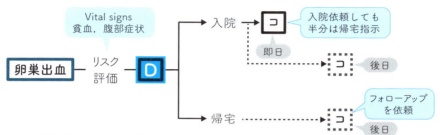

図2 | 卵巣出血の Disposition とコンサルト

卵巣出血の診断

次に,卵巣出血の診断について確認しましょう.卵巣出血の診断には生理の時期がポイントで,**最終月経から20〜26日の黄体期の腹痛なら卵巣出血疑い**です[10].もし卵胞期(最終月経〜14日ごろ)なら卵巣出血は否定的で除外して構いません.

黄体期には血管破綻が起こりやすく,このタイミングで性行為(原因の40%),外傷,産婦人科診察などのトリガーが先行することで卵巣出血が起こります.ただし30%は原因不明とされ,トリガーがなくても黄体期の腹痛は卵巣出血疑いとしておきます.この病歴に加えて超音波検査やCTで出血による囊胞や腹水があれば卵巣出血と診断します.卵巣出血の囊胞は出血性黄体囊胞と呼ばれ,付属器内に3〜5 cmの小囊胞(内容物は単一)を認めます[11].出血性黄体囊胞の鑑別となる卵巣腫瘍茎捻転は,腫瘤が5 cm以上と大きく,内容物が単一でないことから区別します.

卵巣出血は付属器から腹腔内へと波及し,血清腹水になることもあります.卵巣出血の血性腹水と,正常時でも認める生理的腹水とは,エコーの輝度,CT値などで鑑別します.CT値は生理的腹水では0〜15 HUの範囲ですが,血性腹水なら30〜40 HU以上になります[12].また卵巣出血の腹水は骨盤底で5.20±2.47 cmなのに対して生理的腹水は1〜2 cmであり,深度も鑑別に役立ちます[11].

症例の続きは次のようになりました．

症例 5-5-1
33 歳の女性が突然の下腹部痛で来院した．最終月経から 20〜25 日と黄体期だが卵巣出血のトリガーはなかった．血中 hCG 陰性で，腹部超音波で右付属器に約 3 cm の腫瘤を認める以外に他の急性腹症は否定的であり，卵巣出血の診断で婦人科に診察と入院の相談を行ったが，診察は不要とコメントされた．患者と相談して 1 泊経過観察入院とし，貧血の進行などがなければ帰宅，翌朝に婦人科受診の方針とした．

もう 1 つ，婦人科腹症の症例をみてみましょう．

症例 5-5-2　31 歳女性　腹痛
現病歴	午後 9 時ごろ腹痛が出現し，改善乏しく 10 時ごろに来院となる．
最終月経	3/3〜3/9（3/10 に受診），2 月中旬と 3/7 に異なるパートナーとの性交渉あり．
既往歴	1 年前に婦人科で抗菌薬治療を受けたことがある．
Vital signs	GCS E4V5M6，BP 123/71 mmHg，HR 82 回/分，RR 16 回/分，SpO$_2$ 99％（room air），BT 37.0℃
身体所見	下腹部に自発痛，圧痛を認める（内診はしていない）．
検査	hCG：陰性，腹部エコー：FAST 陰性，腫瘤なし（研修医実施）．腹部造影 CT では，腹痛をきたす所見をみつけられなかった．

PID はスッキリ診断できないのが普通

　ここまでに解説した婦人科腹症の疾患は否定的であり，PID が鑑別として残る症例です．PID は診断が難しく，Disposition は症候型とリスク型の両方で進めていく特殊なマネジメントとなります．まずは PID の診断，次に Disposition について解説します．

　PID は感染防御力が低下した月経中の性交で感染し[13]，数日後に炎症が波及して腹痛が起こるのが典型例です[14]．身体所見は特異的なものがないのが特徴です．問診のみ（感度 54.4％・特異度 59.8％）と問診＋内診（感度 48.1％，特異度 60.7％）で診断率はあまり変わらないため，私は内診を実施していません[15]．

　血液検査も白血球（感度 38〜66％，特異度 88〜97％[16]），CRP（感度 74〜93％，特異度 25〜90％[17]）がありますが参考程度です．造影 CT では卵管肥厚（特異度 95％[18]），腹膜肥厚，筋膜と子宮境界の不明瞭化，腹水，骨盤脂肪織の濃度上昇（感度 60％[18]）などが PID を疑う所見ですが[19]，研修医には見慣れない所見も多く，判

断が難しいです．むしろ PID にはこれらの CT 所見を全く認めないケースが圧倒的に多いため，造影 CT は PID 以外の診断・除外の意義の方が大きくなります．

> 人はそれぞれ……スッキリしないものをいくつか抱えたまま生きてる……
> それが普通なんだと思う．

このように診断がスッキリしないまま婦人科コンサルトとなるのが PID です．しかし専門医が診察してもスッキリ診断できるわけではありません．経腟エコー（感度 32～85％，特異度 97～100％）[20,21]や腟分泌物の白血球スメア（感度 83～91％，特異度 26％）[16,22]といった専門医が行う検査でも診断が難しいのが PID なのです．病歴に内診や経腟エコーを加えても PID の陽性診断率は 65～95％ という報告もあり[17]，PID は専門医の診察後もスッキリしないのが普通なのです．

PID の Disposition は症候型とリスク型

このようにスッキリと診断できないことが多いため，PID の Disposition は症候型とリスク型を合わせてマネジメントしていきます．まずは PID らしい情報を集めつつ，症候型のマネジメントとして他の急性腹症も評価します（図3）．コンサルト前には PID らしい情報だけでなく，いかに他の腹痛疾患を評価しているかが非常に重要です．

最終的に PID 以外の腹痛疾患で緊急性疾患が否定的でかつ非緊急性疾患の可能性が低ければ，PID 疑いとして Disposition はリスク型で考えていきます．PID の治療は淋菌とクラミジアをカバーした抗菌薬投与ですが，入院でも帰宅（外来）でも対応可能です（表1）．自覚症状や炎症の状況からリスク評価し，患者さんと相談して決めていきます（図3）．

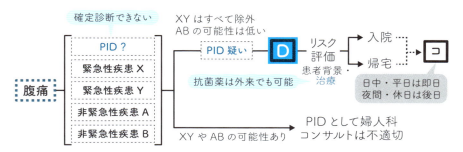

図3｜PID の Disposition

表 1 | PID の抗菌薬処方例

【帰宅】 セフトリアキソン 1 g 点滴（単回）＋アジスロマイシン 2 g 内服（単回）
【入院】 セフメタゾール 2 g（8 時間ごと）点滴＋アジスロマイシン 1 g 点滴

　PID のコンサルトは急がないので，日中・平日なら即日，夜間・休日なら後日で OK です．PID が確定診断に至らないため，コンサルトされた婦人科医もなんだかスッキリしないまま終わるパターンは少なくありません．
　なお，後日婦人科医が実施する PID の経腟スワブ検査は核酸増幅法が主体であり，検査前に抗菌薬を投与しても結果には影響しないため，私はコンサルト前に抗菌薬を処方しています．

　症例の続きを確認しておきます．

症例 5-5-2
31 歳の女性が腹痛で来院し，病歴からは PID を疑ったが，診察や諸検査では PID と確定することはできなかった．一方で造影 CT まで実施したが他の急性腹症も否定的であった．本人と協議して帰宅とし，抗菌薬を投与して後日婦人科受診となった．

婦人科腹症の ER1.5

- ☑ 異所性妊娠と卵巣腫瘍茎捻転は ER2.0，卵巣出血と PID は ER1.5
- ☑ hCG 陰性なら異所性妊娠は除外．≧5 cm の付属器腫瘤の有無で卵巣腫瘍茎捻転を診断・除外すべし
- ☑ 卵巣出血は婦人科コンサルトの帰宅指示症例でも，一部は初診医が入院対応することも考慮すべし
- ☑ PID は確定診断できないことが多く，症候型とリスク型を合わせてマネジメント

5-6 腹痛

> 私は喜んでリスクを取るようにしている．リスクのないところには，利益も成長もない．
> 似鳥昭雄

症例 5-6-1　56 歳男性　腹痛

現病歴	来院日の夕方から心窩部痛があり改善乏しく時間外外来に受診．嘔吐 1 回あり．下痢や便秘症状なし．
既往歴	腰痛症で整形外科通院 NSAIDs 処方．胃潰瘍で消化器内科通院歴あり．
Vital signs	GCS E4V5M6, BP 150/92 mmHg, HR 82 回/分, RR 20 回/分, SpO₂ 98％（room air），BT 36.2℃
身体所見	心窩部に軽度の圧痛があるが，反跳痛や筋性防御は認めない．
検査	血液検査，超音波検査，腹部造影 CT 検査を実施したが，明らかな腹痛を特定できる所見は認めなかった．
その後	アセトアミノフェンを使用し腹痛は軽減している．

> **Q**
> ①Disposition（入院・帰宅）をどのように決めますか？
> ②入院（または帰宅）後の具体的マネジメントは？

造影 CT 正常時の Disposition

　今回のように診断がついていない腹痛のケースは，症候型で Disposition を進めていきます（図 1）．初診時に診断がつかない急性腹症は約 25％で，「4 人に 1 人は診断不明の腹痛」という研究報告もあります[1,2]．これらの研究には CT や超音波を実施していないケースも含まれていますが，造影 CT を実施しても ER の腹痛の 1 割ほどは CT 正常の診断がつかない症例として残ります．ただし，この 1 割はいずれも非緊急性疾患であり，造影 CT が正常であれば緊急性疾患は否定して OK です（図 1）．

　ここで注意してほしいのが，CT 読影の判断に迷うケースです．SMA 塞栓の微細な血管閉塞所見，消化管穿孔のわずかな free air など，画像所見に迷うケースもあります．このような場合には，必要に応じて放射線科や消化器外科・消化器内科など院内の相談可能な医師に，鑑別に挙がった腹部疾患の画像所見のダブルチェックを依頼することを検討します（鑑別なしで「とりあえず CT みて！」はダメです！）．私も繁忙時や読影に自信がない時は，積極的に助けを求めています．

最終的に造影 CT を十分確認しても腹痛の原因となる所見がなければ，非緊急性疾患疑いで帰宅とします．非緊急性疾患の暫定診断が胃炎や胆石発作などの場合は，必要に応じて後日コンサルトを行います（図1）．

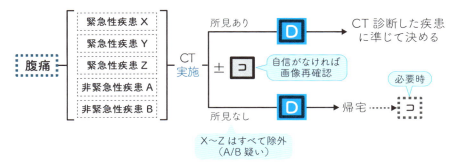

図1｜造影 CT 正常時の腹痛の Disposition とコンサルト

症例の続きをみてみます．

症例 5-6-1
56歳の男性が腹痛で来院，急性虫垂炎や消化管穿孔の評価で造影 CT を実施した．初診医が free air かどうかを迷う所見があり，放射線科医に再確認を依頼したが所見なしと判断された．腹痛はアセトアミノフェンで軽快しており，緊急性疾患は否定的と判断して帰宅とした．胃潰瘍の可能性があり，後日消化器内科に上部内視鏡検査目的で受診とした．

では，次の症例ではどうしましょうか？

症例 5-6-2
症例 5-6-1 と全く同じ症例の設定で CT 検査の実施を検討中．
慢性腎障害で腎臓内科医に通院歴あり．

症例 5-6-3
症例 5-6-1 と全く同じ症例の設定で CT 検査の実施を検討中．
10年前に造影剤アレルギーが出たとカルテにコメントあり．

Q ①Disposition（入院・帰宅）をどのように決めますか？
②入院（または帰宅）後の具体的マネジメントは？

第 5 章　腹部疾患

慢性腎障害で造影 CT は撮れないのか？

カルテに「慢性腎障害」「造影剤アレルギー」の記載があると，単純 CT で済ませる研修医は多いです．しかし造影 CT が必要なら，リスクを数値化して，実施できないかどうかを検討するべきです．まずは慢性腎障害に対する造影剤のリスクについて確認してみましょう．

造影剤使用後の腎障害は PC-AKI（post-contrast acute kidney injury）と呼ばれます[3]．PC-AKI のリスク評価は eGFR で行います．eGFR $\geqq 30$ mL/分/1.73 m^{2}は低リスク（実施検討），eGFR < 30 mL/分/1.73 m^{2}は高リスク（中止検討）です．

eGFR は計算式が eGFR $= 194 \times$ 血清 Cr$^{-1.094} \times$ 年齢$^{-0.287}$（女性の場合は $\times 0.739$）と煩雑なため，計算できるように準備しておきます．当院でではでは POCT（i-STAT®）で測定した Cr データを院内 PC に取り込んで自動計算できるようにしています．こうした仕組みがなくても，web 上で「eGFR 計算」と検索し，自動計算サイトを用いれば計算可能です．また，表 1 のような換算表を利用してもよいでしょう．

なお「60 歳未満＆腎疾患・糖尿病・高血圧なし」ならば PC-AKI のリスクは低く，Cr の値はチェックせずに造影 CT を撮像しても OK です[3,4]．さらに慢性腎障害でも維持透析していれば Cr 測定なしで造影 CT を行って構いません．PC-AKI のリスク評価は維持透析前の患者が対象であり，すでに維持透析を行っている症例では不要です．

PC-AKI には十分な予防治療がありません．透析も効果が不十分で，ガイドライ

表 1 | 男性・女性の各 Cr 値（mg/dL）と各年齢の eGFR（mL/分/1.73 m^2）

男性	20 歳	30 歳	40 歳	50 歳	60 歳	70 歳	80 歳	90 歳
Cr 1.4 の eGFR	56.8	50.6	46.6	43.7	41.5	39.7	38.2	36.9
Cr 1.6 の eGFR	49.1	43.7	40.2	37.7	35.8	34.3	33.0	31.9
Cr 1.8 の eGFR	43.2	38.4	35.4	33.2	31.5	30.1	29.0	28.0
Cr 2.0 の eGFR	38.5	34.2	31.5	29.6	28.1	26.8	25.8	25.0
女性	20 歳	30 歳	40 歳	50 歳	60 歳	70 歳	80 歳	90 歳
Cr 1.0 の eGFR	60.7	54.0	49.7	46.6	44.3	42.4	40.8	39.4
Cr 1.2 の eGFR	49.7	44.2	40.7	38.2	36.3	34.7	33.4	32.3
Cr 1.4 の eGFR	42.0	37.4	34.4	32.3	30.6	29.3	28.2	27.3
Cr 1.6 の eGFR	36.3	32.3	29.7	27.9	26.5	25.3	24.4	23.6

ンでも推奨されていません[3]．輸液は適量がよく，多すぎると PC-AKI のリスクを高めてしまうので，全例で輸液負荷するのは間違いです[3]．

造影剤アレルギーのリスク評価

次に，造影剤アレルギーのリスク評価について確認しましょう．まず「**アレルギー様反応**」（呼吸症状，血圧低下，皮膚症状など）と「**生理的障害**」（全身の温感，吐き気，嘔吐）のどちらかを病歴から確認します．アレルギー様反応であれば高リスク患者として対応しますが，生理的障害であれば低リスクとして造影剤の使用を検討します．

現在では，真の造影剤アレルギーは研修医が想像するほど多くありません．ほとんどが低リスク患者なのが実情です．かつて使用されていたイオン性高浸透圧造影剤は急性有害事象の発生率が 5〜15% もありましたが，そのほとんどは生理的障害です[4]．現在主流である非イオン性低浸透圧造影剤の導入後は急性有害事象は激減し，急性アレルギー反応は軽微なものを入れても 0.18% です[5]．近年の造影剤アレルギーによる致死的反応は海外では約 20 万件に 1 回[6]，我が国では 17 万件のうち 1 回も起こっていません[7]．

なお，造影剤 1 時間前なら予防薬としてジフェンヒドラミンの点滴を考慮しますが，ステロイドは 4 時間以上前に使用する必要があるので ER での出番はありません[4]．

それでは 2 つの症例の続きをみてみましょう．

症例 5-6-2
症例 5-6-1 と全く同じ症例の設定で CT 検査の実施を検討中．
慢性腎障害で腎臓内科医に通院歴があり．
→Cr を測定し，eGFR ≧ 30 mL/分/1.73 m² のため造影 CT を実施した．
（以降のマネジメントは症例 5-6-1 と同じ）

症例 5-6-3
症例 5-6-1 と全く同じ症例の設定で CT 検査の実施を検討中．
10 年前に造影剤アレルギーが出たとカルテにコメントあり．
→詳細な病歴を確認すると，10 年前に腹痛で造影 CT を撮ったときに体のほてりがあり，嘔吐があったため造影剤アレルギーと説明されたとのことだった．呼吸循環に関するアレルギー様反応はなく，生理的障害と判断して造影 CT を実施し，問題なく終了した．
（以降のマネジメントは症例 5-6-1 と同じ）

症例 5-6-4 22歳女性 腹痛

現病歴	来院日の夕方から腹痛があり，夜間時間外外来に受診し研修医が診察開始した．嘔気はあるが，嘔吐なし．下痢や便秘症状なし．
既往歴	特記事項なし．
Vital signs	GCS E4V5M6，BP 108/64 mmHg，HR 70回/分，RR 18回/分，SpO$_2$ 99％（room air），BT 36.3℃
身体所見	腹部正中に軽度の圧痛があるが，反跳痛や筋性防御は認めない．
検査	研修医が超音波検査を実施したが異常所見なし．

Q ①Disposition（入院・帰宅）をどのように決めますか？
②入院（または帰宅）後の具体的マネジメントは？

若年女性に対する正常妊娠のリスク評価

CTを実施すればマネジメントが進むのに，本症例のような若年女性では妊娠や被曝の問題がありマネジメントに苦慮することは多いです．この際に「hCG陰性を確認し，正常妊娠を除外してCTを考慮する」という戦略はダメです．なぜなら正常妊娠の除外目的でhCGを実施するのは間違いだからです．

hCGは超早期の妊娠であれば偽陰性の可能性もあり，感度100％の検査ではありません．女性の腹痛で最初にhCGを実施するのは異所性妊娠の除外目的であり[8]，正常妊娠の確認目的で実施するのではありません．

また妊娠の可能性は患者本人の病歴も当てにならないと報告されています．そこで発想を転換しましょう．被曝を避けるべきなのは，現在進行形で妊娠活動をしている女性です．それならば「今，妊娠希望（活動）がありますか？」という質問をし，Yesなら可能な範囲で被曝を避けるマネジメントを行い，NoならCTも考慮してマネジメントを進めます．

若年女性に対する被曝のリスク評価

では，妊娠を希望している女性にCTが必要な場合はどうすればよいでしょう？まずCTの代替案として超音波検査やMRIが選択肢に挙がります．急性虫垂炎の場合，MRIは感度・特異度ともに100％近く[9]，妊婦虫垂炎でも感度90.0％，特異度98.1％と報告されています[10]．しかし，若年女性の腹部MRIの読影に初診医が自信をもてない場合は，経験のある放射線科医の読影レポートを待ちたいところです．

超音波検査は急性虫垂炎に対して感度67〜100％　特異度83〜96％と幅があり[11]，

診断は術者の経験値や技量に依存します．そのため妊婦の腹痛を評価するには，腹部 MRI の読影医師や超音波検査技師などのサポートが必要となります．

しかし，こうしたサポートを受けられない夜間や休日にはどうすればよいのでしょうか？　この場合は CT を実施して構いません．米国放射線防護審議会は，50 mGy 未満の蓄積線量であれば，先天奇形・流産のリスクは被曝していない女性と変わらないとしており[12]，妊婦の急性腹症で実施された腹部 CT の放射線量は平均 17〜25 mGy[13,14]，であることを考慮すると 1 回の腹部 CT 検査であればリスクは無視できることになります．

そのため妊娠希望女性での必要時には，単純 CT をスキップして造影 CT 1 回で済ませるのがベターです．ここで，「とりあえず単純 CT だけ実施」というマネジメントは，追加で造影 CT が必要になると被曝が増え，時間もかかるため失敗です．

腹痛で血液検査を待ってはダメ

腹痛で造影 CT を撮るかどうかを迷った時，「血液検査をみて決めます」という研修医がいますが，血液検査の結果が出ても結局迷うだけなのでオススメできません．例外は異所性妊娠に対する hCG，PC-AKI に対する Cr 値だけです．これら以外の血液検査は，ほとんどの場合造影 CT の必要性の判断材料にはなりません．

たとえば，白血球と CRP が正常でも急性虫垂炎を否定できないことは複数の研究から証明されています[15]．また急性膵炎でリパーゼは感度 53〜100 ％，アミラーゼは感度 41.0〜94.9 ％[16]であり，検査が正常でも除外はできません．

ER の腹痛患者に対して血液検査は 90 ％以上実施されている一方で，診断にほとんど貢献しなかったという報告もあり[17]，米国救急学会では「腹痛患者の診断において血液検査データに頼らない」ことを推奨しています[18]．

血液検査は一部の腹痛疾患の診断後には重症度の参考値になりますが，診断前に腹痛の原因診断に役立つことはほとんどありません．私は造影 CT の判断は，病歴・身体所見の確認後，必要時には POCT（hCG，Cr）と超音波検査を実施したら即決するようにしています．

> 私は喜んでリスクを取るようにしている．
> リスクのないところには，利益も成長もない．

造影 CT が必要なのに，造影剤アレルギー，PC-AKI を心配しすぎて実施しないのでは失敗です．一方，腹痛疾患でなんでもかんでも造影 CT を撮るというのもよくありません．造影 CT を撮るリスク，撮らずにやり過ごすリスク，どちらも適切に取るようにすることで患者さんの利益となり，研修医の成長にもつながります．

CT 検査はいったん保留し，腹部所見や超音波検査を経時的に確認して悪化時には CT 実施，軽快すれば CT なしでマネジメントするという方法も，時には考えるべき診断戦略です．急性虫垂炎かを迷う場合，すぐに CT を撮らずに 10 時間経過観察することで判断可能だったという報告もあります[19]．

また，自分の超音波に自信がなければ，腕のよい超音波技師さんにお願いするのが正解です．夜間・休日なら翌日や翌朝に経験豊富な消化器内科医や消化器外科医の判断を仰ぐというのもアリです．腹痛の緊急性疾患のほとんどは胸痛の ACS のような 1 分を争う生命予後に関わる疾患ではなく，待てることが多いはずです．

それでは症例の続きをみてみましょう．

症例 5-6-4

22 歳女性が数時間前からの腹痛で夜の時間外外来に受診，vital signs に異常はなく，腹部正中に軽度の圧痛があるのみ．研修医が自ら超音波検査を実施したが異常所見はなかった．妊娠希望はなく，血液検査の結果をみて単純 CT を実施しようと考えていたところへ上級医が現れた．
→上級医が患者を診察し，hCG 陰性で異所性妊娠も除外され，急性腹症の可能性は低いと判断した．CT は若年女性の被曝問題から保留とし，アセトアミノフェンを使用してその効果を待つ間に，超音波検査を腕のよい検査技師に再検してもうことにした．
超音波検査は異常なく，来院 2 時間後に再度腹部診察を実施したところ症状は軽快していた．現時点では緊急性のある腹痛疾患は否定的であるが，時間をかけて評価することを患者へ提案し，いったん帰宅して翌朝 7 時に電話フォローする方針とした．
翌朝，上級医と研修医が患者に電話をすると腹痛は完全に消失していた．診断はハッキリしないものの緊急性のある腹痛疾患はかなり否定的であることを説明し，症状の再燃がなければこのまま様子をみてよいことを伝えた．

腹痛の Disposition

最後に，診断不明の腹痛症例の Disposition について確認しましょう．まずは診察し，必要に応じて POCT や超音波検査を追加して造影 CT の実施を判断します．造影 CT に所見があれば診断に応じてマネジメントしていきます．あるいは造影 CT を十分評価して所見がなければ緊急性疾患は除外されているため帰宅とします（図 2）．

一方，緊急の造影 CT の適応がないと判断した場合は，時間をかけて評価することを検討します．ただし採血を待つのは NG で，診察を繰り返し，超音波検査が得意な人に代わるのがスマートです．

経時的にみて緊急性疾患の可能性が高ければ造影 CT を実施し，低ければ非緊急性疾患疑いとして帰宅経過観察とします．最終的に非緊急性疾患と暫定診断したも

のが，胃炎や胆石など再診コンサルトが必要な場合は，後日の専門医外来につなげるようにします（図2）.

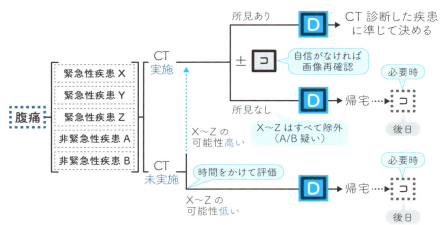

図2 | 腹痛のDisposition

腹痛のER1.5

- ☑ 「とりあえず単純CT」はやめよう．PC-AKIや造影剤アレルギーのリスクは研修医が考えるより低く，造影CT実施の方がベターなケースは多い
- ☑ CTで所見がなければ緊急性疾患は否定され，帰宅を検討してよい
- ☑ 若年女性など一部の症例ではCT保留とし，時間をかけて評価できるようになろう

COLUMN

メトホルミン内服時の造影CT

かつてメトホルミンなどのビグアナイド系糖尿病薬の内服患者では，造影CTを実施することで乳酸アシドーシスを起こす可能性が指摘されていましたが，近年の研究でこの副作用は極めて稀なことがわかりました[20,21]．最新のガイドラインでもeGFR＞30 mL/分/1.73 m^{2}ならリスクはなく，休薬の必要はないと記載されています[3,4]．eGFR＜30 mL/分/1.73 m^{2}の場合も，必要時には造影CTを実施して，その後48時間休薬すればOKです．

第 5 章　腹部疾患

1．急性虫垂炎　文献

1) Murata A, et al. Age-related differences in outcomes and etiologies of acute abdominal pain based on a national administrative database. Tohoku J Exp Med. 2014; 233: 9-15. PMID: 24739505.
2) de Almeida Leite RM, et al. Nonoperative vs operative management of uncomplicated acute appendicitis: a systematic review and meta-analysis. JAMA Surg. 2022; 157: 828-34. PMID: 35895073.
3) Salminen P, et al. Antibiotic therapy vs appendectomy for treatment of uncomplicated acute appendicitis: the APPAC randomized clinical trial. JAMA. 2015; 313: 2340-8. PMID: 26080338.
4) CODA Collaborative; Flum DR, et al. A randomized trial comparing antibiotics with appendectomy for appendicitis. N Engl J Med. 2020; 383: 1907-19. PMID: 33017106.
5) Talan DA, et al. Treatment of acute uncomplicated appendicitis. N Engl J Med. 2021; 385: 1116-23. PMID: 34525287.
6) Sippola S, et al. Effect of oral moxifloxacin vs intravenous ertapenem plus oral levofloxacin for treatment of uncomplicated acute appendicitis: the APPAC Ⅱ randomized clinical trial. JAMA. 2021; 325: 353-62. PMID: 33427870.
7) O'Leary DP, et al. A randomized clinical trial evaluating the efficacy and quality of life of antibiotic-only treatment of acute uncomplicated appendicitis: results of the COMMA trial. Ann Surg. 2021; 274: 240-7. PMID: 33534226.
8) Mariage M, et al. Surgeon's definition of complicated appendicitis: a prospective video survey study. Euroasian J Hepatogastroenterol. 2019; 9: 1-4. PMID: 31988858.
9) Writing Group for the CODA Collaborative; Monsell SE, et al. Patient factors associated with appendectomy within 30 days of initiating antibiotic treatment for appendicitis. JAMA Surg. 2022; 157: e216900. PMID: 35019975.
10) Wagner JM, et al. Does this patient have appendicitis? JAMA. 1996; 276: 1589-94. PMID: 8918857.
11) Takada T, et al. Is "pain before vomiting" useful?: Diagnostic performance of the classic patient history item in acute appendicitis. Am J Emerg Med. 2021; 41: 84-9. PMID: 33401081.
12) Birnbaum BA, et al. Appendicitis at the millennium. Radiology. 2000; 215: 337-48. PMID: 10796905.
13) Mahajan P, et al. Factors associated with potentially missed diagnosis of appendicitis in the emergency department. JAMA Netw Open. 2020; 3: e200612. PMID: 32150270.
14) Brown-Forestiere R, et al. Acute appendicitis: clinical clues and conundrums related to the greatest misses. Cureus. 2020; 12: e8051. PMID: 32537270.
15) Yu CW, et al. Systematic review and meta-analysis of the diagnostic accuracy of procalcitonin, C-reactive protein and white blood cell count for suspected acute appendicitis. Br J Surg. 2013; 100: 322-9. PMID: 23203918.
16) Becker BA, et al. A prospective, multicenter evaluation of point-of-care ultrasound for appendicitis in the emergency department. Acad Emerg Med. 2022; 29: 164-73. PMID: 34420255.
17) Old JL, et al. Imaging for suspected appendicitis. Am Fam Physician. 2005; 71: 71-8.

206

PMID: 15663029.

18) Choi D, et al. The most useful findings for diagnosing acute appendicitis on contrast-enhanced helical CT. Acta Radiol. 2003; 44: 574-82. PMID: 14616200.

19) Alvarado A. A practical score for the early diagnosis of acute appendicitis. Ann Emerg Med. 1986; 15: 557-64. PMID: 3963537.

20) Andersson M, et al; STRAPPSCORE Study Group. Randomized clinical trial of Appendicitis Inflammatory Response score-based management of patients with suspected appendicitis. Br J Surg. 2017; 104: 1451-61. PMID: 28730753.

21) Sammalkorpi HE, et al. A new adult appendicitis score improves diagnostic accuracy of acute appendicitis—a prospective study. BMC Gastroenterol. 2014; 14: 114. PMID: 24970111.

22) Samuel M. Pediatric appendicitis score. J Pediatr Surg. 2002; 37: 877-81. PMID: 12037754.

23) Ohle R, et al. The Alvarado score for predicting acute appendicitis: a systematic review. BMC Med. 2011; 9: 139. PMID: 22204638.

24) Graff L, et al. Probability of appendicitis before and after observation. Ann Emerg Med. 1991; 20: 503-7. PMID: 2024789.

25) Salminen P, et al. Five-year follow-up of antibiotic therapy for uncomplicated acute appendicitis in the APPAC randomized clinical trial. JAMA. 2018; 320: 1259-65. PMID: 30264120.

2. 大腸憩室炎・虚血性腸炎　文献

1) 日本消化管学会ガイドライン委員会, 編. 大腸憩室症（憩室出血・憩室炎）ガイドライン. 日消化管会誌. 2017; 1 Suppl: 1-52.

2) Sallinen VJ, et al. Nonoperative management of perforated diverticulitis with extraluminal air is safe and effective in selected patients. Dis Colon Rectum. 2014; 57: 875-81. PMID: 24901689.

3) Vogels S, et al. Treating acute colonic diverticulitis with extraluminal pericolic air: An Acute Care Surgery in the Netherlands (ACCSENT) multicenter retrospective cohort study. Surgery. 2021; 169: 1182-7. PMID: 33257036.

4) Broderick-Villa G, et al. Hospitalization for acute diverticulitis does not mandate routine elective colectomy. Arch Surg. 2005; 140: 576-81. PMID: 15967905.

5) Humes DJ, et al. Role of acute diverticulitis in the development of complicated colonic diverticular disease and 1-year mortality after diagnosis in the UK: population-based cohort study. Gut. 2012; 61: 95-100. PMID: 21551188.

6) Laméris W, et al. A clinical decision rule to establish the diagnosis of acute diverticulitis at the emergency department. Dis Colon Rectum. 2010; 53: 896-904. PMID: 20485003.

7) Jacobs DO. Clinical practice. Diverticulitis. N Engl J Med. 2007; 357: 2057-66. PMID: 18003962.

8) Yamamichi N, et al. Trend and risk factors of diverticulosis in Japan: age, gender, and lifestyle/metabolic-related factors may cooperatively affect on the colorectal diverticula formation. PLoS One. 2015; 10: e0123688. PMID: 25860671.

9) Manabe N, et al. Characteristics of colonic diverticulitis and factors associated with complications: a Japanese multicenter, retrospective, cross-sectional study. Dis Colon Rectum. 2015; 58: 1174-81. PMID: 26544815.

第 5 章　腹部疾患

10) Ambrosetti P. Acute left-sided colonic diverticulitis: clinical expressions, therapeutic insights, and role of computed tomography. Clin Exp Gastroenterol. 2016; 9: 249-57. PMID: 27574459.

11) Piekarek K, et al. Perforated colonic diverticular disease: the importance of NSAIDs, opioids, corticosteroids, and calcium channel blockers. Int J Colorectal Dis. 2008; 23: 1193-7. PMID: 18679693.

12) Chabok A, et al; AVOD Study Group. Randomized clinical trial of antibiotics in acute uncomplicated diverticulitis. Br J Surg. 2012; 99: 532-9. PMID: 22290281.

13) Daniels L, et al; Dutch Diverticular Disease (3D) Collaborative Study Group. Randomized clinical trial of observational versus antibiotic treatment for a first episode of CT-proven uncomplicated acute diverticulitis. Br J Surg. 2017; 104: 52-61. PMID: 27686365.

14) Ma W, et al. Cancer risk in patients with diverticular disease: A nationwide cohort study. J Natl Cancer Inst. 2023; 115: 62-70. PMID: 36200887.

15) Sun D, et al. The predictors of the severity of ischaemic colitis: a systematic review of 2823 patients from 22 studies. Colorectal Dis. 2016; 18: 949-58. PMID: 27206727.

16) Montoro MA, et al; Workgroup for the Study of Ischaemic Colitis of the Spanish Gastroenterological Association (GTECIE-AEG). Clinical patterns and outcomes of ischaemic colitis: results of the Working Group for the Study of Ischaemic Colitis in Spain (CIE study). Scand J Gastroenterol. 2011; 46: 236-46. PMID: 20961178.

17) Nagata N, et al. Safety and effectiveness of early colonoscopy in management of acute lower gastrointestinal bleeding on the basis of propensity score matching analysis. Clin Gastroenterol Hepatol. 2016; 14: 558-64. PMID: 26492844.

18) Boley SJ, et al. Reversible vascular occlusion of the colon. Surg Gynecol Obstet. 1963; 116: 53-60. PMID: 13968597.

19) Marston A, et al. Ischaemic colitis. Gut. 1966; 7: 1-15. PMID: 5906128.

20) Washington C, et al. Management of ischemic colitis. Clin Colon Rectal Surg. 2012; 25: 228-35. PMID: 24294125.

21) Ende N. Infarction of the bowel in cardiac failure. N Engl J Med. 1958; 258: 879-81. PMID: 13541678.

22) Cruz C, et al. Ischemic colitis: spectrum of CT findings, sites of involvement and severity. Emerg Radiol. 2015; 22: 357-65. PMID: 25732355.

23) Menke J. Diagnostic accuracy of multidetector CT in acute mesenteric ischemia: systematic review and meta-analysis. Radiology. 2010; 256: 93-101. PMID: 20574087.

3. 胆道系疾患　文献

1) Friedman GD, et al. Prognosis of gallstones with mild or no symptoms: 25 years of follow-up in a health maintenance organization. J Clin Epidemiol. 1989; 42: 127-36. PMID: 2918322.

2) Colli A, et al. Meta-analysis: nonsteroidal anti-inflammatory drugs in biliary colic. Aliment Pharmacol Ther. 2012; 35: 1370-8. PMID: 22540869.

3) Yokoe M, et al. Descriptive review of acute cholecystitis: Japan-Taiwan collaborative epidemiological study. J Hepatobiliary Pancreat Sci. 2017; 24: 319-28. PMID: 28316140.

4) Kiriyama S, et al. Clinical application and verification of the TG13 diagnostic and severity grading criteria for acute cholangitis: an international multicenter observational study. J Hepatobiliary Pancreat Sci. 2017; 24: 329-37. PMID: 28419764.

5) Barbara L, et al. A population study on the prevalence of gallstone disease: the Sirmione Study. Hepatology. 1987; 7: 913-7. PMID: 3653855.

6) Gracie WA, et al. The natural history of silent gallstones: the innocent gallstone is not a myth. N Engl J Med. 1982; 307: 798-800. PMID: 7110244.

7) Attili AF, et al. The natural history of gallstones: the GREPCO experience. The GREPCO Group. Hepatology. 1995; 21: 655-60. PMID: 7875663.

8) 日本消化器病学会, 編. 胆石症診療ガイドライン2021. 改訂第3版. 東京：南江堂；2021.

9) 急性胆管炎・胆嚢炎診療ガイドライン改訂出版委員会, 編. 急性胆管炎・胆嚢炎診療ガイドライン2013. 東京：医学図書出版；2013.

10) 急性胆管炎・胆嚢炎診療ガイドライン改訂出版委員会, 編. 急性胆管炎・胆嚢炎診療ガイドライン2018. 東京：医学図書出版；2018.

11) Kiewiet JJ, et al. A systematic review and meta-analysis of diagnostic performance of imaging in acute cholecystitis. Radiology. 2012; 264: 708-20. PMID: 22798223.

4. 消化管出血　文献

1) Farrell JJ, et al. Review article: the management of lower gastrointestinal bleeding. Aliment Pharmacol Ther. 2005; 21: 1281-98. PMID: 15932359.

2) Barkun AN, et al; International Consensus Upper Gastrointestinal Bleeding Conference Group. International consensus recommendations on the management of patients with nonvariceal upper gastrointestinal bleeding. Ann Intern Med. 2010; 152: 101-13. PMID: 20083829.

3) Strate LL, et al. Risk factors for mortality in lower intestinal bleeding. Clin Gastroenterol Hepatol. 2008; 6: 1004-10. PMID: 18558513.

4) Tanaka Y, et al. Predictive factors for colonic diverticular rebleeding: a retrospective analysis of the clinical and colonoscopic features of 111 patients. Gut Liver. 2012; 6: 334-8. PMID: 22844561.

5) Niikura R, et al. Recurrence of colonic diverticular bleeding and associated risk factors. Colorectal Dis. 2012; 14: 302-5. PMID: 21692963.

6) Gralnek IM, et al. Acute lower gastrointestinal bleeding. N Engl J Med. 2017; 376: 1054-63. PMID: 28296600.

7) Srygley FD, et al. Does this patient have a severe upper gastrointestinal bleed? JAMA. 2012; 307: 1072-9. PMID: 22416103.

8) Foley PT, et al. Multi-detector CT angiography for lower gastrointestinal bleeding: Can it select patients for endovascular intervention? J Med Imaging Radiat Oncol. 2010; 54: 9-16. PMID: 20377709.

9) Oakland K, et al. Derivation and validation of a novel risk score for safe discharge after acute lower gastrointestinal bleeding: a modelling study. Lancet Gastroenterol Hepatol. 2017; 2: 635-43. PMID: 28651935.

10) Oakland K, et al. External validation of the Oakland score to assess safe hospital discharge among adult patients with acute lower gastrointestinal bleeding in the US. JAMA Netw Open. 2020; 3: e209630. PMID: 32633766.

第 5 章　腹部疾患

5．婦人科腹症　文献

1) Norman RJ, et al. Blood or urine measurement of human chorionic gonadotropin for detection of ectopic pregnancy? A comparative study of quantitative and qualitative methods in both fluids. Obstet Gynecol. 1988; 71: 315-8. PMID: 3347413.

2) Furtado LV, et al. Should the qualitative serum pregnancy test be considered obsolete? Am J Clin Pathol. 2012; 137: 194-202. PMID: 22261443.

3) Huchon C, et al. Does this woman have adnexal torsion? Hum Reprod. 2012; 27: 2359-64. PMID: 22674200.

4) Mandoul C, et al. Diagnostic performance of CT signs for predicting adnexal torsion in women presenting with an adnexal mass and abdominal pain: A case-control study. Eur J Radiol. 2018; 98: 75-81. PMID: 29279174.

5) Lam A, et al. Assessing the clinical utility of color Doppler ultrasound for ovarian torsion in the setting of a negative contrast-enhanced CT scan of the abdomen and pelvis. Abdom Imaging. 2015; 40: 3206-13. PMID: 26353897.

6) Stany MP, et al. Benign disorders of the ovary. Obstet Gynecol Clin North Am. 2008; 35: 271-84, ix. PMID: 18486841.

7) Medvediev MV, et al. Hemorrhagic corpus luteum: Clinical management update. Turk J Obstet Gynecol. 2020; 17: 300-9. PMID: 33343977.

8) Chen L, et al. Comparative analysis of laparoscopy versus laparotomy in the management of ovarian cyst during pregnancy. J Obstet Gynaecol Res. 2014; 40: 763-9. PMID: 24738121.

9) Kim JH, et al. Successful conservative management of ruptured ovarian cysts with hemoperitoneum in healthy women. PLoS One. 2014; 9: e91171. PMID: 24608424.

10) Hallatt JG, et al. Ruptured corpus luteum with hemoperitoneum: a study of 173 surgical cases. Am J Obstet Gynecol. 1984; 149: 5-9. PMID: 6720774.

11) Liu X, et al. Diagnostic utility of CT in differentiating between ruptured ovarian corpus luteal cyst and ruptured ectopic pregnancy with hemorrhage. J Ovarian Res. 2018; 11: 5. PMID: 29316947.

12) Fiaschetti V, et al. Hemoperitoneum from corpus luteal cyst rupture: a practical approach in emergency room. Case Rep Emerg Med. 2014; 2014: 252657. PMID: 24987535.

13) Brunham RC, et al. Pelvic inflammatory disease. N Engl J Med. 2015; 372: 2039-48. PMID: 25992748.

14) Tanfer K, et al. Sexual intercourse during menstruation and self-reported sexually transmitted disease history among women. Sex Transm Dis. 1996; 23: 395-401. PMID: 8885071.

15) Farrukh S, et al. The additive value of pelvic examinations to history in predicting sexually transmitted infections for young female patients with suspected cervicitis or pelvic inflammatory disease. Ann Emerg Med. 2018; 72: 703-12.e1. PMID: 30251627.

16) Peipert JF, et al. Laboratory evaluation of acute upper genital tract infection. Obstet Gynecol. 1996; 87: 730-6. PMID: 8677076.

17) Lareau SM, et al. Pelvic inflammatory disease and tubo-ovarian abscess. Infect Dis Clin North Am. 2008; 22: 693-708. PMID: 18954759.

18) Jung SI, et al. Acute pelvic inflammatory disease: diagnostic performance of CT. J Obstet Gynaecol Res. 2011; 37: 228-35. PMID: 21114582.

210

19) Lee MH, et al. CT findings of acute pelvic inflammatory disease. Abdom Imaging. 2014; 39: 1350-5. PMID: 24802548.
20) Cacciatore B, et al. Transvaginal sonographic findings in ambulatory patients with suspected pelvic inflammatory disease. Obstet Gynecol. 1992; 80: 912-6. PMID: 1448258.
21) Boardman LA, et al. Endovaginal sonography for the diagnosis of upper genital tract infection. Obstet Gynecol. 1997; 90: 54-7. PMID: 9207813.
22) Yudin MH, et al. Vaginal polymorphonuclear leukocytes and bacterial vaginosis as markers for histologic endometritis among women without symptoms of pelvic inflammatory disease. Am J Obstet Gynecol. 2003; 188: 318-23. PMID: 12592233.

6. 腹痛　文献

1) Powers RD, et al. Abdominal pain in the ED: stability and change over 20 years. Am J Emerg Med. 1995; 13: 301-3. PMID: 7755822.
2) Gardner RL, et al. Does gender influence emergency department management and outcomes in geriatric abdominal pain? J Emerg Med. 2010; 39: 275-81. PMID: 18993017.
3) European Society of Urogenital Radiology. ESUR Guidelines on Contrast Agents 10.0. https://www.esur.org/wp-content/uploads/2022/03/ESUR-Guidelines-10_0-Final-Version.pdf（2023 年 6 月 1 日閲覧）
4) American College of Radiology. Appropriateness Criteria. https://acsearch.acr.org/list（2023 年 6 月 1 日閲覧）
5) Dillman JR, et al. Incidence and severity of acute allergic-like reactions to i.v. non-ionic iodinated contrast material in children. AJR Am J Roentgenol. 2007; 188: 1643-7. PMID: 17515388.
6) Lasser EC, et al. Reports on contrast media reactions: analysis of data from reports to the U. S. Food and Drug Administration. Radiology. 1997; 203: 605-10. PMID: 9169676.
7) Katayama H, et al. Adverse reactions to ionic and nonionic contrast media. A report from the Japanese Committee on the Safety of Contrast Media. Radiology. 1990; 175: 621-8. PMID: 2343107.
8) Norman RJ, et al. Blood or urine measurement of human chorionic gonadotropin for detection of ectopic pregnancy? A comparative study of quantitative and qualitative methods in both fluids. Obstet Gynecol. 1988; 71: 315-8. PMID: 3347413.
9) Israel GM, et al. MRI vs. ultrasound for suspected appendicitis during pregnancy. J Magn Reson Imaging. 2008; 28: 428-33. PMID: 18666160.
10) Oto A, et al. MR imaging in the triage of pregnant patients with acute abdominal and pelvic pain. Abdom Imaging. 2009; 34: 243-50. PMID: 18330616.
11) Williams R, et al. Ultrasound scanning in the diagnosis of acute appendicitis in pregnancy. Emerg Med J. 2007; 24: 359-60. PMID: 17452707.
12) Centers for Disease Control and Prevention. Radiation and Pregnancy; a fact sheet for physicians. http://emergency.cdc.gov/radiation/prenatalphysician.asp（2023 年 6 月 1 日閲覧）
13) Lazarus E, et al. Utilization of imaging in pregnant patients: 10-year review of 5270 examinations in 3285 patients--1997-2006. Radiology. 2009; 251: 517-24. PMID: 19293204.

第 5 章　腹部疾患

14）Katz DS, et al. Imaging of abdominal pain in pregnancy. Radiol Clin North Am. 2012; 50: 149-71. PMID: 22099493.

15）Yu CW, et al. Systematic review and meta-analysis of the diagnostic accuracy of procalcitonin, C-reactive protein and white blood cell count for suspected acute appendicitis. Br J Surg. 2013; 100: 322-9. PMID: 23203918.

16）急性腹症診療ガイドライン出版委員会，編. 急性腹症診療ガイドライン 2015. 東京：医学書院；2015. p.87.

17）Nagurney JT, et al. Use of diagnostic testing in the emergency department for patients presenting with non-traumatic abdominal pain. J Emerg Med. 2003; 25: 363-71. PMID: 14654174.

18）Panebianco NL, et al. Imaging and laboratory testing in acute abdominal pain. Emerg Med Clin North Am. 2011; 29: 175-93, vii. PMID: 21515175.

19）Graff L, et al. Probability of appendicitis before and after observation. Ann Emerg Med. 1991; 20: 503-7. PMID: 2024789.

20）Stang M, et al. Incidence of lactic acidosis in metformin users. Diabetes Care. 1999; 22: 925-7. PMID: 10372243.

21）Salpeter SR, et al. Risk of fatal and nonfatal lactic acidosis with metformin use in type 2 diabetes mellitus. Cochrane Database Syst Rev. 2010; 2010: CD002967. PMID: 20393934.

第 **6** 章

腎・電解質・血液疾患

6-1 低 Na 血症

> 思ったことが全部実現できたら危ない．3回に1回くらいがちょうどいい．
> 松下幸之助

症例 6-1-1　　**34 歳女性　主訴：意識障害**

現病歴　　来院日の 8：30 に母親が仕事に行く時はいつもと変わらなかった．18 時ごろに母親が帰宅すると意識障害があり救急要請となる．

既往歴・内服　　精神科に通院歴があり，処方があるようだが詳細不明．

Vital signs　　GCS E1V2M4，BP 110/60 mmHg，HR 67 回/分，RR 18 回/分，SpO₂ 96％（酸素 0 L），BT 36.6℃

検査　　頭部 CT では異常なし．血液検査では Na^+ 112 mEq/L，Cl^- 79 mEq/L を認めたが他に大きな異常は認めなかった．

Q　① Disposition（入院・帰宅）をどのように決めますか？
　② 入院（または帰宅）後の具体的マネジメントは？

低 Na 血症の Disposition

　ここでは主に，検査値異常の病態の Disposition として，低 Na 血症を解説していきます．低 Na 血症は ER 患者の約 20％に認められる頻度の高い電解質異常であり[1-3]，最初に押さえておくべき検査値異常の病態です．

　検査値異常の Disposition は「症状」の有無を評価し，症候性であれば原則入院とします．今回の低 Na 血症の症例は症状（意識障害）があるので，症候性低 Na 血症として Disposition は入院となります（図 1）．

　ただし，本来は ER で「検査異常（低 Na）→症状（意識障害）」とは断定できません．たとえば，低 Na 血症の高度異常は急性であれば意識障害となりますが，慢性であれば Na^+ 110 mEq/L 前後でも意識障害の症状が出ないこともあります[4]．さらに今回の症例であれば，症状（意識障害）の原因として，低 Na 血症以外に急性薬物中毒や解離性昏迷なども鑑別に挙がります．

　そのため ER の時点では「症状（意識障害）＝検査異常（低 Na）」というのは暫定診断です．入院後に Na 値の改善に伴い症状が軽快して確定診断となります（図 1）．

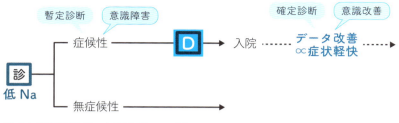

図1 | 症候性低Na血症のDisposition

本症例は次のようなマネジメントとなりました．

症例 6-1-1

34歳の女性が意識障害で来院した．Na⁺ 112 mEq/L以外には意識障害の原因となる検査異常は認めなかった．低Na血症による意識障害と暫定診断しつつ，急性薬物中毒や解離性昏迷も鑑別に考え経過観察入院とした．
入院後は急激にならないよう慎重にNa補正を開始した．低Naの改善に伴い意識は軽快した．また大量の希釈尿を認め，病歴でも大量飲水のエピソードが確認され，水中毒による症候性低Na血症から意識障害をきたしたと判断された．

別の低Na血症症例もみてみましょう．

症例 6-1-2　78歳男性

現病歴	転倒による後頭部打撲で来院した．
既往歴・内服	認知症，高血圧（アムロジピンのみ内服）
Vital signs	GCS E4V5M6，BP 148/104 mmHg，HR 72回/分，RR 16回/分，SpO₂ 98％（room air），BT 35.8℃
身体所見	後頭部に血腫があるが，それ以外の外傷所見なし．四肢麻痺なし．
検査	頭部CTでは明らかな異常は認めなかった．転倒の原因検査の採血結果で低Naが以下の値であった（他の検査は正常）．
Na値	ⒶNa⁺ 117 mEq/L，ⒷNa⁺ 123 mEq/L，ⒸNa⁺ 130 mEq/L

Q ① ⒶⒷⒸのそれぞれでDisposition（入院・帰宅）をどのように決めますか？
② ⒶⒷⒸのそれぞれで入院（または帰宅）後の具体的マネジメントは？

無症候性低Na血症のDisposition

今回は意識障害のない無症候性低Na血症*のDispositionについて考えてみましょ

う．無症候性では低 Na となったスピードの確認から始めます．数日以内の採血結果を探し，10 mEq/L 以上低下していれば急性と判断します．ただし，入院中でなければ数日前の Na 値は確認できないため，多くはスピード不明です．この場合は慢性と判断します．つまり ER では無症候性低 Na 血症≒慢性低 Na 血症ということになります．

（慢性の）無症候性低 Na 血症では Na 値で Disposition を予測します．「Na^+ が 120 mEq/L 未満（高度異常）なら入院，130 mEq/L 以上（軽度異常）なら帰宅」という感覚が，臨床医の 9 割が共感できるイメージでしょう．120～130 mEq/L では，120 mEq/L に近づくほど入院，130 mEq/L に近づくほど帰宅，とグラデーションがあります．中間値で判断に迷う場合は，患者背景や低 Na 血症の原因で方針を決定します（図 2）．

> ＊本書では「無症候性低 Na 血症」とは意識障害がない低 Na 血症をさします．一方，慢性低 Na 血症では認知機能低下や歩行低下といったマイルドな症状をきたすこともあり，完全な無症候性とは断定できません．特に高齢者ではこうした慢性症状に対する評価・治療が必要となることもありますが，慢性症状は急性期の Disposition には影響しません．

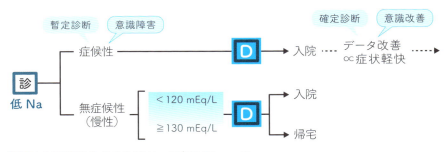

図 2 ｜ 無症候性を含めた低 Na 血症の Disposition

低 Na 血症の診断

低 Na 血症の診断は数値だけで可能です．一方で難しいのは原因診断です．その理由は低 Na 血症の原因診断アルゴリズムが完璧でないためです（図 3）．アルゴリズムの診断率はシンプルな症例でも約 70％[5]，複雑な症例では約 10％[6] と高くありません．低 Na 血症の原因診断は総合評価で行う必要があり，アルゴリズムは参考程度となります．

そのため，低 Na 血症の原因診断のトレーニング方法は，自分で鑑別を考え，経

験豊富なコンサルト医と答え合わせをすることにつきます．腎臓内科や総合内科や救急医の（できれば優秀な）上級医をみつけ，彼らの考えを真似ることを繰り返してください．

無症候低 Na 血症は，原因診断は難しくても，治療は「水制限」or「塩分負荷（生理食塩水点滴など）」の二択です（図 3）．水制限 or 塩分負荷の選択には，原因の推測は必要ですが，「どちらかといえば，今回は水制限する原因の可能性が高いだろう」といった暫定診断で治療を開始して構いません．実際に私もそのように治療を選択するケースが多いです．

治療開始で気を付けるのは補正スピードです．低 Na 血症では急速補正によって浸透圧性脱髄症候群（osmotic demyelination syndrome: ODS）のリスクがあるためです．入院中であれば 8～12 時間ごとに採血し，尿量 > 200 mL/時ではその都度追加採血して Na が急上昇していないかチェックします．

慢性低 Na 血症なら，1 日で 4～8 mEq/L の補正スピードを目指します．それを超えた急激補正になりそうなら，水制限時はデスモプレシンの使用，生理食塩水点滴時は 5% ブドウ糖液への変更も検討します注）．

また患者背景で補正が急激になるリスクが高ければ Disposition は入院の可能性が高くなりますし，マイルドに外来補正できそうであれば帰宅が選択肢に挙がります．

注：より具体的な低 Na の補正については拙著『POCT ハンター（Part III EPISODE 3）も参考にしてください．

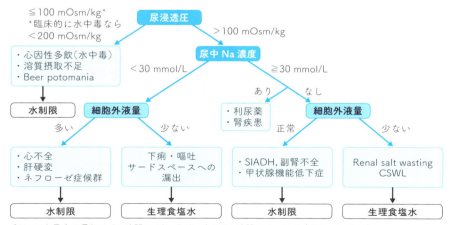

*Na の上昇率は最初の 24 時間で 10 mEq/L，次の 24 時間で 8 mEq/L（130 mEq まで）

図 3 ｜ 低 Na 血症のアルゴリズム
（文献 7～9 を参考に作成）

低 Na 血症のコンサルト

入院ケースでは，日中・平日の場合，院内に担当する総合内科医や腎臓内科医がいれば原因診断や初期補正について相談します．相談の前には必要な情報は集めておき，自分なりに原因のアセスメントをすることが重要です．ここで同時に入院主治医についても相談しますが，低 Na 以外にも併発病態があるケースなどでは必ずしも低 Na 血症のコンサルト医が主治医になるとは限りません．併発病態の診療科医が主治医となる，あるいは主治医が未定の場合は初診医が主治医を継続します．

一方，夜間・休日であれば初診医がいったん入院主治医となり，翌朝や後日にコンサルトします．翌朝のコンサルトでは原因診断や初期補正の相談は OK ですが，主治医については同様に協議して決定していきます（図 4）．

帰宅症例では，通院している医療機関があれば後日フォローアップを依頼しますが，通院先がハッキリしない場合は初診医がフォローアップも検討します（図 4）．

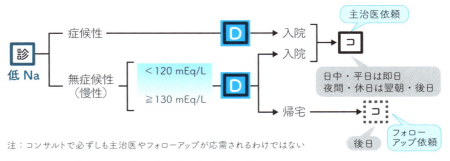

注：コンサルトで必ずしも主治医やフォローアップが応需されるわけではない

図 4 ｜ 低 Na 血症のコンサルトとそのタイミング

では，各症例の続きをみておきましょう．

症例 6-1-2

78 歳の男性が転倒で来院し，頭部打撲の診断となったが，偶然に低 Na 血症がみつかった．

Ⓐ Na^+ 117 mEq/L は高度異常で入院が必要と判断した．休日で専門医が不在のため初診医が週末に生理食塩水を点滴し経過をみることにした．

Ⓑ Na^+ 123 mEq/L で低 Na の原因ははっきりせず入院補正が必要と判断した．夜間の受診でコンサルトする医師がおらず，初診医が朝まで主治医対応し翌朝に腎臓内科医にコンサルトする方針とした．

Ⓒ Na^+ 130 mEq/L は軽度異常と判断した．院内の腎臓内科医に相談した結果，採血と尿検査を追加し，帰宅・外来フォローアップとなった．

> 思ったことが全部実現できたら危ない．3 回に 1 回くらいがちょうどいい．

初診医がコンサルト医に低 Na 血症の主治医をしてもらいたいと思っても，受けてもらえるのは 3 回に 1 回ぐらいです．ER で診断がつく低 Na 血症も 3 例に 1 例ぐらいです．低 Na 血症の初診医は，3 回に 1 回ぐらいが「ちょうどいい」と思っておきましょう．

低 Na 血症の ER1.5

- ☑ 症候性は入院，慢性であれば 120 未満なら入院，130 以上は帰宅が目安
- ☑ 低 Na 血症の原因診断アルゴリズムは参考にすぎない
- ☑ コンサルト医が不在の時は初診医が担当医として継続加療していこう

Advanced Lecture

高 Na 血症は ER≧2.0

低 Na 血症は ER1.5 ですが，高 Na 血症は原則入院となる ER≧2.0 の病態です．なぜなら，高 Na 血症の死亡率は症候性で約 50％[10]，無症候性で約 40％[11-13]と致死的なためです[1,13,14]．また高 Na 血症は全年齢では 1.7％ですが[1]，65 歳以上では 6.6％と[15]高齢者に多いことも死亡率が入院を要する所以です[16]．

高齢者は口渇中枢の感受性が低下して飲水量が減りやすく[17]，高 Na 血症の原因は約 9 割が水分摂取不足という報告もあります[12]．高 Na 血症の高齢者に「喉が渇いたら水を飲みましょう」という方針が難しければ，入院での点滴補正となります．

さらに，高 Na 血症の高齢者の 72％が肺炎や尿路感染症といった細菌感染に罹患していたという報告もあり[16]，感染症の併発があればますます帰宅は困難となります．

さらに高 Na 血症で注意が必要なのは，必ずしも重篤な症状をきたさないという点です．高 Na 血症で症状があるのは 160 mEq/L 以上であり，160 mEq/L 未満は原則として無症状です[18]．症状がある場合でも，高齢者は倦怠感や食思不振など軽微な症状で来院することも珍しくありません[19]．あるいは患者さん本人からの訴えは全くなく，家族や介護者から「元気がない」とか「いつもと様子が違う」と連れてこられるケースもあります．このように，高 Na 血症は臨床症状が乏しくてもDisposition は原則入院というのがポイントとなります．

6-2 低K血症

> いいじゃないかおくれても，最後までがんばれ．
> ドラえもん（『ドラえもん』）

症例 6-2-1　38歳女性　主訴：嘔吐・下痢，全身脱力

現病歴	来院2日前より嘔吐と下痢が頻回にあり，来院日になっても症状が継続し，全身脱力も強いため外来受診となる．
既往歴・内服	既往歴：特記事項なし，内服：なし，飲酒は全くしない
家族歴	娘と息子が同様の症状で胃腸炎の診断を小児科で受けている．
Vital signs	GCS E4V5M6，BP 120/85 mmHg，HR 77回/分，RR 20回/分，SpO$_2$ 98％（酸素0 L），BT 36.9℃
静脈血ガス	pH 7.48，PO$_2$ 40.3 Torr，PCO$_2$ 53.5 Torr，HCO$_3^-$ 39.8 mEq/L，Na$^+$ 136 mEq/L，K$^+$ 2.3 mEq/L，Cl$^-$ 89 mEq/L，AG 9.2 mEq/L，Glu 95 mg/dL，Lac 1.1 mmol/L，Ca^{2+} 1.20 mEq/L

Q ①Disposition（入院・帰宅）をどのように決めますか？
②入院（または帰宅）後の具体的マネジメントは？

症候性低K血症のDisposition

脱力症状の原因検索で低K血症がみつかった症例です．低K血症のDispositionは検査型で進めます．今回は症状がある症候性低K血症であり，原則入院対応をしていきます．

脱力は低K血症の症状として最もコモンで，左右対称なのが特徴です．下肢優位のため歩行困難となることもあります．ただし低K血症の脱力はK$^+$≦2.5 mEq/Lの重症低Kにならないと認めません．今回はK$^+$ 2.3 mEq/Lであり，「低K血症→脱力」と考えてOKですが，もしK$^+$＞2.5 mEq/Lであれば脱力は別の原因を考えなければなりません．

さらにはK$^+$≦2.5 mEq/LでもKの補正に伴って脱力症状が軽快してから「低K血症→脱力」という確定診断になります．K$^+$＜2.5 mEq/Lでも脱力症状を認めるのは49％という報告もあるので[1]，本症例もERでは「低K血症→脱力」は暫定診断であり，治療と確定診断のためにも入院対応とします（図1）．こうした症候性低K血症のマネジメントは症候性低Na血症（p.214）と非常によく似ています．

6-2 低 K 血症

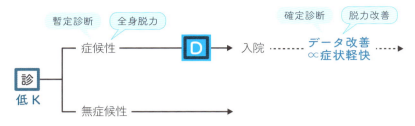

図1 | 症候性低 K 血症の Disposition（低 Na 血症と同じ）

症候性低 K 血症の入院後の対応

今回の症例は症候性低 K 血症で入院とし，初診医が K 補正を始めます．嘔吐も伴うため内服補正は確実でなく，点滴で補正することにしました．K 製剤には，Cl アリ（例：KCL 補正液）と Cl ナシ（例：アスパラギン酸カリウム注などの有機カリウム製剤）の 2 種類があります．この使い分けは「低 Cl 血症→Cl アリ，低 Cl 血症なし→Cl ナシ」と覚えておきましょう．

今回のように脱水症状を背景とした低 K＋低 Cl に代謝性アルカローシスが併発している場合は，血管内ボリュームと K と Cl をすべて補正していくことが重要です[2]．ここでは生理食塩水（500 mL）＋KCL 補正液（20 mL）を 100 mL/時で末梢ルート点滴で補正します．

低 K の原因診断は？

低 Na と同様に，低 K も診断自体は簡単ですが，原因診断は難しくなります．低 K もアルゴリズムは完璧でないため，参考にしつつ臨床的に総合判断します．原因疾患は多岐にわたるため，特に多い「薬剤性」「下痢」「大酒家」の 3 つから考えます[1,3]．これらは病歴だけでも予測可能なので，最初に確認します．今回の症例は下痢の病歴があり，薬剤性や大酒家の病歴はないため，下痢による低 K 血症が大本命です．

ちなみに，研修医へ「低 K 血症の原因は？」と質問すると，「低 K 性周期性四肢麻痺（hypokalemic periodic paralysis: HPP）」が一番人気です．しかし HPP は ER の教科書[4]や UpToDate[5]では"10 万人に 1 人の激レア遺伝性"と記載されています．最初に HPP が頭に思い浮かんだとしても，いつも探してかかるのは非効率的です．

当院のカルテを 10 年間探してみたところ，真の HPP はたった 2 人で，甲状腺機能亢進症によるものでした．でも「低 K 性周期性四肢麻痺」と記載されたカルテを

毎月1症例はみかけます．どうやら我が国の臨床医は，低Kで脱力症状があれば，原因にかかわらず「（広義の）低K性周期性四肢麻痺」と記載しているようです．

実際は「薬剤」「大酒家」「下痢」の該当病態がなければ，HPP検索のためにTSH（感度，特異度が非常に高く除外や診断が可能[6]）と尿K，尿CrをオーダーするのΩが効率的です．尿K/尿Cr＞13 mEq/gではKの腎性排泄を疑い[7,8]，追加でレニン・アルドステロン検査も……おっと，ここから先は専門医へ任せます．ちなみにTTKGの使用はもう推奨されません[9]．非専門医であれば，「薬剤」「大酒家」「下痢」の可能性が乏しい時にTSHの低下や尿K/尿Cr＞13 mEq/gを評価し，あれば専門医へコンサルトできれば合格点です．

それでは症例の続きをみてみましょう．

症例 6-2-1

38歳の女性が嘔吐，下痢，全身脱力症状で来院した．急性胃腸炎の症状に続発した脱水症，低K血症（＋低CL血症，代謝性アルカローシス）の診断となった．Dispositionは症候性低K血症として入院の方針とし，生理食塩水（500 mL）＋KCL補正液（20 mL）を100 mL/時で点滴補正開始した．翌日の採血ではK⁺ 2.9 mEq/Lと上昇して脱力症状も軽快し，水分摂取可能となり退院となった．

次の症例です．

症例 6-2-2　68歳男性　発熱

現病歴	来院前日より発熱と倦怠感があり時間外外来を受診した．同居の妻が2日前にインフルエンザA型と診断されている．
既往歴・内服	既往歴：心不全，高血圧の診断で循環器内科に通院している．内服：アムロジピン，メインテート®，ラシックス®，五淋散
Vital signs	GCS E4V5M6, BP 138/92 mmHg, HR 74回/分, RR 18回/分, SpO₂ 98%（room air），BT 38.2℃
身体所見	咽頭軽度発赤，胸部聴診では明らかな異常なし，著明な下腿浮腫あり（non-pitting edema）．
検査	インフルエンザ迅速検査：A型陽性．同時に評価した血液検査でK⁺ 2.3 mEq/L，他は異常なし．

①Disposition（入院・帰宅）をどのように決めますか？
②入院（または帰宅）後の具体的マネジメントは？

無症候性低K血症のDisposition

ER患者の低K血症の有病率は2.2〜11%と高いのですが[1,10,11]，多くは無症候性で，軽症・中等症（K^+ 2.6〜3.4 mEq/L）の異常が偶発的にみつかるケースです[1]．症例6-2-1のような重症低K患者（$K^+ \leq 2.5$ mEq/L）の有病率は約0.1%であり[1]，今回の症例6-2-2のような無症候性低K血症の方がずっとコモンです．

こうした無症候性低K血症では数値の大きさでDispositionを決めていきます．エビデンスは乏しいですが，$K^+ \geq 2.5$ mEq/Lなら帰宅，$K^+ < 2.5$ mEq/Lなら入院というのが臨床医の感覚に近いです．

迷った場合は，数値に加えて患者背景や低Kの原因（「薬剤性」「大酒家」「下痢」）で考えます．「下痢」の場合は，胃腸炎症状などにより経口補正がうまくいかないこともあるため入院を考慮します．「大酒家」の場合は，低K以外にもアルコール性ケトアシドーシスや低Mg血症，貧血など多くの問題を抱えていることが多いため入院を検討することが多いです．一方「薬剤性」の場合は，被疑薬を休薬した上で経口補正で対応可能なケースは多く，帰宅を検討します．Kの経口補正は40〜60 mEq投与後60〜90分で1.0〜1.5 mEq/LのK濃度の上昇が期待でき[12]，きちんと内服できれば点滴補正と遜色はありません（表1）．

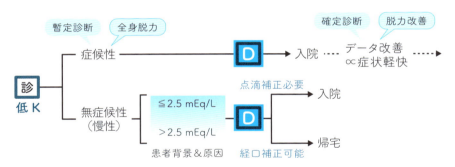

図2｜無症候性低K血症のDisposition

表1｜主な内服K製剤とK含有量

商品名	一般名	K含有量	1日最大量
塩化カリウム徐放錠「St」	塩化カリウム	8 mEq/錠	32 mEq
アスパラカリウム錠*	Lアスパラギン酸カリウム	1.8 mEq/錠	16.2 mEq
グルコンサンK錠*	グルコン酸カリウム	2.5〜5.0 mEq/錠	40 mEq

*細粒もあるが，1日最大量は錠剤とほぼ同量

第 6 章　腎・電解質・血液疾患

薬剤性低 K 血症の被疑薬は？

　薬剤性低 K 血症の被疑薬は，①利尿薬（ラシックス®，フルイトラン®），②漢方薬，③ステロイドがトップ 3 です．今回の症例はラシックス® と五淋散が被疑薬となります．ここで問題なのが，どの漢方薬が低 K 血症を起こすかです．

　漢方薬が低 K 血症を引き起こすのは，含有成分である甘草による偽性アルドステロン症のためです．国内で処方されている約 150 種類の漢方薬のうち，100 種類以上に甘草が含まれています．発症率に関しては 1 日あたりの甘草摂取量が 1 g で 1.0 ％，2 g で 1.7 ％，4 g で 3.3 ％，6 g で 11.1 ％と報告されています[13]．

　漢方薬の中でも芍薬甘草湯は甘草含有量が 6 g と多く，処方頻度も高いため被疑薬 No1 です．ただし，甘草を含む漢方薬は他にもたくさんあるので，添付文書などから甘草含有量を調べるか，表 2 のような資料を確認します．

　今回処方されていた五淋散は甘草含有量が 3 g と比較的多く，被疑薬となります．もともとの処方の利尿薬と相まって低 K 血症を起こしたと考えられます．高齢者ではポリファーマシーの症例が多く，漢方の薬物相互作用による偽性アルドステロン症をきたす症例も散見されます[14]．

表 2 │ **甘草を多く含む主な漢方薬**（1 日服用中の甘草の含有量を示す）

8 g	甘草湯
6 g	**芍薬甘草湯**
5 g	甘麦大棗湯
3 g	黄連湯，桔梗湯，芎帰膠艾湯，桂枝人参湯，五淋散，炙甘草湯，小青竜湯，人参湯，排膿散及湯
2.5 g	半夏瀉心湯
2 g	温経湯，越婢加朮湯，黄耆建中湯，乙字湯，葛根湯，葛根湯加川芎辛夷，桂枝湯，桂枝加芍薬湯，桂枝加芍薬大黄湯，桂枝加朮附湯，桂枝加竜骨牡蛎湯，桂枝加苓朮附湯，五虎湯，紫胡桂枝湯，紫胡桂枝乾姜湯，紫朴湯，紫苓湯，小建中湯，小柴胡湯，小柴胡湯加桔梗石膏，神秘湯，大黄甘草湯，通導散，当帰建中湯，当帰四逆加呉茱萸生姜湯，麦門冬湯，白虎加人参湯，……

> 芍薬甘草湯だけは覚えておく
> それ以外は web で
> 甘草の含有量をチェック

低 K 血症のコンサルト

　最後に低 K 血症のコンサルトについて確認していきましょう．入院症例で「薬剤性」「大酒家」「下痢」のケースでは，初診医が原則として主治医を継続し，補正まで行います．日中・平日で，地域や病院によりこれらの疾患の担当医を依頼できる

ケースでは入院主治医依頼しても OK ですが，夜間・休日は初診医が主治医継続となり，コンサルトは翌朝・翌日以降です．帰宅症例は「大酒家」「下痢」はコンサルトなしで OK ですが，「薬剤性」で投与薬調整が必要なケースでは後日処方医にコンサルトします．なお，「薬剤性」「大酒家」「下痢」以外であれば入院 or 帰宅にかかわらずデータをそろえて腎臓内科医へコンサルトします．

> いいじゃないかおくれても，最後までがんばれ．

低 K は初診医が診断と治療をある程度は継続していく病態です．補正に多少時間がかかっても，がんばって最後までやり抜くことが大切になってくるのです．

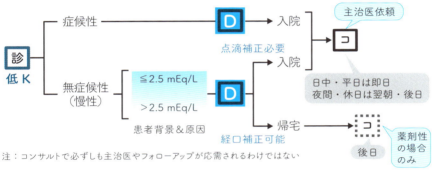

図 3 | 低 K 血症のコンサルト

では，今回の症例の振り返りです．

症例 6-2-2
68 歳の男性が発熱で来院．インフルエンザ A 型の診断と同時に，無症候性低 K 血症（K^+ 2.3 mEq/L）がみつかった．原因として薬剤性を考慮し，被疑薬を休止して内服カリウム製剤を処方，2 日後にかかりつけ処方医へ紹介受診とした．

低 K 血症の ER1.5

- ☑ 症候性（脱力症状）や K^+ < 2.5 mEq/L は入院，両方なければ帰宅を考慮
- ☑ 下痢や大酒家なら入院を考慮，薬剤性なら帰宅を考慮
- ☑ コンサルトする症例は少なく，初診医が最後までがんばる病態と心得る

6-3 高K血症・高Cr血症

> 現実との戦いで，唯一の武器は想像力である．
> ルイス・キャロル

症例 6-3-1　**71歳女性　主訴：転倒，右手関節痛**

現病歴など　来院日に転倒，右橈骨遠位端骨折で整形外科コンサルトしたところ，シーネ固定で保存加療（帰宅方針）となり，鎮痛薬としてセレコックス® が処方された．一方で来院時採血に異常がみつかった．

既往歴・内服　既往歴：高血圧，慢性腎障害
内服：エックスフォージ® 配合錠 1錠/日，コララン®，バイアスピリン® 1錠/日，ジャディアンス® 10 mg 1錠/日

Vital signs　GCS E4V5M6, BP 151/83 mmHg, HR 76回/分, RR 18回/分, SpO$_2$ 99％（酸素0 L），BT 36.3℃

採血　Na$^+$ 141 mEq/L, K$^+$ 5.8 mEq/L, Cl$^-$ 98 mEq/L, Cr 1.6 mg/dL

> **Q**
> ①Disposition（入院・帰宅）をどのように決めますか？
> ②入院（または帰宅）後の具体的マネジメントは？

高K血症は症候でなく心電図からスタート

　骨折の評価中にみつかった高K血症の症例です．高K血症のDispositionは検査型で進めます．検査型では症候性or無症候性の判断からスタートしますが，高K血症は症状の評価が難しく注意が必要です．図1は高K血症でERに搬送された患者の主訴一覧です．意識障害，失神，呼吸苦など多様ですが[1]，これらは主に高K血症に併発している疾病の症状であり，高K血症自体の症状（脱力などが有名）はこれらに上書きされて判断できないことが多いのです．

　そこで高K血症のマネジメントは症状の評価の代わりに心電図評価からスタートします．心電図変化がある場合は重症の高K血症として入院が必要と判断します（図1）．心電図変化は，テント状T波以外にもST変化，徐脈など（図1）[1,2]，どのような変化でも入院とします．

　心電図所見が高K血症による変化かどうか迷うケースでは，もとの心電図を探して確認します．Kの数値と心電図変化は完全には対応しないので[3]，K値だけで心電図所見の予測をしないようにしましょう．

6-3 高K血症・高Cr血症

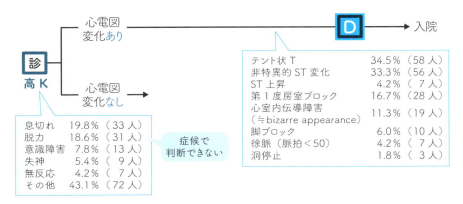

図1 | 高K血症のDispositionは心電図評価から開始
(Freeman K, et al. Acad Emerg Med. 2008; 15: 239-49[1])

高K血症の原因≒腎臓トラブル

　心電図変化がなければ，高K血症の病態生理を考えてマネジメントを進めます．高K血症の原因病態は，①Kの摂取増加，②細胞外へのシフト，③K排泄の低下に分けられます（図2）．①Kの摂取増加のみで高K血症となることは稀です．②細胞外へのシフトで臨床的に多いのは糖尿病緊急疾患（DKAやHHS）などです．この場合はインスリン作用が不足することでNa/K ATPaseの細胞内K取り込み障害が起こり高K血症となります．メカニズムは難しいですが，HHSやDKAなら必ず入院なので，Dispositionでは困りません．

　一方，判断に迷うのが③K排泄の低下です．Kの90～95％が尿から，5～10％が消化管から排泄されるため[4,5]，方針決定のカギは腎機能にあります．つまり高K血症（ER1.5）はK値と同時に腎機能をCr値で評価してDispositionを決めることが多くなります（図2）．

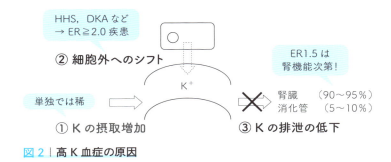

図2 | 高K血症の原因

高K血症と高Cr血症のDisposition

高K血症でCrが増加している時は，過去のCr値と比較して悪化していればAKIかCKD増悪として入院です．過去の採血結果がない場合は，最も悪い状況を想定して腎機能の回復を慎重にみるため，入院を検討します．

一方，過去の採血でCr値の上昇がすでにあっても，変化がなければCKDです．CKDはK値が少し高い程度のケースが多く[6]，内服治療で帰宅が検討されます．

なお，維持透析中の患者の高K血症は，何らかの併発疾患があって透析ができなかったか，コンプライアンスが悪く透析をしていないケースです．コンプライアンスの問題では透析担当医にコンサルトしてDispositionを決定します．

高K血症に併発疾患があれば入院を検討します．頻度の高い併発疾患は血管内脱水（46.2％），感染症（32.9％），出血（18.7％）などで，それら単独でも入院が検討されます[7]．実際に高K血症の入院患者の89％には高K血症以外の入院必要疾患があるという報告もあります[7]．

これに加えてKの数値で入院判断をします．$K^+ < 5.5$ mEq/Lなら帰宅，$K^+ > 6.5$ mEq/Lなら入院という値は臨床医の感覚には近いのですが，実際にはEBMがなく参考値です．

さらに，緊急透析する場合は原則入院となります．初診医が透析できない場合は対応可能な医師にコンサルトしつつDispositionを決定します．このように高K血症のDispositionは，腎病態，併発疾患，K値，緊急透析で総合判断します（図3）．

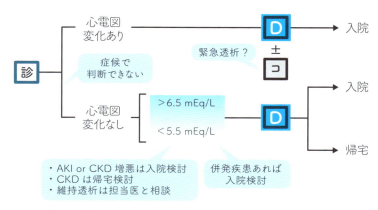

図3 | 高K血症のDisposition

高 K 血症の治療

高 K 血症には透析以外にも多くの投薬治療があります．高 K 血症の投薬治療を理解すれば透析を回避できる可能性もあり，その詳細を確認していきましょう．

高 K 血症の投薬治療は，①心電図変化自体の治療（Ca 製剤），②一時的治療（GI 療法とカテコラミン）③継続的治療（ロケルマ®）に分けて考えます．

まず①Ca 製剤は心電図変化自体の治療であり，K 値を下げるわけではありません．Ca 製剤を投与するなら心電図変化があるが原則入院となるケースです．なお，Ca 製剤は 30 分～1 時間で効果が切れてくるので，その間に K 値を下げる治療を併用して実施します．

次に②一時的治療は GI 療法とベネトリン® 吸入です．GI 療法は 1 時間で K^+ が 0.5～1.0 mEq/L ほど低下します[8,9]．効果は 30 分前後で発現し，数時間持続します．ベネトリン® 吸入は GI と併用すれば 1.2～1.5 mEq/L の低下が期待できます[8,9]（メイロン® は K 低下作用が乏しく[10,11]，私は使用していません）．GI もベネトリン® 吸入も細胞内 K 取込み作用を利用した一時的な治療です．そのため数時間後に K が細胞内から移動し再上昇する点には注意が必要です．

一方，③継続的治療となるロケルマ®（sodium zirconium cyclosilicate hydrate: SZC）は K を腸管から体外排出する根本的な治療です．$K^+ \geqq 6$ mmol/L の CKD 患者を対象にした研究では，投与 4 時間後で 80％ の症例が $K^+ < 6$ mmol/L に，52％ の症例が $K^+ < 5.5$ mmol/L になったという報告があります[12]．ロケルマ® の ER 使用による K 低下効果も報告されており[13]，ロケルマ® の反応をみてから緊急透析の是非を考えるのがベターです[14]．

表 1 | ER における高 K 血症の急性期治療

	Ca 製剤	GI 療法	β 刺激薬吸入	SZC
処方例	カルチコール® 10 mL を 2～3 分かけて静注	ブドウ糖 50%（40 mL）+ヒューマリン® R 4～10 単位	生食 2 mL +ベネトリン® 0.5 cc を 3 回以上吸入	ロケルマ® 10 g×3/日（初回 2～3 日）
K 低下		30 分後 0.5～1.0 mEq/L	30 分後（GI 併用）1.2～1.5 mEq/L	4 時間後～約 0.5 mEq/L
再上昇		数時間後にあり	数時間後にあり	なし

高K血症と高Cr血症の診断とコンサルト

　高K血症や高Cr血症自体の診断は容易ですが、その原因を考えることはDisposition決定において重要です。高K血症の背景疾患として血管内脱水、感染症、出血などの併発病態がないかを検索します[7]。

　また薬剤性高K血症の頻度は63％と高く[15]、高K血症では必ず被疑薬を検索します。ACEI/ARB（10〜38％）[16]、スピロノラクトン、NSAIDsの3つが高頻度です。被疑薬があればいったんは休止し、後日処方医へコンサルトします（図4）。なお、CKDに対するRAS阻害薬（ACEI/ARB）の中止は死亡率や末期腎不全や心血管イベントのリスクとは関係がないという報告や[17]、むしろリスクが上がるという報告[18]などがあり、専門医でも意見が分かれるところです。

　高Cr血症の背景にCKDがある場合は、eGFRで評価します。Crは個体差が大きいのでダメです。計算式が煩雑（eGFR = 194 × 血清 $Cr^{-1.094}$ × 年齢$^{-0.287}$、女性は × 0.739）なので、電子カルテの自動計算やwebサイトの自動計算システムなどを使用するとよいです。

　GFR < 60 mL/分/1.73 m²（3カ月以上継続）でCKDの診断、かかりつけ医が腎臓専門医にコンサルトするタイミングがCKDステージG3b（GFR < 45 mL/分/1.73 m²）、透析導入を検討するタイミングがステージG4（GFR < 30 mL/分/1.73 m²）です。この「60（診断）→45（相談）→30（透析）」という数値は後日腎臓内科へコンサルトする時必要なので覚えておきましょう（図4）。

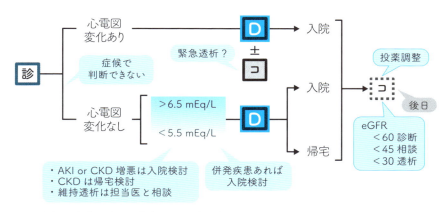

図4 | 高K血症と高Cr血症のコンサルト

症例の続きをみておきましょう．

症例 6-3-1
71 歳女性の右橈骨遠位端骨折（保存帰宅）の患者が，採血で K⁺ 5.8 mEq/L と Cr 1.6 mg/dL であった．通院中の病院に電話連絡すると 1 カ月前の採血では K⁺ 5.4 mEq/L と Cr 1.5 mg/dL だったため CKD と判断した．併発疾患は帰宅可能な骨折であり，原因としては薬剤性と判断した．被疑薬であるエックスフォージ® は休止とし，ロケルマ® 10 g × 3/日を処方して翌日に通院中の外来受診を指示した．骨折の鎮痛薬としてセレコックス®（NSAIDs）の処方があったが，腎毒性があり，整形外科に相談しアセトアミノフェンへ変更した．

> 現実との戦いで，唯一の武器は想像力である．

高 K 血症と戦うには，内服治療で K が体内でどのように動いているかを想像することが重要です．さらに，腎病態の回復のためには Cr 値の推移を想像することが必要となります．高 K 血症との戦いには想像力が求められるのです．

高 K 血症・高 Cr 血症の ER1.5

- ☑ 高 K 血症は症候でなく心電図の評価からマネジメントを始め，変化があれば入院とする
- ☑ 心電図変化がなければ，腎病態・併発疾患・K 値・緊急透析の是非から方針を決定
- ☑ 高 K 血症の内服治療の効果について熟知しておくこと

Advanced Lecture
いつ緊急血液浄化療法を開始するか？

「異常値がいくつなら血液浄化療法をすべきか？」というのは，若手医師からよく受ける質問です．これには一定の見解がなく，専門医でも意見が分かれるところです．下記のような異常値で実施することが多いですが[19]，あくまで参考値です．近年はロケルマ® が登場し，内服治療で透析を回避できるケースが増えてはいます．

【緊急血液浄化療法となる参考値[19]】
　　Cr＞8.0 mg/dL　BUN≧100 mg/dL　pH＜7.1　K＞7.0 mEq/L

6-4 高CK血症（横紋筋融解症）

> こだわりが過ぎて 君がコケないように 僕は祈るのだ.
> スピッツ（『子グマ！ 子グマ！』）

症例 6-4-1　86 歳女性　主訴：発熱，体動困難

現病歴　家族が日曜の夕方に電話しても応答がなく，月曜の朝に訪問すると自宅内でぐったりしているところを発見され救急搬送となった．

既往・社会歴　高血圧で内服処方あり，ADL は完全自立．

Vital signs　GCS E3V4M6，BP 110/90 mmHg，HR 120 回/分，RR 20 回/分，SpO₂ 97％（room air），BT 38.9℃

身体所見　明らかな麻痺はない，臀部と背部に褥瘡あり．

検査　頭部 CT，MRI，胸部 CT で異常所見なし．
迅速検査でインフルエンザ A 陽性．
AST 358 U/L，ALT 117 U/L，LDH 594 U/L，CPK 1511 U/L，BUN 21.9 mg/dL，Cr 0.63 mg/dL，Na 139 mEq/L，K 4.5 mEq/L，Cl 103 mEq/L，Ca 9.4 mg/dL，P 2.4 mg/dL，HCO₃ 22.6 mEq/L，CRP 0.93 mg/dL，白血球 12090/μL，Hb 11.4 g/dL

Q　①Disposition（入院・帰宅）をどのように決めますか？
②入院（または帰宅）後の具体的マネジメントは？

横紋筋融解症の Disposition は検査型？

　高 CK 血症（横紋筋融解症）の症例です．横紋筋融解症は 15〜46％[1,2]で AKI をきたすため，そのリスク評価が Disposition のポイントです．AKI のリスクは CK 値である程度予測できるので，横紋筋融解症単独であれば検査型として CK 値でマネジメントとなります．

　ただし，実際には横紋筋融解症の原因となる疾患の方が横紋筋融解症自体よりも重篤で優先順位が高い場合が多いので[1]，原因疾患の Disposition から決めるようにします．原疾患が入院であれば原疾患と横紋筋融解症の両方を入院治療し，原疾患が帰宅可能なら再度横紋筋融解症の Disposition を決める，という順序でマネジメントします（図 1）．

　原因疾患には外傷性（四肢外傷，クラッシュ症候群など）と，非外傷性（薬物，感

染症，電解質異常など）があります．頻度は国や施設によって異なり[1,3]，当院では成人の急性薬物中毒後，高齢者の感染症後で体動困難のケースが多いです．

こうした原因疾患を評価する時の注意点は，必ずしも1つの疾患ではないということです．横紋筋融解症の60％の症例は複数の原因を認めるという報告もあり[1]，原因疾患は広く探し，1つみつけても，他にないか検索していくことが重要です．

横紋筋融解症自体の Disposition

原因疾患で帰宅が可能なら，横紋筋融解症自体の Disposition を検査型で進めていきます．まずは症候性か無症候性かを評価します．横紋筋融解症の症状は筋肉痛（84％）や脱力（73％）[1]が主なものです．これらの症状で歩行困難であれば，帰宅後に病態が悪化する可能性があるので入院とします．なお，歩行困難の原因が高CK血症かは暫定診断とし，他に原因を検索し，CKの軽快とともに症状が改善して確定診断とします（図1）．

一方歩行可能なら，CK値が＞5000であれば入院，＜1000であれば帰宅を検討します．外傷による横紋筋融解症では，CK＞5000 U/Lで腎不全のリスクが上昇するという報告や[4]，CK＜1000 U/L かつ Cr＜1.3 mg/dL であれば急性腎障害の発生はなかったという報告からの参考値です[5]．CK値が高ければAKIのリスクは高くなりますが，きれいに相関しているわけではない点には注意が必要です[6]．

またCK値には，障害が始まってから異常値が出現するまでに2〜12時間，ピー

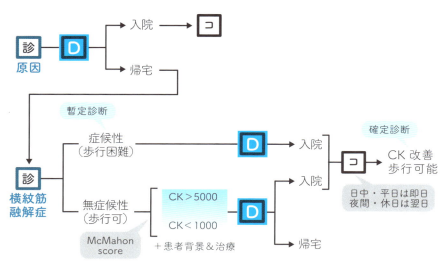

図1 | 横紋筋融解症の Disposition

クまでに 24〜72 時間かかるタイムラグがあります[7]．特に受傷から時間経過が短い場合には，CK が後から上昇してくる可能性があるため注意が必要です．

CK 以外のリスク要素は？

CK 値以外の要素を加えた評価方法として McMahon score があります（表 1）．CK 値が 5000 IU/L を超えた横紋筋融解 2371 例を対象に，合計 5 点未満では重症 AKI（透析症例）と死亡リスクが低くなると報告されています（3% 未満）[8]．McMahon score は横紋筋融解症の重症度評価が目的であり Disposition のためのスコアではありませんが，参考にしても OK です．

表 1 | McMahon score

	リスク	点数		リスク	点数
年齢	51〜70 歳	1.5	CK*	>40000 IU/L	2
	71〜80 歳	2.5	Cr*	1.4〜2.2 mg/dL	1.5
	>81 歳	3		>2.2 mg/dL	3
性別	女性	1	Ca*	<7.5 mg/dL	2
横紋筋融解の原因	痙攣，失神，運動，スタチン，筋炎以外	3	P*	4.0〜5.4 mg/dL	1.5
				>5.4 mg/dL	3
			HCO_3^-*	<19 mEq/L	2

合計≧6 点は重症化リスク高い

（McMahon GM, et al. JAMA Intern Med. 2013; 173: 1821-8[8]より改変）　　　　*受診時の結果

横紋筋融解症の診断

横紋筋融解症は，CK で評価し，ミオグロビンで評価してはいけないという点は注意が必要です．ミオグロビンは横紋筋融解による AKI の主犯格なのですが，上昇しても速やかに代謝されるため，血中濃度は横紋筋融解症の評価項目としては不適当です．血中ミオグロビンは感度が低い[9]ことを知らない研修医は多いようで，オーダーされている症例をみますが，本来は不要な検査です[10]．

同様に，心筋梗塞との鑑別で血中トロポニンをリクエストされることがあります．しかし横紋筋融解でもトロポニンは上昇して 17% も偽陽性があるという報告もあり[11]，心筋梗塞との鑑別にも役立ちません．

横紋筋融解症のコンサルト

横紋筋融解症のコンサルトは，帰宅症例であれば原則不要です．入院する場合は，救急医か腎臓内科医へ必要に応じて AKI の予防についてコンサルトしても OK です．ただし急がないので，平日・日中は即日，夜間・休日は後日とします（図 1）．

実際は，横紋筋融解症の AKI の予防治療は適切な輸液のみです．それ以外の治療（メイロン® や利尿薬など）にはエビデンスはありません．透析も急性期の予防効果はなく[12]，数日後に AKI が進行した場合に検討するものです．そのため初診医が十分な輸液量を決めることができれば，初診直後のコンサルトは必須ではありません．

このような特徴から，横紋筋融解症の主治医は軽症〜中等症なら初診医が継続し，重症では必要に応じて救急医や腎臓内科医にコンサルトし，主治医になるか，並診とするかを相談します．実臨床では，横紋筋融解症の入院主治医は原因疾患の治療を担う臓器専門医が担当するケースが多いです．

では，症例の続きをみていきましょう．

症例 6-4-1

86 歳の女性が発熱と体動困難で発見され救急搬送され，インフルエンザを契機に脱水体動困難となったと診断された．救急外来で 1000 mL 輸液したところ Vital signs は安定して意識清明になったが，歩行時にふらつきがあった．CPK 1511 U/L と中等度の上昇があり，腎機能や各種電解質などにリスクはないが，McMahon score は 7 点であり，高齢者の独り暮らしのため経過観察入院とした．入院主治医は初診医が継続した．入院後は輸液加療で CK 低下とともに歩行可能となり，3 日後に帰宅退院した．

> こだわりが過ぎて 君がコケないように 僕は祈るのだ．

横紋筋融解症の評価に CK は必須ですが，それにこだわりすぎると Disposition で失敗してしまいます．原因疾患や他のリスク因子も含めて判断するのが正解です．

高 CK 血症（横紋筋融解症）の ER1.5

- ☑ 原因疾患の Disposition から開始し，次に横紋筋融解症自体を検査型で決めるべし
- ☑ 診断は CK のみで判断するが，リスク評価は CK 以外も加味して検討
- ☑ コンサルトは急がない．初日は初診医が適切な輸液で予防治療すれば OK

6-5 貧血

> 一人じゃどうにもならなくなったら誰かに頼れ.
> ──でないと実は，誰もお前にも頼れないんだ.
> 林田高志（『3月のライオン』）

症例 6-5-1　17 歳女性　主訴：腹痛

現病歴	朝に通学バスの中で徐々に腹痛あり，症状強く救急搬送となった.
既往歴	特に既往や内服はない.
最終月経	来院 3 日前に月経あり，前回は 2 週間ほど前，前々回は 1 カ月ほど前に月経があったとのこと（正確には記録していない）.
Vital signs	GCS E4V5M6, BP 103/65 mmHg, HR 81 回/分, RR 17 回/分, SpO$_2$ 100％（room air）, BT 36.4℃
身体所見	下腹部に自発痛あり，軽度圧痛あるが，反跳痛は認めない.
検査結果後	迅速の血中 hCG は陰性，腹部エコーでは明らかな異常所見なし. 経過観察で腹部症状は完全に消失し，帰宅を検討していたところ，検査部から血液検査で Hb 7.4 g/dL の連絡があった.

Q ①Disposition（入院・帰宅）をどのように決めますか？
②入院（または帰宅）後の具体的マネジメントは？

貧血の Disposition は急性出血の評価で始める

　偶然みつかった貧血に対する Disposition が求められる症例です. 貧血のマネジメントは急性出血性疾患の検索から始めます. 吐血・下血（p.188～），外傷（p.250～），さらに腹腔内出血疾患（画像検査をして出血が判明）や皮下出血（脱衣して出血が判明）などは，貧血ではなく，急性出血の原因診断の症候で Disposition を進めます. 特に超急性期は貧血の進行が軽度の場合もあり，Hb の値と出血量が必ずしも相関しないことは注意点です. 入院が必要なケースでは，出血の原因となっている臓器専門医に止血も治療も念頭に即日コンサルトし，彼らと Disposition を決めていきます（図 1）.

　急性出血がなければ慢性出血の評価に入ります. 特に閉経前の女性の月経過多と消化管出血の 2 つが高頻度で，いずれも鉄欠乏性貧血です. ER での慢性出血≒鉄欠

乏性貧血 ≒ 月経過多 or 消化管出血とざっくり考えて OK です．

鉄欠乏性貧血（慢性出血）の診断は，小球性貧血でフェリチン＜12 ng/dL であれば確定とします[1]．フェリチンは鉄欠乏性貧血の特異度が高く，貧血では必須の検査ですが，結構取り忘れがあるので，必ず確認するように習慣づけましょう．

鉄欠乏性貧血では，症状が強い時や，高度貧血で輸血を検討する場合は入院を考慮します．貧血症状では不動性めまいや眼前暗黒感が有名ですが，慢性貧血では Hb ＜5 g/dL まで無症候性という報告もあり[2]，Hb も併せて評価します．大まかな目安として Hb＜7 g/dL だと輸血も考慮され，入院を検討します（Advanced Lecture 参照）．

一方，目安として Hb≧7 g/dL であれば鉄欠乏性貧血の多くは鉄剤で回復するため，Disposition は帰宅として外来フォローアップを検討します．ただし治療には数カ月かかり，出血の原疾患への対応も必要なため，適切な診療科へコンサルトする必要があります．

閉経前（特に 10 歳代後半〜30 歳代）の女性であれば，月経過多などの病歴を確認しつつ婦人科へコンサルトします．閉経後や男性であれば，消化管出血を評価（できれば造影 CT も実施）して，消化器内科へコンサルトします．慢性貧血の場合，コンサルトのタイミングは入院ケースでは日中・平日なら即日，夜間・休日や帰宅症例では後日で OK です．

このように貧血では，まずは急性出血の可能性があれば入院とし，なければ慢性貧血（≒鉄欠乏性貧血）を検索します．鉄欠乏性貧血では目安として Hb 7 g/dL を境に入院・帰宅を検討します．一方，こうした急性・慢性疾患が否定的であれば非出血性の貧血の診断を進め，方針を決定していきます（図 1）．

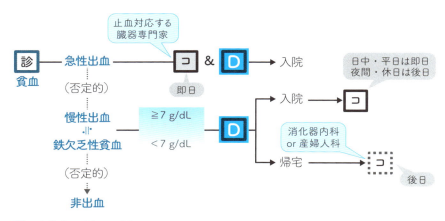

図 1 | 貧血の Disposition

第6章 腎・電解質・血液疾患

なぜ鉄欠乏性貧血≒慢性貧血なのか？

　私は研修医のころ，鉄欠乏性貧血は単純に鉄分を摂取していないことが原因だと思っていました．たしかに現代人の鉄摂取は少ない傾向にありますが[1]，それだけが原因ではありません．鉄欠乏性貧血の発生のヒントは「ヒトは鉄を微量にしか吸収も排泄もできない」というメカニズムにあります．そのため鉄は体内でほぼ100%リサイクルされています．そこへ慢性的にダラダラと出血する病態が起こると，鉄も一緒に体外に漏れ出てしまうため，鉄欠乏性貧血になります．だから鉄欠乏性貧血で慢性出血の検索は必須なのです．

　さらに「ヒトは鉄を微量にしか吸収できない」という知識があれば，鉄剤の上限が 200 mg/日（フェロミア® 2 T/2x）なのも腑に落ちます．慢性的に損失した鉄を取り戻すには4～6カ月かかりますが，そこは婦人科や消化器内科の外来担当医に委託して構いません．

　今回の症例の続きをみておきます．

症例 6-5-1
17歳の女性が腹痛で来院し，診察後に帰宅を検討していたところ偶然 Hb 7.4 g/dL の貧血がみつかった．血液検査を再評価（一部追加）し，WBC 5110/μL，Plt 29万/μL，MCV 67.8 fL，フェリチン<0.5 ng/dL，BUN 12.3 mg/dL，Cr 0.59 mg/dL であった．臨床所見と検査結果から，月経過多による鉄欠乏性貧血の診断で帰宅の方針となった．フェロミア® 2 T/2x を処方し，後日母親と一緒に近隣婦人科へ受診することとなった．

　では，もう一症例みてみましょう．

症例 6-5-2　76歳男性　主訴：浮腫の増悪
現病歴	2週間前から徐々に下腿浮腫が増悪したのが心配で日曜日正午に受診．
既往歴	慢性心不全で，自院の循環器内科に通院，次回受診は2週間後．
内服	バイアスピリン® 100 mg 1 T，アーチスト® 5 mg 1 T，フォシーガ® 10 mg 1 T，サムスカ® 7.5 mg 1 T，エンレスト® 50 mg 2 T　リピトール® 10 mg 1 T
Vital signs	GCS E4V5M6，BP 158/98 mmHg，HR 86回/分，RR 20回/分，SpO₂ 98%（room air），BT 36.4℃
身体所見	胸部聴診で明らかな異常所見なし．両側下腿に浮腫があるが，発赤や熱感などは認めない．
検査	Hb 7.0 g/dL（2カ月前の Hb 8.4 g/dL），WBC 8580/μL，Plt 21万/μL，MCV 90.9 fL，フェリチン 75 ng/dL，BUN 18.8 mg/dL，Cr 1.21 mg/dL

> **Q** ①Disposition（入院・帰宅）をどのように決めますか？
> ②入院（または帰宅）後の具体的マネジメントは？

非出血性疾患（心不全）による貧血は…

今回は急性も慢性も出血の可能性がないため，非出血性疾患の貧血として心不全が原因となる症例のDispositionです．心不全&貧血はコモンな組み合わせで，急性心不全の60%[3,4]，慢性心不全の35%[5]に貧血を合併しています．こうした非出血性症例の貧血のDispositionは背景疾患の担当医（今回は循環器科医）へコンサルトして一緒に方針を決めます．

心不全患者が貧血を起こす原因には，血液希釈，骨髄造血能低下，エリスロポエチン反応性低下，鉄利用障害など様々な因子の関与が考えられ，そのため治療も多岐にわたります．特に輸血をするかどうかは循環器科医と相談して決定すべきです．

循環器疾患患者への積極的な赤血球輸血は予後を改善しないという報告もあり[6]，今回の症例がうっ血による希釈性の貧血と判断すれば，輸血せずに利尿薬による体液量管理のみで貧血が改善しないかを確認することもあります．

米国内科学会では「Hb 7〜8 g/dL以上の虚血性心疾患患者への輸血は推奨しない」[7]と提言しており，心不全患者でも参考にします．ERでは循環器科医と輸血を含めた治療法とDispositionを相談して実践していくのが正解です．

症例の続きは次のとおりです．

症例 6-5-2
慢性心不全で通院中の患者が徐々に増悪する下腿浮腫で来院した．呼吸・循環は安定しており緊急性病態はないと判断したが，2カ月でHb 8.4→7.0 g/dLと貧血の増悪を認めた．下腿浮腫と貧血のマネジメントについて循環器科担当医にコンサルトした結果，利尿薬を追加して帰宅とし，1週間後の外来でフォローアップする方針となった．

その他の非出血性疾患の対応は？

腎性貧血も非出血性貧血で頻度の高い疾患です．治療にはエリスロポエチン製剤が利用されますが，Hb＞13 g/dLでは有害事象が増えるので注意が必要です[8]．ガイドラインでは「根拠となるエビデンスは不足しているが，目標Hbの下限値は10 g/dLを目安」と記載されています[8]．貧血はスポットでなくトレンドをみる必要があり[9]，腎性貧血も調整は担当医に委託すべき案件というのが私の意見です．

心不全や腎性貧血以外にも，背景疾患をベースとした貧血病態には，胃癌術後の

大球性貧血，肝硬変を背景にした貧血，膠原病などの慢性炎症による貧血など様々です．いずれの場合も，教科書的な小球性・正球性・大球性の鑑別から貧血の診断をつければよいですが，ER 初診医が全例で確定診断できるわけではありません．

しかし，診断が不確定でもマネジメントは必須です．そこで「何科にコンサルトするか？」にフォーカスすれば，各担当医と一緒に Disposition を決めるという方針がみえてきます．術後の大球性貧血なら外科医，アルコール性肝硬変での貧血なら消化器内科医，慢性炎症の貧血なら膠原病内科医へコンサルトです．ER 初診医は貧血の診断を絞り込みつつ，同時にコンサルト先を見据えて治療方針を協議します（図2）．

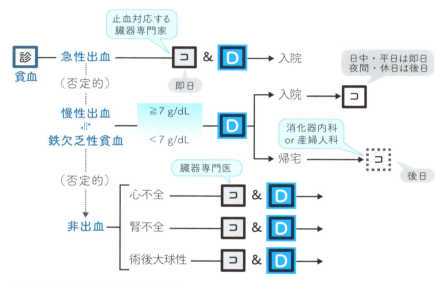

図2 | 非出血性貧血を加えた貧血の Disposition

> 一人じゃどうにもならなくなったら誰かに頼れ．
> ——でないと実は，誰もお前にも頼れないんだ．

貧血の原因は多岐にわたります．急性出血であれば臓器専門医による迅速な止血治療が必要となります．慢性出血や非出血性貧血では，貧血の治療に加えて慢性疾患自体の管理も必要となってきます．貧血を取り巻く病態が ER 初診医一人ではどうにもならない時，私は臓器専門医に頼るようにしています．専門医と非専門医が適切に頼りあうことが，患者マネジメントには重要になってくるのです．

貧血の ER1.5

- ☑ まずは急性出血疾患を評価し，あれば出血臓器の専門医へコンサルト
- ☑ 次に慢性出血疾患（鉄欠乏性貧血）を評価し，あれば婦人科か消化器内科へコンサルト
- ☑ 非出血性貧血は背景疾患となる慢性疾患の臓器専門医へコンサルト

Advanced Lecture
いつ輸血が必要か？

輸血が必要なケースは入院適応となりますが，研修医からいつ輸血が必要かを質問されることは多いです．近年は，かつてより制限輸血が推奨され，可能なら輸血をしないで対応することが患者利益になります．総論としては Hb ＞ 7 g/dL なら輸血は我慢しますが[10]，疾患によって制限基準が異なるので都度検討していきましょう（表 A）．

ただし，急性期の活動性出血がある場合や，vital signs の変化を伴う場合は例外です．この場合は Hb の値にかかわらず前倒しで輸血し，患者救命を目指します．

表 A｜病態ごとの輸血開始基準

		輸血開始基準	論文
外傷性出血	外傷一般	Hb＜7 g/dL	11
	大腿骨頸部骨折	Hb＜8 g/dL	12, 13
	頭部外傷	Hb＜6〜7 g/dL	14, 15
内因性出血	非外傷性脳出血	積極的に輸血	16〜18
	上部消化管出血	Hb＜7.0〜8.0 g/dL	19, 20
	下部消化管出血	Hb＜8.0 g/dL	21
非出血性緊急疾患	敗血症	Hb＜7 g/dL	2, 22〜31
	ACS	Hb＜8.0 g/dL	32〜38

第 6 章　腎・電解質・血液疾患

1. 低 Na 血症　文献

1) Tazmini K, et al. Electrolyte imbalances in an unselected population in an emergency department: A retrospective cohort study. PLoS One. 2019; 14: e0215673. PMID: 31022222.
2) Olsson K, et al. Epidemiology and characteristics of hyponatremia in the emergency department. Eur J Intern Med. 2013; 24: 110-6. PMID: 23176963.
3) Lee CT, et al. Hyponatremia in the emergency department. Am J Emerg Med. 2000; 18: 264-8. PMID: 10830680.
4) Nardone R, et al. Acute symptomatic seizures caused by electrolyte disturbances. J Clin Neurol. 2016; 12: 21-33. PMID: 26754778.
5) Fenske W, et al. Utility and limitations of the traditional diagnostic approach to hyponatremia: a diagnostic study. Am J Med. 2010; 123: 652-7. PMID: 20609688.
6) Hoorn EJ, et al. Diagnostic approach to a patient with hyponatraemia: traditional versus physiology-based options. QJM. 2005; 98: 529-40. PMID: 15955797.
7) Spasovski G, et al. Clinical practice guideline on diagnosis and treatment of hyponatraemia. Intensive Care Med. 2014; 40: 320-31. PMID: 24562549.
8) Spasovski G, et al; Hyponatraemia Guideline Development Group. Clinical practice guideline on diagnosis and treatment of hyponatraemia. Eur J Endocrinol. 2014; 170: G1-47. PMID: 24569125.
9) Spasovski G, et al; Hyponatraemia Guideline Development Group. Clinical practice guideline on diagnosis and treatment of hyponatraemia. Nephrol Dial Transplant. 2014; 29 Suppl 2: i1-i39. PMID: 24569496.
10) Shah MK, et al. Hypernatremia in the geriatric population. Clin Interv Aging. 2014; 9: 1987-92. PMID: 25429210.
11) Snyder NA, et al. Hypernatremia in elderly patients. A heterogeneous, morbid, and iatrogenic entity. Ann Intern Med. 1987; 107: 309-19. PMID: 3619220.
12) Palevsky PM, et al. Hypernatremia in hospitalized patients. Ann Intern Med. 1996; 124: 197-203. PMID: 8533994.
13) Lindner G, et al. Hypernatremia in the critically ill is an independent risk factor for mortality. Am J Kidney Dis. 2007; 50: 952-7. PMID: 18037096.
14) Darmon M, et al. Association between hypernatraemia acquired in the ICU and mortality: a cohort study. Nephrol Dial Transplant. 2010; 25: 2510-5. PMID: 20167570.
15) Liamis G, et al. Electrolyte disorders in community subjects: prevalence and risk factors. Am J Med. 2013; 126: 256-63. PMID: 23332973.
16) Borra SI, et al. Hypernatremia in the aging: causes, manifestations, and outcome. J Natl Med Assoc. 1995; 87: 220-4. PMID: 7731073.
17) Phillips PA, et al. Reduced thirst after water deprivation in healthy elderly men. N Engl J Med. 1984; 311: 753-9. PMID: 6472364.
18) Adrogué HJ, et al. Hypernatremia. N Engl J Med. 2000; 342: 1493-9. PMID: 10816188.
19) AlZahrani A, et al. Acute kidney injury, sodium disorders, and hypercalcemia in the aging kidney: diagnostic and therapeutic management strategies in emergency medicine. Clin Geriatr Med. 2013; 29: 275-319. PMID: 23177611.

2. 低 K 血症　文献

1) Marti G, et al. Etiology and symptoms of severe hypokalemia in emergency department patients. Eur J Emerg Med. 2014; 21: 46-51. PMID: 23839104.
2) Schaefer TJ, et al. Disorders of potassium. Emerg Med Clin North Am. 2005; 23: 723-47, viii-ix. PMID: 15982543.
3) Makinouchi R, et al. Severe hypokalemia in the emergency department: A retrospective, single-center study. Health Sci Rep. 2022; 5: e594. PMID: 35509383.
4) Pfennig CL, et al. Electrolyte Disorders. In: Rosen's Emergency Medicine: Concepts and Clinical Practice. 10th ed. Philadelphia: Elsevier; 2023. p.1516-32.e2.
5) Gutmann L, et al. Hypokalemic periodic paralysis. UpToDate. www.uptodate.com/contents/hypokalemic-periodic-paralysis（2021 年 9 月 15 日閲覧）
6) Esfandiari NH, et al. Biochemical testing in thyroid disorders. Endocrinol Metab Clin North Am. 2017; 46: 631-48. PMID: 28760230.
7) Lin SH, et al. Laboratory tests to determine the cause of hypokalemia and paralysis. Arch Intern Med. 2004; 164: 1561-6. PMID: 15277290.
8) Lin SH, et al. Hypokalaemia and paralysis. QJM. 2001; 94: 133-9. PMID: 11259688.
9) Kamel KS, et al. Intrarenal urea recycling leads to a higher rate of renal excretion of potassium: an hypothesis with clinical implications. Curr Opin Nephrol Hypertens. 2011; 20: 547-54. PMID: 21788894.
10) Liamis G, et al. Electrolyte disorders in community subjects: prevalence and risk factors. Am J Med. 2013; 126: 256-63. PMID: 23332973.
11) Tazmini K, et al. Electrolyte imbalances in an unselected population in an emergency department: A retrospective cohort study. PLoS One. 2019; 14: e0215673. PMID: 31022222.
12) Nicolis GL, et al. Glucose-induced hyperkalemia in diabetic subjects. Arch Intern Med. 1981; 141: 49-53. PMID: 7447584.
13) 萬谷直樹, 他. 甘草の使用量と偽アルドステロン症の頻度に関する文献的調査. 日東医誌. 2015; 66: 197-202.
14) Maeda Y, et al. Pseudoaldosteronism caused by combined administration of cilostazol and glycyrrhizin. Intern Med. 2008; 47: 1345-8. PMID: 18628584.

3. 高 K 血症・高 Cr 血症　文献

1) Freeman K, et al. Effects of presentation and electrocardiogram on time to treatment of hyperkalemia. Acad Emerg Med. 2008; 15: 239-49. PMID: 18304054.
2) Mattu A, et al. Electrocardiographic manifestations of hyperkalemia. Am J Emerg Med. 2000; 18: 721-9. PMID: 11043630.
3) Montague BT, et al. Retrospective review of the frequency of ECG changes in hyperkalemia. Clin J Am Soc Nephrol. 2008; 3: 324-30. PMID: 18235147.
4) Palmer BF, et al. Physiology and pathophysiology of potassium homeostasis. Adv Physiol Educ. 2016; 40: 480-90. PMID: 27756725.
5) Pani A, et al. Hyperkalemia in hemodialysis patients. Semin Dial. 2014; 27: 571-6. PMID: 25039770.
6) 日本腎臓学会, 編. エビデンスに基づく CKD 診療ガイドライン 2023. 東京: 東京医学社; 2023.
7) An JN, et al. Severe hyperkalemia requiring hospitalization: predictors of mortality.

第 6 章　腎・電解質・血液疾患

Crit Care. 2012; 16: R225. PMID: 23171442.

8) Allon M, et al. Albuterol and insulin for treatment of hyperkalemia in hemodialysis patients. Kidney Int. 1990; 38: 869-72. PMID: 2266671.

9) Lens XM, et al. Treatment of hyperkalaemia in renal failure: salbutamol v. insulin. Nephrol Dial Transplant. 1989; 4: 228-32. PMID: 2498781.

10) Allon M. Hyperkalemia in end-stage renal disease: mechanisms and management. J Am Soc Nephrol. 1995; 6: 1134-42. PMID: 8589279.

11) Blumberg A, et al. Effect of prolonged bicarbonate administration on plasma potassium in terminal renal failure. Kidney Int. 1992; 41: 369-74. PMID: 1552710.

12) Packham DK, et al. Sodium zirconium cyclosilicate in hyperkalemia. N Engl J Med. 2015; 372: 222-31. PMID: 25415807.

13) Peacock WF, et al. Emergency potassium normalization treatment including sodium zirconium cyclosilicate: a phase ⅱ, randomized, double-blind, placebo-controlled study（ENERGIZE）. Acad Emerg Med. 2020; 27: 475-86. PMID: 32149451.

14) Clase CM, et al; Conference Participants. Potassium homeostasis and management of dyskalemia in kidney diseases: conclusions from a Kidney Disease: Improving Global Outcomes（KDIGO）Controversies Conference. Kidney Int. 2020; 97: 42-61. PMID: 31706619.

15) Acker CG, et al. Hyperkalemia in hospitalized patients: causes, adequacy of treatment, and results of an attempt to improve physician compliance with published therapy guidelines. Arch Intern Med. 1998; 158: 917-24. PMID: 9570179.

16) Raebel MA. Hyperkalemia associated with use of angiotensin-converting enzyme inhibitors and angiotensin receptor blockers. Cardiovasc Ther. 2012; 30: e156-66. PMID: 21883995.

17) Bhandari S, et al; STOP ACEi Trial Investigators. Renin-angiotensin system inhibition in advanced chronic kidney disease. N Engl J Med. 2022; 387: 2021-32. PMID: 36326117.

18) Nakayama T, et al. A systematic review and meta-analysis of the clinical impact of stopping renin-angiotensin system inhibitor in patients with chronic kidney disease. Hypertens Res. 2023; 46: 1525-35. PMID: 36977900.

19) Co I, et al. Emergency department management of acute kidney injury, electrolyte abnormalities, and renal replacement therapy in the critically ill. Emerg Med Clin North Am. 2019; 37: 459-71. PMID: 31262415.

4．高 CK 血症（横紋筋融解症）　文献

1) Melli G, et al. Rhabdomyolysis: an evaluation of 475 hospitalized patients. Medicine（Baltimore）. 2005; 84: 377-85. PMID: 16267412.

2) Bosch X, et al. Rhabdomyolysis and acute kidney injury. N Engl J Med. 2009; 361: 62-72. PMID: 19571284.

3) 須﨑 真, 他. 横紋筋融解症・救急科専門医の視点より. 腎と透析. 2019; 増刊: 488-90.

4) Brown CV, et al. Preventing renal failure in patients with rhabdomyolysis: do bicarbonate and mannitol make a difference? J Trauma. 2004; 56: 1191-6. PMID: 15211124.

5) Manis T, et al. Rhabdomyolysis—Go big or go home. Am J Emerg Med. 2019; 37: 2194-6. PMID: 30902360.

6) Veenstra J, et al. Relationship between elevated creatine phosphokinase and the

clinical spectrum of rhabdomyolysis. Nephrol Dial Transplant. 1994; 9: 637-41. PMID: 7970089.

7) Long B, et al. An evidence-based narrative review of the emergency department evaluation and management of rhabdomyolysis. Am J Emerg Med. 2019; 37: 518-23. PMID: 30630682.

8) McMahon GM, et al. A risk prediction score for kidney failure or mortality in rhabdomyolysis. JAMA Intern Med. 2013; 173: 1821-8. PMID: 24000014.

9) Vanholder R, et al. Rhabdomyolysis. J Am Soc Nephrol. 2000; 11: 1553-61. PMID: 10906171.

10) Lee GX, et al. Rhabdomyolysis: evidence-based management in the emergency department. Emerg Med Pract. 2020; 22: 1-20. PMID: 33211443.

11) Li SF, et al. The prevalence of false-positive cardiac troponin I in ED patients with rhabdomyolysis. Am J Emerg Med. 2005; 23: 860-3. PMID: 16291441.

12) Chavez LO, et al. Beyond muscle destruction: a systematic review of rhabdomyolysis for clinical practice. Crit Care. 2016; 20: 135. PMID: 27301374.

5. 貧血　文献

1) 小船雅義. 鉄欠乏・鉄欠乏性貧血の疫学・症状. In: 日本鉄バイオサイエンス学会治療指針作成委員会, 編. 鉄剤の適正使用による貧血治療指針. 改訂第3版. 札幌: 響文社; 2015. p.9-13.

2) Klein HG, et al. Red blood cell transfusion in clinical practice. Lancet. 2007; 370: 415-26. PMID: 17679019.

3) Kajimoto K, et al; investigators of the Acute Decompensated Heart Failure Syndromes (ATTEND) registry. Association between anemia, clinical features and outcome in patients hospitalized for acute heart failure syndromes. Eur Heart J Acute Cardiovasc Care. 2015; 4: 568-76. PMID: 25315117.

4) Hamaguchi S, et al; JCARE-CARD Investigators. Anemia is an independent predictor of long-term adverse outcomes in patients hospitalized with heart failure in Japan. A report from the Japanese Cardiac Registry of Heart Failure in Cardiology (JCARE-CARD). Circ J. 2009; 73: 1901-8. PMID: 19652398.

5) Yamauchi T, et al; CHART-2 investigators. Prognostic impact of anemia in patients with chronic heart failure- with special reference to clinical background: report from the CHART-2 study. Circ J. 2015; 79: 1984-93. PMID: 26050711.

6) Kansagara D, et al. Treatment of anemia in patients with heart disease: a systematic review. Ann Intern Med. 2013; 159: 746-57. PMID: 24297191.

7) Qaseem A, et al; Clinical Guidelines Committee of the American College of Physicians. Treatment of anemia in patients with heart disease: a clinical practice guideline from the American College of Physicians. Ann Intern Med. 2013; 159: 770-9. PMID: 24297193.

8) 日本腎臓学会, 編. エビデンスに基づく CKD 診療ガイドライン 2023. 東京: 東京医学社; 2023.

9) Kidney Disease: Improving Global Outcomes (KDIGO) Diabetes Work Group. KDIGO 2022 Clinical Practice Guideline for Diabetes Management in Chronic Kidney Disease. Kidney Int. 2022; 102: S1-127. PMID: 36272764.

10) Carson JL, et al. Red Blood Cell Transfusion: 2023 AABB International Guidelines. JAMA. 2023; 330: 1892-902. PMID: 37824153.

第 6 章　腎・電解質・血液疾患

11) McIntyre L, et al; Canadian Critical Care Trials Group. Is a restrictive transfusion strategy safe for resuscitated and critically ill trauma patients? J Trauma. 2004; 57: 563-8. PMID: 15454803.

12) Hébert PC, et al. A multicenter, randomized, controlled clinical trial of transfusion requirements in critical care. Transfusion Requirements in Critical Care Investigators, Canadian Critical Care Trials Group. N Engl J Med. 1999; 340: 409-17. PMID: 9971864.

13) Carson JL, et al; FOCUS Investigators. Liberal or restrictive transfusion in high-risk patients after hip surgery. N Engl J Med. 2011; 365: 2453-62. PMID: 22168590.

14) McIntyre LA, et al. Effect of a liberal versus restrictive transfusion strategy on mortality in patients with moderate to severe head injury. Neurocrit Care. 2006; 5: 4-9. PMID: 16960287.

15) Boutin A, et al. Red blood cell transfusion in patients with traumatic brain injury: a systematic review and meta-analysis. Transfus Med Rev. 2016; 30: 15-24. PMID: 26409622.

16) Diedler J, et al. Low hemoglobin is associated with poor functional outcome after non-traumatic, supratentorial intracerebral hemorrhage. Crit Care. 2010; 14: R63. PMID: 20398266.

17) Oddo M, et al. Hemoglobin concentration and cerebral metabolism in patients with aneurysmal subarachnoid hemorrhage. Stroke. 2009; 40: 1275-81. PMID: 19265059.

18) Kurtz P, et al. Anemia is associated with metabolic distress and brain tissue hypoxia after subarachnoid hemorrhage. Neurocrit Care. 2010; 13: 10-6. PMID: 20383611.

19) Villanueva C, et al. Transfusion strategies for acute upper gastrointestinal bleeding. N Engl J Med. 2013; 368: 11-21. PMID: 23281973.

20) Jairath V, et al. Restrictive versus liberal blood transfusion for acute upper gastrointestinal bleeding (TRIGGER) : a pragmatic, open-label, cluster randomized feasibility trial. Lancet. 2015; 386: 137-44. PMID: 25956718.

21) Kherad O, et al. Outcomes following restrictive or liberal red blood cell transfusion in patients with lower gastrointestinal bleeding. Aliment Pharmacol Ther. 2019; 49: 919-25. PMID: 30805962.

22) Holst LB, et al; TRISS Trial Group; Scandinavian Critical Care Trials Group. Lower versus higher hemoglobin threshold for transfusion in septic shock. N Engl J Med. 2014; 371: 1381-91. PMID: 25270275.

23) Mazza BF, et al. Blood transfusions in septic shock: is 7.0 g/dL really the appropriate threshold? Rev Bras Ter Intensiva. 2015; 27: 36-43. PMID: 25909311.

24) 米村雄士, 他. 科学的根拠に基づいた赤血球製剤の使用ガイドライン (改訂第 2 版). https://minds.jcqhc.or.jp/docs/gl_pdf/G0001196/4/red_blood_cell_products.pdf

25) 日本版敗血症診療ガイドライン 2020 特別委員会. 日本版敗血症診療ガイドライン 2020. 日集中医誌. 2021; 28 Suppl.

26) Harder L, et al. The optimal hematocrit. Crit Care Clin. 2010; 26: 335-54. PMID: 20381724.

27) Ania BJ, et al. Prevalence of anemia in medical practice: community versus referral patients. Mayo Clin Proc. 1994; 69: 730-5. PMID: 8035626.

28) Smith DL. Anemia in the elderly. Am Fam Physician. 2000; 62: 1565-72. PMID: 11037074.

29) Salive ME, et al. Anemia and hemoglobin levels in older persons: relationship with

文献

age, gender, and health status. J Am Geriatr Soc. 1992; 40: 489-96. PMID: 1634703.

30) Lipschitz DA. The anemia of chronic disease. J Am Geriatr Soc. 1990; 38: 1258-64. PMID: 2123218.

31) Kent S, et al. The etiology of the anemia of chronic disease and infection. J Clin Epidemiol. 1994; 47: 23-33. PMID: 8283191.

32) Sabatine MS, et al. Association of hemoglobin levels with clinical outcomes in acute coronary syndromes. Circulation. 2005; 111: 2042-9. PMID: 15824203.

33) Ripollés Melchor J, et al; EAR Group Anesthesia Evidence Review. Restrictive versus liberal transfusion strategy for red blood cell transfusion in critically ill patients and in patients with acute coronary syndrome: a systematic review, meta-analysis and trial sequential analysis. Minerva Anestesiol. 2016; 82: 582-98. PMID: 26198765.

34) Rao SV, et al. Relationship of blood transfusion and clinical outcomes in patients with acute coronary syndromes. JAMA. 2004; 292: 1555-62. PMID: 15467057.

35) Shishehbor MH, et al. Impact of blood transfusion on short- and long-term mortality in patients with ST-segment elevation myocardial infarction. JACC Cardiovasc Interv. 2009; 2: 46-53. PMID: 19463397.

36) Chatterjee S, et al. Association of blood transfusion with increased mortality in myocardial infarction: a meta-analysis and diversity-adjusted study sequential analysis. JAMA Intern Med. 2013; 173: 132-9. PMID: 23266500.

37) Carson JL, et al. Clinical practice guidelines from the AABB: red blood cell transfusion thresholds and storage. JAMA. 2016; 316: 2025-35. PMID: 27732721.

38) Long B, et al. Red blood cell transfusion in the emergency department. J Emerg Med. 2016; 51: 120-30. PMID: 27262735.

第 **7** 章

外傷

7-1 外傷総論

> 郷に入っては郷に従う．私の好きな言葉です．
> メフィラス（『シン・ウルトラマン』）

外傷の Disposition は画像所見で決定

　第 7 章では外傷疾患の Disposition について解説します．外傷総論（7-1），頭部・体幹外傷（7-2〜7-4），四肢・脊椎外傷（7-5，7-6），高齢者・小児・婦人外傷（7-7〜7-9）の順で記載します．

　まず外傷 ER1.5 の頭部体幹外傷の Disposition は「**CT 所見あり→入院，CT 所見なし→帰宅**」が原則です．画像所見とは頭頸部・体幹では出血や臓器損傷で，たとえば頭部なら外傷性硬膜下血腫，腹部なら外傷性肝損傷の所見があれば入院です．

　画像所見があった場合は OPE 型でマネジメントを進めます．手術適応は初診医が判断し，必要に応じて外科へコンサルトし方針を決定していきます．保存加療の場合も，頭体幹外傷では CT 所見があれば高リスクとして入院です（図 1）．

　例外として，四肢外傷ではレントゲンのみでマネジメントすることもあります．また脊椎外傷や高齢者外傷では CT だけでは不十分で，MRI を追加するケースもあります．さらに小児・産婦人科の場合は，被曝のリスクから CT なしでのマネジメントが求められることがあります．こうした例外もありますが，原則として頭部・体幹の CT を利用したマネジメントをまず理解し，年齢性別・部位ごとにアレンジしていくようにします．

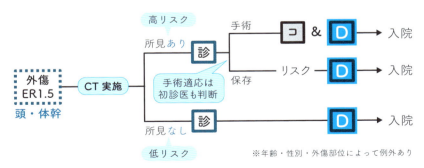

図 1 | 外傷の Disposition の原則

外傷CTの過去と現在，そして外傷ER1.5のCT

現在は，入院か帰宅かに迷う外傷のDispositionでCTはなくてはならない検査です．しかし，私が研修医時代だった2000年代は「安易にCTに走るな！」と上級医に教育されていました．外傷初期に早期介入すべき評価や処置を怠り，CT撮影中に呼吸・循環のトラブルになることが問題視されていたのです．

こうした背景から国内ではJATECがコース化され，標準的な外傷初期診療が啓蒙されました．Primary surveyで呼吸・循環の安定を確認・確保してから，secondary surveyでCT撮影という流れが標準化されていきます．

CT検査のタイミングの適切化に伴い，次は「選択的CT vs 全身CT」といったCT範囲の議論が始まります．高エネルギー外傷では全身CTの方が予後がよいと報告や[1]，全身CTの約2割で診察時では予測できなかった異常所見がみつかるという報告もされました[2]．こうした臨床研究から一部の外傷での全身CTが認知され，trauma pan-scanと呼ばれるようになります．

さらに近年はtrauma pan-scanはprimary surveyで行った方が時短となり良いという報告もあり[3]，CT実施のタイミング自体も見直しの時期が来ています．一部の施設では「ER＋CT撮影室＋手術室」が合体した「ハイブリッドER」でtrauma pan-scanに次いでその場で緊急オペで救命率を上げる試みが行われています[4]．

このように早期にtrauma pan-scanが検討されるケースは三次医療機関へ搬送されるER≧2.0症例です．本書で扱う外傷ER1.5症例は2次医療機関へ搬送される中等症外傷患者や，walk inで来院する中で隠れた中等症の患者です．この場合に，CTは必ずしも超緊急である必要はなく，必要に応じて選択的に実施すべきとなります．さらに撮像範囲も，診察で必要な場所に限定して実施することが理想的です（図2）．

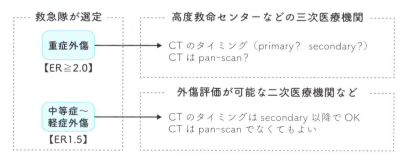

図2 | 重症度別にみた外傷CTのタイミングと撮像範囲

第 7 章　外傷

外傷 ER1.5 の CT 適応

このように，外傷 ER1.5 では診察後に選択的に CT を実施し，その結果次第で Disposition を決定します．では，どのように CT の適応を決めるとよいのでしょう？

参考として，米国救急学会では頭部外傷における CT ルールの実施を推奨しています．最も推奨度が高い Canadian CT Head Rule（CCHR）は感度 99％と高いのですが[5]，実は手術に至らないような頭部外傷は見逃し OK という条件付きです．CCHR の追試では，見逃し OK の頭部外傷の基準を厳しくすると，感度が 84.5％になるという報告もあります[6]．

他の頭部外傷[7,8]や，頭部以外の頸椎[9]，胸部[10,11]の国外の外傷 CT ルールも介入不要な骨折や出血は見逃し OK となります．そのため，国内で外傷 CT ルールを用いる場合は，CT 未実施時の介入不要な出血や骨折の見逃しについて患者さんへ説明し，理解してもらう必要があります．しかし，これは経験の浅い医師にはハードルの高い診療ではないでしょうか？

もちろん「外傷 ER1.5 全例に CT」は過剰検査です．小児や妊婦など被曝リスクにより撮れないケースもありますし，四肢外傷ではレントゲンで十分なケースもあります．私も一部の症例では「CT はなくて大丈夫ですよ」と説明・対応しています．ただしこの場合には，後日画像異常を認めた時は責任をとる覚悟をもっています．

コンサルトも CT があればスムーズで，CT なしで臓器専門医へコンサルトするのはかなり難易度が高いです．そもそも欧米の外傷 CT ルールは国内の臓器専門医にコンセンサスが乏しく，臓器専門医が追加 CT を実施して画像所見がみつかった場合には「外傷 CT ルール」は全く言い訳になりません．

私は若手医師には，最初はていねいに診察して多めに CT を撮らせてもらう診療でも OK と教育しています．しっかり診察して CT 所見を十分確認すれば，正確な診断を経て正しい Disposition に結び付きます．CT 検査は初学者の診療の質を保ち，患者にもメリットが大きいです（図 3）．

我が国では trauma pan-scan と頭頸部・体幹のレントゲン 10 枚の概算費は同じであり，費用対効果が高いのは圧倒的に CT です．また我が国の人口当たりの CT 台数は諸外国より断然多く，CT 室へのアクセスも良好です．こうした国内の CT 事情を活かした外傷診療は，結果的に患者の利益になります．

重症外傷の ER≧2.0 であれば trauma pan-scan で対応，外傷 ER1.5 では原則として選択的に CT を実施してマネジメント，ただし一部の外傷 ER1.5 では CT なしのマネジメントとする．そして若手医師は最初は CT 多めの ER1.5 症例でも，将来的には CT はより選択的・限定的な実施を目指します（図 3）．

252

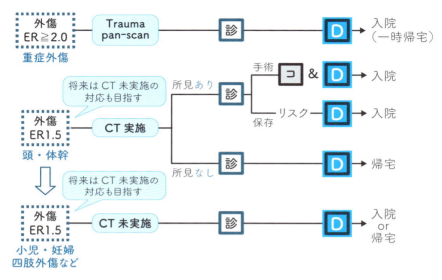

図3 | 外傷 CT と外傷 ER1.5 のマネジメント

> 郷に入っては郷に従う．私の好きな言葉です．

　国や医療状況が変われば CT の適応は変わります．CT 台数が少なく，医療費が高く，外傷 CT ルールで対応する米国医療がある一方，CT 台数が多く，医療費も適切価格で，外傷 CT ルールのコンセンサスが乏しい日本では，CT 撮影をして外傷 ER1.5 の Disposition を決めるのが正解です（図4）．

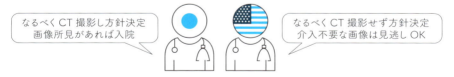

図4 | 外傷 CT とマネジメントにおける日本と米国の違い

外傷の ER1.5

- ☑ 日本の ER にあった軽症〜中等症の外傷マネジメントに従うのが吉
- ☑ 軽症〜中等症であれば外傷は診察を十分にして，CT も十分に行うのが吉
- ☑ 原則として CT 所見があれば入院，CT 所見がなければ帰宅

7-2 頭部外傷

> どんなふうに歌うのか，どんな気持ちで歌うのか，
> ある程度以上の細かいニュアンスを伝えるべきです．
> つんく♂

症例 7-2-1　17 歳女性

現病歴　高校のチアリーダーの練習中に転倒し頭部を強打した．頭痛と嘔気があり時間外外来に受診，受傷後 5 分ほど意識がなかった．

既往歴　片頭痛で通院歴あり．

Vital signs　GCS E4V5M6, BP 106/69 mmHg, HR 72 回/分, RR 18 回/分, SpO$_2$ 99%（room air）, BT 36.1℃

身体所見　外傷は前頭部血腫のみ．脳神経学的所見なし．歩行でふらつきあり．

検査　頭部 CT を実施し異常所見なし．

Q ①Disposition（入院・帰宅）をどのように決めますか？
②入院（または帰宅）後の具体的マネジメントは？

mTBI と Disposition

重症ではない成人頭部外傷である mTBI（mild traumatic brain injury：軽度外傷性脳損傷）の Disposition について解説します（小児は 7-8 で解説）．この mTBI の定義は，画像検査が含まれない点がポイントです[1]（図 1）．欧米では外傷 CT ルール[2-4]で適応外なら画像を実施しないケースもあるためです．

```
GCS 13～15              〈以下のいずれか 1 つ〉          画像所見がなくても
（受傷後 30 分～診察時）  ① 混乱や見当識障害              mTBI の診断もあり
                     +  ② 意識消失が 30 分以下           例：GCS 14＋①
                        ③ 24 時間以内の外傷性健忘             GCS 15＋②
                        ④ 一過性の神経学的異常
                          （大脳巣症状，痙攣，
                           保存治療可能な頭蓋内病変）
```

図 1 | mTBI（mild traumatic brain injury: 軽度外傷性脳損傷）の定義
（Holm L, et al. J Rehabil Med. 2005; 37: 137-41[1]）

欧米でのmTBIは臨床診断ですが，日本でmTBIの症状があれば頭部CTを実施し，画像診断まで持ち込みます．本邦のガイドラインでも症状があれば頭部CTが推奨です[5]．そしてCT所見（外傷性SAHや急性硬膜下血腫）があれば即時脳外科コンサルトして入院，CT所見がなければmTBI（≒脳震盪）として帰宅とします（図2）．

ではmTBIでCT正常のケースは本当に帰宅としても問題ないのでしょうか？mTBIでは初回CT正常（n＝542）で外科的介入0人という報告や[6]，初回CT正常（n＝1788）で外科的介入1人[7]という報告もあります．経過観察入院しても脳外科医が手術するというケースは非常に稀であり[8]，頭部CT正常ならDispositionは帰宅です（図2下段）．

なお，抗凝固薬や抗血小板薬の服薬症例では，初発CTが陰性でも1％前後は再検CTで出血がみつかるという報告もあります[9]．しかし外科的介入は非常に稀なため，服薬症例でも経過観察入院は必要なく，CTの再検自体も不要とされています[10]．

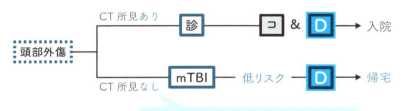

図2 | mTBIのDispositionはリスク型で考える

脳震盪のマネジメント

本症例のように症状があってもCTが正常の場合，脳震盪として帰宅を検討します．では脳震盪の病態と帰宅後のマネジメントについて確認してみましょう．

脳震盪は再発すると短期的には意識混濁や記銘力障害のリスクが高くなり[11]，長期的には認知症のリスクが高くなります[12]．稀ですが，最重症例はsecond impact syndrome（SIS）と呼ばれる重篤な神経後遺症や死亡につながるケースもあります[13]．そこで**脳震盪のマネジメントはいかに再発を避けるかがポイント**になってきます．

軽傷頭部外傷の受傷起転は多い順に，転落（38％），機械的外力（主にスポーツなど）（22％），交通外傷（19％）です[14]．転落や交通外傷の再発予防は「気を付けましょうね」で終わることが多いですが，問題は再発リスクの高いスポーツの場合です．リスクの高いスポーツとして1位ラグビー，2位ホッケー，3位アメリカンフットボールがあり[15]，日本ではこれに柔道が加わります[16]．私の働く札幌では野球，

第 7 章 外傷

サッカー，バスケットボール，冬はスキーやスノーボードの選手の受診が多くなります.

こうしたスポーツの大会は土日祝日に行われることも多く，ER で脳外科以外の当直医が診察するケースは珍しくありません. この場合には翌日の試合は避けるように指導し，脳震盪診療の経験豊富な医師がいれば日中・平日に再診を指示します.

脳震盪症状は，健忘よりも頭痛やめまいの方が高頻度です（表 1）. 症状継続は 1 日未満が 20％，1 日～1 週間約が 60％，1 週間～1 カ月が 15％，1 カ月以上が 5％となります[17]. 多くは 1 カ月以内に軽快しますが，3 カ月以上続くと persistent post-concussion syndrome（PPCS）：持続性脳震盪後症候群と呼ばれます. PPCS になりやすい患者は病歴と身体初見から予測できるので評価し，高リスクのケースでは後日コンサルトを考慮します（表 2）.

ときどき「脳震盪だから入院」としつつも病態説明を全くしていない若手医師をみかけます. 脳震盪は原則帰宅で，入院は必要ではありません. 脳震盪で必要なのは一般的な症状，継続期間に十分に説明すること，さらに PPCS のリスクを評価し，適宜フォローアップをすることです.

表 1 | 脳震盪で認める頻度の高い症状

頭痛	93％	視覚障害・羞明	38％
めまい	75％	嘔気	29％
集中力の低下	57％	脱力	27％
認知の低下	46％	健忘	24％

（Meehan WP 3rd, et al. Am J Sports Med. 2010; 38: 2405-9[18]）より作成）

表 2 | PPCS のリスク評価

年齢	8～12 歳	1 点
	13～17 歳	2 点
性別	女性	2 点
既往	脳震盪の病歴 （1 週間以上継続）	1 点
	片頭痛	1 点
身体 所見	バランステスト陽性	1 点
	頭痛	1 点
	騒音に敏感である	1 点
	倦怠感	2 点

（Zemek R, et al. JAMA. 2016; 315: 1014-25[19]）

リスク分類	合計点	PPCS の発生率, ％ (95％CI)
低リスク	0	4.1 (2.4-6.7)
	1	5.8 (3.9-9.5)
	2	8.3 (6.0-13.2)
	3	11.8 (8.5-17.8)
中リスク	4	16.4 (11.9-22.4)
	5	22.3 (16.7-29.7)
	6	29.7 (22.7-37.9)
	7	38.2 (30.1-46.9)
	8	47.6 (38.9-57.1)
高リスク	9	57.1 (48.2-65.6)
	10	66.1 (57.2-74.4)
	11	74.1 (65.8-81.5)
	12	80.8 (74.6-88.3)

脳震盪患者をフォローアップ

　脳震盪のフォローアップを専門医に依頼しようとしても，近隣に担当医をみつけられない時もあります．実際に私は札幌でスポーツ選手の脳震盪を専門的に診療する医師を今でもみつけることができず，自分でフォローアップしています．こうした経緯・経験から，初診医が脳震盪患者を継続的に診ざるを得ない時のポイントやコツについて解説します．

　まず，数日以内の試合参加は原則中止させます．人生を左右する世界大会などと脳震盪症状を天秤にかける場合は稀で，多くは競技中止については同意が得られます．プロスポーツ選手はむしろ競技中止の理解が高いです．脳震盪後にスタメン起用してもパフォーマンスが落ちて試合に悪影響が出る，最悪のケースでは後遺症が長引きシーズンを棒に振る場合もあります．それなら最初は適度に休んだ方が長期的にはチームに貢献できると考えるケースは多いです[20]．最初の1週間は，厳格な運動制限はむしろ予後が悪く[21,22]，1〜2日休んだらジョギングなどの運動から実施するように指導しています．症状が消失するまで1週間ごとに再診し，運動の調整を選手と行います．中には選手人生が長く続くケースもあるので，将来脳震盪が起こった時にある程度セルフマネジメントできるようにも指導しています．

　ちなみに，かつては初回症状によりグレード分類して段階的に競技へ戻る方針が提唱されていましたが[23]，エビデンスがないため現在では実施されません．今は選手の容態に応じて調整することが強調されています[24]．

　また近年は，脳震盪の認知症へのリスク因子を患者に伝えた方が高次機能の回復に時間がかかるという報告があり[25-27]，バッドニュースを伝えすぎないように配慮しています．スマホやテレビ画面などの視聴時間が長いと脳震盪の回復が遅れるという報告もあり[28]，可能な範囲でスクリーンタイムは短くするようアドバイスしています．投薬はできるだけしない方がよく，ルーチンのNSAIDsは避けるようにして[29]，頭痛が強い時はアセトアミノフェンで対応します．

　それでは，症例の続きをみておきましょう．

症例 7-2-1

17歳女性が頭部外傷で来院し，頭部CTは正常だったが，頭痛と嘔気がありMRIを追加実施するも所見は認めず脳震盪の診断となった．患者と家族に病状をていねいに説明したところ，患者帰宅希望も強くいったん帰宅となった．ただし脳震盪後症候群のリスクが高く，数日後に再診とした．近隣には脳震盪をコンサルトする医師がおらず上級医と一緒に再診で診察することにした．

第7章 外傷

もう1つ別の症例をみてみましょう．

症例 7-2-2　78歳男性
現病歴　　　冬の凍結路面で滑って転倒し，後頭部を強打し時間外外来受診．
既往歴・内服　高血圧，TIA の既往あり．降圧薬とバイアスピリン® の内服あり．
Vital signs　GCS E4V5M6, BP 154/110 mmHg, HR 77 回/分, RR 16 回/分, SpO$_2$ 98%（room air），BT 35.7℃
身体所見　　脳神経学的所見に異常なし，健忘や意識障害もない．後頭部に血腫を認める以外に異常所見なし．
検査　　　　頭部 CT で後頭部にわずかに外傷性 SAH を認める．

Q
①Disposition（入院・帰宅）をどのように決めますか？
②入院（または帰宅）後の具体的マネジメントは？

頭部 CT 所見があった時の Disposition とコンサルト

　頭部外傷で所見があった場合は OPE 型でマネジメントを進めます．初診医でも手術適応のある所見（表3）の有無を必ず確認してから脳外科へコンサルトします．「1 cm 以上」と「神経症状の悪化」が手術適応のキーワードです．

　また本症例のように，初回 CT 所見で手術適応のないケースでも，必ず脳外科に即日コンサルトします．mTBI でも初回頭部 CT 所見があれば，約 30 % で 2 回目の CT で画像悪化を認めるという報告や[30,31]，2 回目の CT でマネジメントが変わることが 2.3 % あり，脳外科手術例が 1.5 % という報告もあります[32]．初回頭部 CT 所見例は入院なのはもちろん，脳外科に即日コンサルトして，2 回目の CT までのフォローアッププランを立てていきます（図3）．

　ただし外傷性 SAH だけなら，それほど悪化せずに経過することが多いです．mTBI で外傷性 SAH の 478 人を 6 週間フォローした研究では，介入したのがたった 1 人（硬膜下血腫で手術）と報告されています[33]．外傷性 SAH のみは低リスク，SAH 以外の外傷性脳出血は高リスクという緩急のある対応が理想的です．

　このように，頭部 CT で所見があれば mTBI でも入院とし，即日コンサルトします．一方，前述したように頭部 CT 所見がない場合は原則帰宅です．コンサルトは後日で OK ですが，コンサルト医がみつからなければ初診医が継続診療とします（図3）．

7-2 頭部外傷

表3｜本邦における頭部外傷の手術適応例

A. 急性硬膜外血腫
   ・厚さ 1～2 cm 以上または 20～30 mL 以上の血腫（後頭蓋窩は 15～20 mL 以上）
   ・切迫ヘルニアの所見がある場合，神経症状が進行性に悪化する場合

B. 急性硬膜下血腫
   ・血腫の厚さが 1 cm 以上＆意識障害を呈し正中偏位が 5 mm 以上ある場合
   ・明らかな mass effect があるもの，血腫による神経症状を呈する場合
   ・当初意識レベルがよくても神経症状が急速に進行する場合

C. 脳内出血・脳挫傷
   ・血腫や挫傷性浮腫により mass effect を呈する症例のうち，神経症状が進行性に悪化する症例や保存的治療で頭蓋内圧亢進（ICP）が制御不能な症例

D. 陥没骨折
   ・1 cm 以上の陥没や高度の脳挫滅が存在した場合
   ・静脈洞を圧迫する場合

（重症頭部外傷治療・管理のガイドライン．第4版．東京: 医学書院; 2013[34]）を参考に作成）

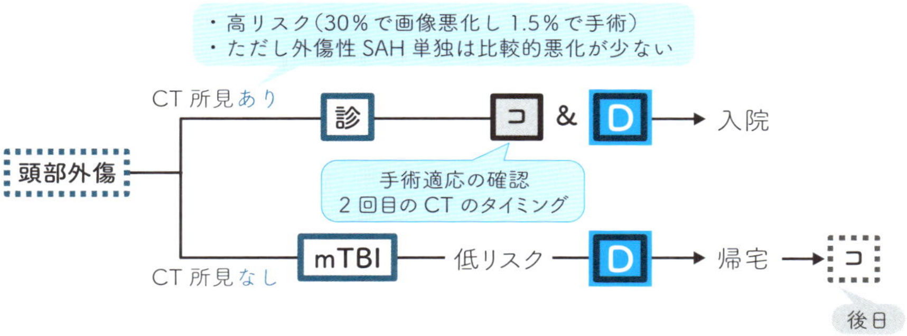

図3｜頭部外傷 ER1.5 の Disposition とコンサルト

第 7 章　外傷

2 回目の CT のタイミング

　コンサルト後に保存加療となった場合，2 回目の CT を何時に撮るかは必ず確認します．深夜のコンサルトだと寝ぼけて「2 回目撮ったらまた呼んで……」と時間が未指定になることがあるので要注意です．早いと 2〜3 時間ですが，遅くとも 4〜6 時間後には確認することが多いです．再検まで時間がある時は，看護師の協力も借りながら 1 時間ごとには診察を繰り返し，悪化していれば予定時間前でも画像検査を実施します．

　また 2 回目の CT を実施したら誰がチェックするかも確認しておきます．日中・平日であれば脳外科医が確認することが多いですが，夜間・休日では初診医に確認作業を任せ，悪化時のみコールするように指示する脳外科医もいます．

> どんなふうに歌うのか，どんな気持ちで歌うのか，
> ある程度以上の細かいニュアンスを伝えるべきです．

　脳外科の医師から，2 回目の CT をどんなタイミングで撮るのか，どんなふうに確認するのかを細かく伝えてもらいます．初診医はこの点を必ず確認しましょう．

　では，今回の症例を振り返ってみましょう．

症例 7-2-2
78 歳男性が頭部外傷で来院し，頭部 CT で外傷性 SAH の診断となった．入院依頼とフォローアップ CT のタイミングを含めて院外の脳外科医にコンサルトした．夜間・休日だったこともあり，入院は初診医が暫定的に主治医として対応し，翌朝に脳外科医が転科対応する方針となった．フォローアップ CT は翌朝 7 時に実施し，撮影後に脳外科コールし一緒に確認する方針となった．

頭部外傷の ER1.5

- ☑ 本邦では mTBI は CT 実施してマネジメントすべし
- ☑ CT 所見なしは帰宅，再発予防と高リスク例はフォローアップを実施する
- ☑ CT 所見ありは入院症例として，即日に脳外科コンサルト
- ☑ 脳外科医とは手術適応と 2 回目の CT についてていねいに確認すべし

7-3 胸部外傷

> NGL とキメラアント…思いつく限り最悪の組み合わせ
> カイト（『HUNTER×HUNTER』）

症例 7-3-1　68 歳女性

現病歴	自宅の階段で滑って転倒し左側胸部を強打し救急搬送となる.
既往歴	糖尿病, 高血圧で内服加療.
Vital signs	GCS E4V5M6, BP 156/100 mmHg, HR 92 回/分, RR 22 回/分, SpO₂ 98％ (room air), BT 36.6℃
身体所見	左側胸部に強い胸痛がある. 痛くて深呼吸できない.
検査	胸部 CT で左第 6〜8 肋骨に骨折線を認める. 血気胸は肺挫傷なし. その他の外傷は診察, 画像検査でも認めていない.

Q
① Disposition（入院・帰宅）をどのように決めますか？
② 入院（または帰宅）後の具体的マネジメントは？

胸部外傷の Disposition

　胸部外傷も CT 検査で Disposition をスタートします. 胸部外傷では気胸, 血胸, 肺挫傷, 肋骨骨折などの所見を探します. 所見がなければ帰宅とし, 複数の外傷所見が混在するケースでは入院です[1]（図 1）. しかし, 今回のように肋骨骨折単独例や, わずかな肺挫傷のみを認めるケースではどのように Disposition を決めればよいのでしょう？

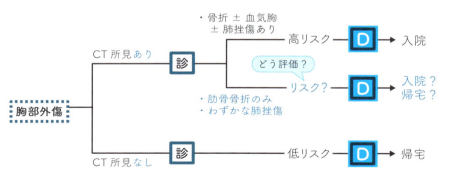

図 1 | 胸部外傷の Disposition

第 7 章　外傷

　こうした胸部外傷のリスク評価には Thorax trauma severity score（TTSS）[2-4]や RIG score[5]が，肋骨骨折単独では STUMBL score[6]があります（表 1〜3）．各スコアの項目にある，骨折の本数，呼吸状態，年齢は重要なリスク因子です．特に年齢が重要であり，高齢者の肋骨骨折では呼吸器合併症の発生率は 38％という報告や[7]，肺炎のリスクが 5 倍，死亡率が約 2 倍という報告もあり[8]，肋骨骨折＋高齢者は入院を考慮すべき組み合わせです[9]．

　また肋骨骨折単独でも，骨折数が多くなると疼痛から呼吸を制限するため排痰できず，肺炎に至るケースがあります．そのため呼吸状態は来院時の SpO_2 だけでなく，深呼吸や咳払いができるかどうかも観察して方針を決定していきます[10]．

表 1 | Thorax trauma severity score

PaO_2/FiO_2	肋骨骨折	肺挫傷	血気胸	年齢	点
>400	0	なし	なし	<30	0
300〜399	1〜3 本	片側で 1 葉	気胸	30〜41	1
200〜299	>3 本（片側）	片側で 2 葉	血胸/血気胸: 片側	42〜54	2
150〜199	>3 本（両側）	両側<2 葉	血胸/血気胸: 両側	55〜70	3
<150	Flail chest	両側≧2 葉	緊張性気胸	>70	5

合計≧5 点で全例入院，<5 点は約半分が入院
（文献 2〜4 より作成）

表 2 | RIG score

項目	点	項目	点
年齢>60 歳	4	COPD，喘息，喫煙	2
Incentive spirometry<750 mL	4	血胸，気胸，胸腔ドレーン挿入	2
CT で重度の肺挫傷あり	2	疼痛スケール>6/10	1
肋骨骨折>5 本	2	咳が弱い，またはできない	1

≦2 点: 帰宅，≧3 点: 入院（≧10 点: ICU）
（Nelson A, et al. J Trauma Acute Care Surg. 2022; 92: 967-73[5]）

表 3 | STUMBL score

年齢	肋骨骨折	SpO_2	その他
10 歳ごとに 1 点 10〜19 歳: 1 点 20〜29 歳: 2 点 ⋮	本数×3 点 1 本: 3 点 2 本: 6 点 ⋮	≧95%:　0 点 90〜94%: 2 点 85〜89%: 4 点 80〜84%: 6 点	慢性呼吸器疾患: 5 点 抗凝固薬の内服: 4 点

入院に対して≧11 点（感度 83.9%，特異度 86.0%[11]）≧16（感度 80%，特異度 87%[12]）
（Battle C, et al. Crit Care. 2014; 18: R98[5]）

胸部外傷の診断は，やっぱり CT ？

　ここで改めて胸部外傷の診断について考えてみましょう．「ER1.5 の外傷評価は CT スタート」と総説で解説しましたが，胸部外傷でも CT は必須なのでしょうか？実は米国胸部学会は choosing wisely の考えで胸部外傷にルーチン CT の推奨はなく[13]，胸部画像ルールで必要時にのみ実施すべきとされます．胸部画像ルールには NEXUS chest rule[14]，NEXUS chest CT[15] などがあります．ただしこれらの胸部画像ルールは，頭部画像ルールと同様に，介入不要な所見は見逃し OK であり，日本の医療文化にはマッチしません．

　では，レントゲンやエコーなどの検査で CT の代替はできないのでしょうか？レントゲンは大きな血気胸はみつけられても，Disposition に必要な小さな血胸や肺挫傷，さらには肋骨骨折の正確な検出は不可能です．観察研究では鈍的胸部外傷で肋骨骨折の 74.5％は単純レントゲン撮影で見逃され，CT の追加により 34.5％の患者で管理方法が変更されていました[16]．

　一方，エコーは肋骨骨折（診断率 80.3％[17]）や外傷性気胸（感度 91％，特異度 99％）[18] でもなかなかの精度です．それでも Disposition に必要な正確な診断は難しく，エコーだけで相談した場合には，コンサルト先の医師も漏れなく CT をリクエストするはずです．また NEXUS chest rule にエコーを追加しても精度は上がらなかったという報告もあります[19]．外傷初期評価でレントゲンやエコーを実施するのは OK ですが，最終的な Disposition の決定には CT による正確な診断が必要です．

胸部外傷 CT は単純？　造影？

　CT が必要な場合に，単純と造影の選択はどうすればよいでしょう？　血気胸，肺挫傷，肋骨骨折なら単純 CT だけでも評価可能ですが，第 9〜12 肋骨骨折は腹腔内外傷の可能性があるので，右側は肝損傷，左側は脾損傷を造影 CT で確認します．第 1〜3 肋骨骨折は縦郭損傷（特に大動脈損傷）の可能性があり[20]，造影 CT が推奨されます．私は診察で上部や下部の肋骨骨折がありそうなら造影 CT をオーダーしています．診察で迷う時は CT 室で肋骨骨折の有無をみて適時選択します．

　このように胸部外傷では CT を実施するケースが多くなりますが，十分に読影できているかという点は重要です．pan-scan CT を撮っても，約 4 割で肋骨骨折の位置や本数が読影結果と異なっていたという報告もあります[21]．

　CT を撮ったものの，きちんと正確に評価できていなければ意味がありません．研修医であれば，一生懸命読影した上で，自信がなければ上級医に確認してもらうことも検討すべきです．

胸部外傷のコンサルト

次に軽症〜中等症の胸部外傷のコンサルトとそのタイミングについて確認してみましょう．気胸や血胸があり chest tube の挿入を検討する場合は，即日で担当医にコンサルトします（図2）．

外傷性気胸の観察研究では胸壁からの距離が 35 mm 以上になると chest tube が必要だったという報告がありますが[22]，あくまで参考情報です．外傷の chest tube は 32〜40 Fr と太いものが推奨されていましたが，気胸だけなら近年は細い aspiration kit も使われることがあります．研究報告では「太い方がよい[23,24]」，「細い方がよい[25,26]」，と意見が分かれるところで，コンサルト医に確認するのがベターです．

外傷性血胸は 8 割以上で保存加療が可能という報告がありますが[27]，適応は意見の分かれるところで，担当医と相談するようにします．CT で液面の高さが ≧ 1.5 cm だとドレナージが必要となるという報告もありますが，やはり参考値です．

一方，初診医が chest tube を入れる必要がないと判断できるのであれば，コンサルトは急ぎません．入院を検討する場合は日中・平日に相談しますが，夜間・休日であれば翌日に改めて相談すれば OK です（図2）．

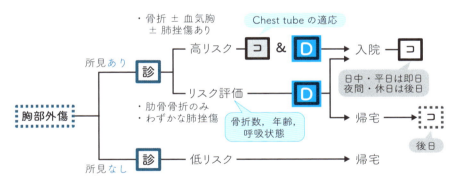

図 2 | 胸部外傷の Disposition とコンサルト

> **COLUMN**
>
> ### 肺挫傷のマネジメント
>
> 肺挫傷は最初の数日は酸素化が悪化する可能性があるため経過観察入院は必要ですが[28]，多くは自然軽快します[29]．実際は 75％ に肋骨骨折，69％ に血気胸を併発して単独は稀で[29]，他の胸部外傷と一緒に経過観察して治癒を確認することが多いです．

肋骨骨折は整形外科コンサルトしちゃダメ

時々，肋骨骨折を整形外科にコンサルトしている場面をみかけますが，よいマネジメントではありません．肋骨骨折のフォローアップの目的は，骨折の治療よりも，遅発性の血胸の出現です．そのためコンサルト先は整形外科医ではなく，血胸の対応が可能な外科医（一般外科医または胸部外科医）になります．多発肋骨骨折では遅発性血胸が半日〜数日後に出現する可能性があり[30]，適宜画像検査で確認します．

肋骨骨折は NSAIDs を使用した方が肺炎の合併が少なくなるので[31]，しっかり除痛することが大切です．バストバンドは現在も慣習的に用いられていますが，有用というエビデンスはありません．むしろ胸郭運動を制限するため肺炎になるリスクが上がるという報告があります[32]．使用の是非は事前に担当医と確認しておくのがベターです．

では，今回の症例を振り返ります．

症例 7-3-1
68 歳の女性が胸部外傷で来院し，右第 6〜8 肋骨と診断された．SpO_2は保たれていたが疼痛で深呼吸ができず，高齢でもあり今後の悪化リスクが高いため経過観察入院とした．翌朝に院内外科医へコンサルトした．フォローアップ CT を撮ると血胸が出現していたが，少量のため保存加療の方針とし，外科医が主治医で転科となった．

NGL とキメラアント…思いつく限り最悪の組み合わせ

高齢者と肋骨骨折は予後が悪い最悪な組み合わせであり，原則入院が理想的です．さらに，整形外科と肺炎，整形外科と低酸素血症，整形外科と血気胸も最悪な組み合わせです．コンサルト先は外科医（一般外科医または胸部外科医）が理想的です．

胸部外傷の ER1.5
- ☑ 胸部外傷も CT を実施して方針を決定すべし
- ☑ 複数の外傷所見は入院，単独の肋骨骨折などはリスク型で入院・帰宅を決定すべし
- ☑ Chest tube の適応に迷ったら即日に担当外科医へコンサルトすべし

7-4 腹部外傷

> 自分一人でやるよりも他人の助けを借りる方がよいものができると悟った時，
> その人は偉大なる成長を遂げるのである．
> アンドリュー・カーネギー

症例 7-4-1　42 歳男性

現病歴	吹雪で視界が悪い中で，車同士の正面衝突事故で当院へ搬送となる．普通自動車の運転手でシートベルト装着，エアバッグ作動あり．
既往歴	糖尿病，高血圧で内服加療．
Vital signs	GCS E4V5M6, BP 120/82 mmHg, HR 90 回/分, RR 18 回/分, SpO₂ 100％（room air），BT 36.1℃
身体所見	腹部にシートベルト痕あり，腹部正中に自発痛と圧痛があるが，反跳痛や筋性防御はなし．その他に外傷所見なし．
検査	造影 CT では明らかな外傷はないと判断している．

Q
①Disposition（入院・帰宅）をどのように決めますか？
②入院（または帰宅）後の具体的マネジメントは？

腹部外傷の Disposition

　腹部外傷の Disposition は造影 CT を撮り，CT 所見があった場合は入院です（図1）．CT 所見があった場合，当初保存加療で診ていた腹部外傷でも約 20％で外科的介入が必要となったという報告もあり[1]，CT 所見があれば高リスクです．

　CT 所見で探すのは，肝損傷（4.0％，28.8％），脾損傷（1.8％，16.5％），腎損傷（1.7％，15.5％），空回腸損傷（0.8％，14.5％），結腸直腸損傷（0.5％，6.6％），膵損傷（0.3％，6.1％），十二指腸損傷（0.1％，2.4％）といった外傷所見です．各数値は，我が国における腹部臓器の主な損傷頻度（全外傷比，単独腹部外傷比）です[2]．

　一方，造影 CT で所見がなければ帰宅とします．CT 正常時の遅発性の腹部外傷は非常に稀なため，成人も[3,4]小児も[5,6]入院は不要であることが複数の研究で報告されています．観察研究ではシートベルトサインがあっても CT 所見が陰性なら遅発性腸管損傷（一度穿孔した腸管が自然閉鎖され，数時間〜数日後に穿孔部が露呈する病態）は 1 例もなかったと報告されています[7]．そのため，CT 所見がなければ Disposition は帰宅です（図1）．

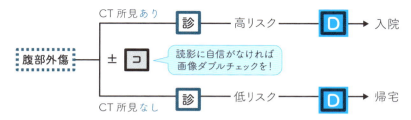

図1 | 腹部外傷のDisposition

腸管損傷のCT所見を見逃さないために

このように，腹部外傷のDispositionもCT次第であり，その読影には正確性がより求められます．特に重要なのが腸管損傷の所見です．軽微な肝損傷や脾損傷は仮に見逃しても保存加療で自然軽快してしまいますが，腸管損傷の見逃しは手術が必要となるだけでなく，腹膜炎から敗血症へ進展し，生命予後にも関わる問題となりうるため注意が必要です．

一方，外傷性腸管損傷を疑うCT所見は約20％で見逃されているという報告もあります[8]．表1は主な外傷性腸管損傷（腸間膜損傷からの二次的な腸管虚血も含む）でチェックしてほしい画像所見です．いずれも特異度が高い所見であるため，あてはまる項目が1つでもあれば外傷性腸管損傷疑いとして外科へコンサルトし，入院の相談をします．しかし研修医には判断が難しい所見もあるので，読影に自信がなければCTの確認を含めて外科コンサルとしてもOKです．または外科医に相談する前に放射線科医に読影を依頼してもOKです．

読影には自信がないが，夜間・休日で相談する医師が不在ならば，後日CTの再確認と腹部所見の経過観察をかねての入院もアリです．「シートベルトorハンドル外傷＋CT所見（軽微でも！）」では経過観察入院が推奨され[9]，ガイドラインでは診察を繰り返し，状況次第では6時間後にCTを再検することが推奨されています[9]．

表1 | 外科治療を要する腸管損傷に対するCT所見

CT所見	感度	特異度	CT所見	感度	特異度
腸間膜の脂肪織濃度上昇	34%	92%	腸管壁の肥厚	35%	95%
腸間膜の出血所見	34%	99%	腸管壁の出血所見	23%	100%
腸間膜の造影剤漏出所見	23%	100%	腸管壁の途絶所見	22%	99%
腹水	66%	85%	フリーエアー	32%	99%

（Abdel-Aziz H, et al. Am J Surg. 2019; 218: 201-10[10]より作成）

第 7 章　外傷

腹部外傷の CT 読影と適応

　次に腹部外傷の CT 適応について確認しましょう. システマティックレビューでは, 腹部外傷における腹腔内損傷を示唆する複数の身体所見が報告されています (表 2). これらのうちシートベルト痕などの特異度の高い項目があれば必ず CT です.

　一方で初診時の腹部所見 (特に反跳痛や筋性防御など) は, 皮膚軟部組織の疼痛か腹腔内損傷による疼痛かの判断が難しい場合も多く, 私はこうしたケースで判断に迷う場合は, 妊婦や小児でなければ原則は腹部 CT を撮ることが多いです.

表 2 ｜ 腹腔内損傷を示唆する外傷所見

所見	感度	特異度	陽性尤度比	陰性尤度比
シートベルト痕	50%	91〜95%	5.6〜9.9	0.53〜0.55
腹部自発痛	70%	57%	1.6	0.52
腹部圧痛	71%	50%	1.4	0.61
反跳痛	5%	99%	6.5	0.96
筋性防御	26%	93%	3.7	0.80

(Nishijima DK, et al. JAMA. 2012; 307: 1517-27[11]) より作成)

入院後の対応とコンサルト

　最後に, 腹部外傷のコンサルトとタイミングについて確認します. CT 所見で腸管損傷を疑う所見があった時は即日外科医へコンサルトします. 特に活動性出血所見があった場合は経カテーテル的動脈塞栓術の適応については放射線科へもコンサルトします. 止血治療は放射線科, 入院や修復手術は外科, 入院は救急科など, 複数の診療科へコンサルトし, それを束ねるマネジメント力が初診医には求められます.

　一方, CT で出血所見のない肝臓, 脾臓, 腎臓などの実質臓器損傷を認める場合は急ぎません. 日中なら外科や救急科へコンサルトできますが, 夜間・休日で担当医が不在ならいったん入院とし, 翌日以降コンサルトとしても OK です (図 2).

　なお, 腸管損傷を確定できないが否定もできないケースでは, 絶飲食で入院とするのがベターです. ガイドラインでは, 経験豊富な臨床医のもと, 腸損傷の可能性が低くなるまで待ってから栄養を開始することを推奨しています[9]. 腸損傷を発見する目的で栄養をチャレンジすべきではありません.

　最後に, 明らかな外傷所見がないと判断できれば帰宅とし, コンサルトは原則不要です. 症状の悪化や継続時にのみ再診として OK です[12] (図 2).

7-4 腹部外傷

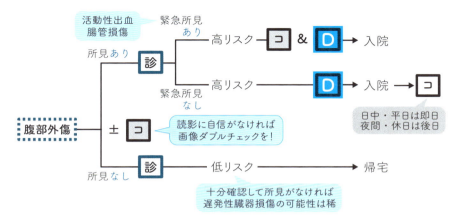

図2 | 腹部外傷の Disposition とコンサルト

では，今回の症例を振り返ってみましょう．

症例 7-4-1
42歳男性が交通事故による鈍的腹部外傷で来院した．腹部にシートベルト痕と圧痛があり，腹部造影 CT を実施した．初診医は明らかな CT 所見はないと判断したが，当直でいた放射線科医にダブルチェックしてもらい，改めて CT 所見がないことを確認した．帰宅とし，症状が再燃した場合のみ再診とした．

> 自分一人でやるよりも他人の助けを借りる方がよいものができると悟った時，
> その人は偉大なる成長を遂げるのである．

　腹部外傷は一人でやるよりも，CT の読影，異常所見があった場合の治療など必要に応じて他の医師の助けを借りる方が患者さんによい診療ができます．腹部外傷でのケースで若手医師が苦手な上級医へ助けてもらうようコンサルトできた時，私は「成長したな……」と心の中で呟いています．

腹部外傷の ER1.5

- ☑ CT 読影に自信がなければ，他の医師に確認することも躊躇しない
- ☑ 十分 CT を確認して所見がなければ帰宅，否定できなければ入院を考慮
- ☑ 所見があれば入院，特に出血所見があれば放射線科医，外科医，救急医など複数医と協議して治療方針を決めていく

7-5 四肢外傷

> ごくわずかの例外を除き，原則と手順を理解していれば問題は実務的に解決できる．
> ピーター・ドラッカー（『経営者の条件』）

本項では疾患種類の多い四肢外傷の Disposition をできるだけ網羅したいと思います．詳細な病歴は割愛し，年齢・性別と疾患名だけで入院/帰宅を考えてみましょう．

症例 7-5-1	78 歳女性	右大腿骨転子部骨折
症例 7-5-2	82 歳女性	右大腿骨転子部骨折術後デバイス近傍骨折
症例 7-5-3	73 歳女性	左人工股関節置換後の股関節脱臼
症例 7-5-4	60 歳男性	右膝蓋骨骨折
症例 7-5-5	65 歳女性	左脛骨高原骨折
症例 7-5-6	36 歳男性	右腓骨遠位端骨折
症例 7-5-7	24 歳男性	右肩関節脱臼骨折（上腕骨大結節骨折あり）
症例 7-5-8	9 歳男性	左上腕骨顆上骨折
症例 7-5-9	41 歳女性	右肘頭骨折
症例 7-5-10	67 歳女性	右橈骨遠位端骨折

① それぞれの疾患の Disposition（入院・帰宅）をどのように決めますか？
② 入院（または帰宅）後の具体的マネジメントは？

四肢外傷の Disposition

四肢外傷はレントゲンで診断がつくことが多く，CT 診断は Disposition に必須ではありません．これは CT が必須の頭部体幹外傷と大きく異なる点です．四肢外傷はコンサルトのタイミングもレントゲン診断の時点で OK です．一部で整形外科医から CT をリクエストされますが，これは術式決定のためです．初診医はレントゲンで骨折の判断ができない時だけ CT（または MRI）を実施がベターです．

四肢外傷は診断がつけば OPE 型の Disposition で進めます．まず緊急手術となる開放骨折や，直達牽引や創外固定が必要となる骨幹部骨折は，整形外科医に即時コンサルトし入院となります（図 1 上段）．

また，大腿骨近位部骨折（大腿骨頸部骨折や大腿骨転子部骨折）は準緊急手術例で入院となる ER2.0 の症例です．受傷後 24 時間以内の手術は，それより遅い場合

7-5 四肢外傷

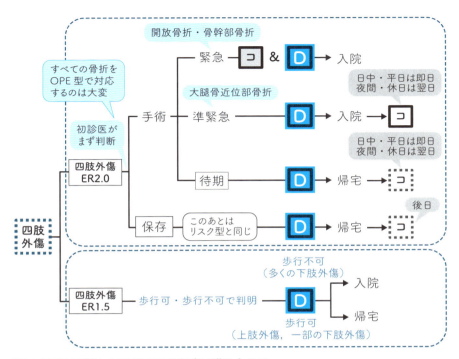

図1 | 四肢外傷はOPE型である程度は進められる

よりも死亡率や合併症が少なく[1]，ガイドラインでは受傷後48時間以内の手術を推奨しています[2]．

待期手術なら日中・平日は即日，夜間・休日は後日コンサルト．コンサルト後は帰宅とし後日手術入院を検討しますが，病床や人手が許せば即日入院し翌日手術もあります．保存加療なら帰宅とし後日整形外科コンサルトでOKです（図1）．

四肢外傷は骨折の種類が多い…

このように四肢外傷はOPE型でマネジメント可能ですが，骨折疾患の種類が非常に多く，すべての手術適応や緊急度を覚えたり調べたりするのは若手医師や非専門医の負担となることもあるでしょう．そこで緊急手術の開放骨折，骨幹部骨折と，頻度の高い大腿骨近位部骨折だけは「四肢外傷ER2.0」としてOPE型で対応し，それ以外は「四肢外傷ER1.5」として「**歩行不可→入院，歩行可→帰宅**」というルールでDispositionを決めてもOKです（図1）．このルールであれば，骨折の手術適応をすべて暗記していなくてもマネジメント可能です．このルールでは松葉杖を使っ

第 7 章　外傷

て歩くことができれば「歩行可」とします．ルールに準じて上肢外傷は帰宅，下肢外傷も松葉杖で歩ければ帰宅，歩けなければ入院と Disposition を決めていきます．

四肢外傷 ER1.5 のマネジメント

この「歩行不可→入院，歩行可→帰宅」というルールは便利ですが万能ではないので，一部の例外も加えて四肢外傷 ER1.5 の Disposition を決めていきます．

上肢外傷はほとんどが歩行でき帰宅検討ですが，例外的に上腕顆上骨折は緊急手術となることがあり，整形外科にコンサルトし入院するケースです（表 1）．

下肢では歩行不可で入院する骨折が多いですが，例外的に膝蓋骨骨折，腓骨遠位端骨折，足部の骨折では帰宅検討です（表 1）．

こうした例外的疾患を覚えつつ，さらに病院や患者の状況でアレンジを加えていきます．たとえば上肢骨折で待期手術のケースでも，翌日に手術できれば，そのまま入院するケースもあります．あるいは成人なら松葉杖歩行で帰宅の下肢外傷でも，高齢者などで松葉杖歩行ができなければ入院となるケースもあります．こうした症例では，コンサルト医と相談しながら柔軟に対応していくとよいでしょう．

COLUMN

靱帯損傷・腱損傷・半月板損傷の Disposition

骨折以外の靱帯・腱・半月板損傷などは「待期手術 or 保存」のため OPE 型で考えると帰宅となります．また上肢なら帰宅可能なのはもちろん，下肢でも固定＋松葉杖で歩行可能となり，やはり帰宅となります．ただし，これらの非骨傷性の四肢外傷は MRI を実施しないと診断が難しいことも多いです．実際は ER では MRI の実施や読影が難しいため臨床的に暫定診断し，整形外科外来で MRI を加えて診断してもらいます．

脱臼の Disposittion

脱臼の Disposition は脱臼整復後の状態で決めていきます．骨折のない脱臼は，整復できれば外傷があっても靱帯損傷なので帰宅検討です．非専門医でも整復できればコンサルトなしで帰宅として，後日整形外科フォローアップで OK です．唯一の例外は膝関節脱臼です．この場合は膝窩動脈損傷を伴うことがあるため，血管評価（造影 CT や動脈エコー検査など）を実施して整形外科にコンサルトします．

脱臼骨折も同様に，脱臼整復後の骨折名で Disposition を決めていきます．たとえば整復後の肩関節脱臼骨折は，ただの上腕骨近位部骨折なので帰宅です．ただし，

7-5 四肢外傷

表1｜各四肢外傷 ER1.5 の主な治療方針と Disposition

	部位	骨折	治療方針	Disposittion
上肢	肩関節	上腕骨近位端骨折 鎖骨骨折 肩鎖関節脱臼 腱板損傷	待期手術 or 保存 待期手術 or 保存 待期手術 or 保存 待期手術 or 保存	帰宅 帰宅 帰宅 帰宅
	肘関節	上腕骨顆上骨折 肘頭骨折	神経症状あれば緊急手術 待期手術 or 保存	入院 or 帰宅 帰宅
	手関節	橈骨遠位端骨折	待期手術 or 保存	帰宅
	手指や手根骨の骨折		待期手術 or 保存	帰宅
下肢	股関節	大腿骨頸部骨折 大腿骨転子部骨折 デバイス近傍骨折	準緊急手術（ER2.0） 準緊急手術（ER2.0） 骨幹部でなければ保存	入院 入院 入院が多い
	膝関節	大腿骨遠位端骨折 高原骨折 膝蓋骨骨折★ 靱帯損傷★ 半月板損傷★	待期手術 待期手術（or 保存） 待期手術 or 保存 待期手術 or 保存 待期手術 or 保存	入院 入院が多い 帰宅 帰宅 帰宅
	足関節	腓骨遠位端骨折★ 二果骨折，三果骨折 Pillon 骨折	待期手術（or 保存） 待期手術（or 保存） 待期手術（or 保存）	帰宅 入院が多い 入院が多い
	足根骨や足指骨の骨折★		待期手術 or 保存	帰宅

★の骨折は固定すれば松葉杖で歩行できることが多い

　一部の脱臼骨折で非観血的に牽引しても整復できないケースや，整復前から整復後の骨折疾患で入院を検討するケースでは即日整形外科にコンサルトします．

　慣れてくれば非専門医でも脱臼を整復して帰宅とし，後日コンサルトというケースも増えてきますが，最初は即日コンサルトして，整復を整形外科医に依頼しつつDisposition を一緒に相談しても構いません．

Occult fracture の診断と Disposition

　四肢外傷の診断は診察とレントゲンで行いますが，一部の症例では診断が難しいこともあります．レントゲンで骨折線が判断できない骨折は「occult fracture（または骨挫傷，不顕性骨折）」と呼ばれます[3]．

　たとえば大腿骨頸部骨折・転子部骨折は初回レントゲンの感度は 91.9〜98.1％[4-6]で，数％が occult fracture です[5,7]．ただし大腿骨頸部骨折・転子部骨折は occult fracture でも，骨折線が明確な症例と同様に準緊急手術となる ER2.0 の症例で

JCOPY 498-16674

273

す．初診の段階でもなんとか診断する必要があるため，レントゲン診断できない場合は CT の実施も検討します．CT でも診断できない時には MRI を検討します．

夜間・休日で四肢の CT や MRI を撮像できない場合は，鑑別に挙がっている骨折に準じて Disposition を決定するようにします．「歩行不可→入院，歩行可→帰宅」というルールを使いながらマネジメントし，CT や MRI は翌朝に実施すれば OK です．

四肢外傷のコンサルトのタイミング

最後に，四肢外傷のコンサルトのタイミングを確認しましょう．緊急手術（開放骨折や骨幹部骨折）や，整復困難な脱臼骨折では即時コンサルトです（図 2）．大腿骨近位部骨折や，歩行困難で入院となるケースは日中・平日であれば即日，夜間・休日であれば翌朝や後日で OK です．ただし一部の病院では夜間・休日でも整形外科医が来院して翌日・翌朝以降の手術の準備や説明をするケースもあり，病院のルールに従います．一方で，「歩行可・不可」のルールでマネジメントしたケース（occult fracture や脱臼整復後を含む）では，日中・平日なら即時コンサルト，夜間・休日なら後日コンサルトです（図 2）．帰宅可能なケースでも日中・平日に即時コンサルトすれば整形外科医によるシーネ固定やキャスト作成が可能となり，また必要に応じて装具作成の予約も検討できます．

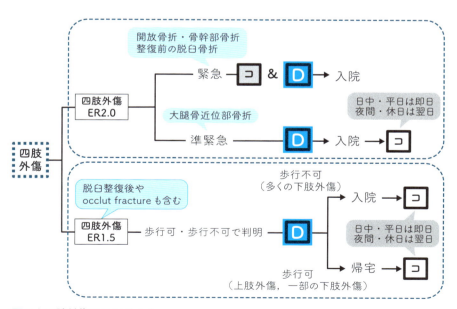

図 2 ｜ 四肢外傷のコンサルト

では，症例の続きをみてみましょう．

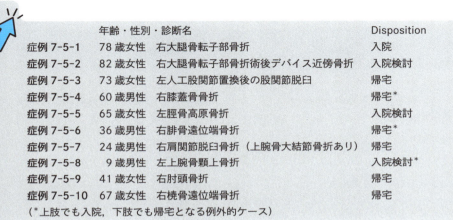

	年齢・性別・診断名		Disposition
症例 7-5-1	78 歳女性	右大腿骨転子部骨折	入院
症例 7-5-2	82 歳女性	右大腿骨転子部骨折術後デバイス近傍骨折	入院検討
症例 7-5-3	73 歳女性	左人工股関節置換後の股関節脱臼	帰宅
症例 7-5-4	60 歳男性	右膝蓋骨骨折	帰宅*
症例 7-5-5	65 歳女性	左脛骨高原骨折	入院検討
症例 7-5-6	36 歳男性	右腓骨遠位端骨折	帰宅*
症例 7-5-7	24 歳男性	右肩関節脱臼骨折（上腕骨大結節骨折あり）	帰宅
症例 7-5-8	9 歳男性	左上腕骨顆上骨折	入院検討*
症例 7-5-9	41 歳女性	右肘頭骨折	帰宅
症例 7-5-10	67 歳女性	右橈骨遠位端骨折	帰宅

(*上肢でも入院，下肢でも帰宅となる例外的ケース)

> ごくわずかの例外を除き，原則と手順を理解していれば問題は実務的に解決できる．

　四肢外傷は骨折の種類が多く，1つ1つマネジメントを覚えるのは大変です．そこで「歩行可→入院，歩行不可→帰宅（上肢は帰宅，下肢は入院が多い）」という原則と手順を理解しておけば，多くの症例は対応可能です．それから一部の例外を覚えておき，整形外科医とも連携をとりながら Disposition を決定していきましょう．

四肢外傷の ER1.5

- ☑ レントゲン診断できれば，必ずしも CT は Disposition に必要ない
- ☑ 「歩行可→入院，歩行不可→帰宅」という原則で対応しつつ，一部の例外を覚えておく
- ☑ 脱臼は整復できれば帰宅，脱臼骨折は整復後の骨折で判断すべし
- ☑ Occult fracture は骨折しているものとして対応するのが正解
- ☑ コンサルトは緊急手術を除けば日中・平日なら即日，夜間・休日なら後日で OK

7-6 脊椎外傷

> 世界を変えたいなら，まずは自分が変わりなさい．
> マハトマ・ガンジー

今回は脊椎疾患の Disposition です．なお，非外傷性の脊椎疾患も外傷性の脊椎疾患と同様に対応できるため，一緒に解説していきます．ではさっそく，次の各症例が入院か帰宅かを考えてみましょう．

症例 7-6-1 34 歳男性．3 m のはしごから転落し救急搬送，CT で第 2・第 3 腰椎に横突起骨折があるが，他の外傷はない．神経所見は認めない．

症例 7-6-2 63 歳男性．飲酒して前のめりに転倒して前額部を強打，その後に両上肢のしびれ症状が強く救急搬送となる．頭部・頸部 CT では外傷性変化はなく，非骨傷性頸髄損傷と診断された．

症例 7-6-3 55 歳女性．腰椎椎間板ヘルニアで近隣整形外科クリニックに通院中．腰痛症状が悪化し体動困難で救急搬送となる．麻痺はないが，右下肢にしびれ症状あり．NSAIDs を内服しているが効果が乏しい模様．

症例 7-6-4 41 歳男性．重い荷物を持ち上げようとした時に腰痛が出現して救急搬送され，救急外来でボルタレン®を内服するも歩行できない状態．神経症状はない．本人は一人暮らしで帰宅困難なため入院を希望している．

Q ①Disposition（入院・帰宅）をどのように決めますか？
②入院（または帰宅）後の具体的マネジメントは？

脊椎疾患の Disposition とコンサルト

脊椎外傷は，レントゲンでは診断には不十分であり，必ず CT で診断します．CT 診断後に Disposition というのは頭部体幹外傷と同じです．なお，一部の脊椎外傷や非外傷性脊椎疾患では MRI が必要になるケースもありますが，Disposition は CT だけでも決定可能です．

CT で診断がついたら，脊椎疾患を 3 つに分類します．1 つ目は高エネルギー外傷で脊椎骨折＋神経症状を伴う ER 3.0 の「The 脊損」です．緊急手術の可能性があるため，即日で脊椎外科にコンサルトし，脊損センターで ICU 入院とするのが理想です[1-5]（図 1 上段）．

2つ目は高エネルギーで椎体骨折はあるが，神経症状がない場合です．この場合は後で不安定性が増すと神経症状が続発するリスクがあり，入院して安静を保つER2.0疾患となります（図1中段)[6]．日中・平日なら脊椎外科にコンサルトしますが，緊急性は低いので，夜間・休日なら翌朝や後日コンサルトでOKです．

3つ目はその他の脊椎外傷で，横突起骨折，非骨傷性頸髄損傷，脊椎圧迫骨折が含まれます．これらと非外傷性脊椎疾患である腰椎椎間板ヘルニアや急性腰痛症は対応がほぼ同じになるので，まとめてER1.5疾患として解説します．

これらのER1.5脊椎疾患は原則として保存加療です．不安定性はないので安静の必要はなく，帰宅検討となります．腰椎椎間板ヘルニアは神経症状が強いと手術となることもありますが，待期手術のため，やはり一度帰宅して後日手術入院です．

ただしER1.5の各疾患には疼痛が強く歩行できないケースもあります．四肢外傷がそうだったように，歩行困難なケースでは入院を検討します．そこでER1.5脊椎疾患はERで除痛をして「この痛みで自宅生活できるか？」を患者さんと相談し，入院・帰宅を判断します．緊急性は低く，コンサルトのタイミングは，入院は平日・日中では即日ですが，夜間・休日なら翌朝や後日です．帰宅なら後日コンサルトでOKです（図1下段）．

ER1.5脊椎疾患は，入院しても除痛を継続するだけなので社会的入院のニュアンスが強くなります．そのため施設によっては整形外科コンサルト後も転科せずに，初回入院担当医が主治医を継続するケースもあります．

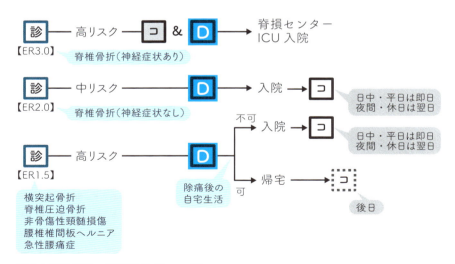

図1 | 脊椎疾患・腰痛症のDisposition

第 7 章　外傷

痛み止めの注射が Disposition を変える！

　このように，ER1.5 脊椎疾患の Disposition は，ER での除痛次第です．鎮痛薬の選択肢が NSAIDs やアセトアミノフェンだけなら，疼痛のため入院となるケースが多くなるため，初診医は腰痛の痛み止めの注射手技を身につけておくのが理想です．

　まずは腰椎椎間板ヘルニアに対する硬膜外ブロックです．システマティックレビューでも ER の滞在時間を短くしたとされ[7]，私も実践しています．もう 1 つは急性腰痛症に対するエコーガイド下筋膜リリースです．エビデンスがまだ乏しいものの，経験では 9 割以上の患者さんが注射直後に除痛され，帰宅可能となります．

> 世界を変えたいなら，まずは自分が変わりなさい．

　この 2 つは，非外傷性の脊椎周辺疾患において Disposition を左右する重要な手技です．特に ER 専従を考えている若手医師はぜひとも身に付けるようにしましょう．

COLUMN

薬が効かない脊椎疾患

　ER1.5 脊椎外傷の中でも非骨傷性頚髄損傷は，内服も注射も効果が乏しい患者泣かせの疾患です．このことは病態生理から理解できます．もともと頚椎に脊柱管狭窄がある患者が首を過伸展することで脊髄の中心部（感覚路の通貨部）に虚血症状が起こり，両上肢の感覚障害をきたします[8,9]．脊髄中心部の神経痛なので，内服も注射もあまり効果がありません．患者さんにはこのことをていねいに伝えて理解してもらいます．受傷直後は症状も強く，自宅生活ができるまで経過観察入院するかどうかを相談します．経験的には 1 週間前後で少しずつ自然除痛が得られることが多いです．

外傷疾患の画像診断

　最後に，脊椎疾患の診断方法について確認してみましょう．頚椎外傷に対する頚椎レントゲンは感度が 37〜64％ と低いですが[10]，頚椎 CT なら感度 100％ です[11]．CT が頻回に撮られていない時代には脊椎外傷の 9％ が ER で見逃されていたとされ[12]，レントゲンだけでは不十分なため，CT 診断します．

　頚椎外傷は鈍的頭頚部外傷の 2〜6％ に発生するとされるので[13,14]，頭部 CT のついでに頚椎 CT も撮るのはスマートな方法です．コストが気になるかもしれません

が，保険診療では ER の「頭部 CT のみ」と「頭部 CT ＋ 頸椎 CT」の料金は同じです．

さらに椎体骨折があれば，脊椎 MRI も可能な範囲で追加します．Disposition は CT だけでも決まりますが，MRI があれば重症度や手術適応の正確な評価が可能です．

なお，欧米では画像適応のルール（NEXUS[15]や Canadian C-Spine Rule[16]）などを用いて画像なしとするマネジメントも考慮されますが，我が国の医療ニーズには合わず，脊椎外科医のコンセンサスが乏しいため，私は参考程度にとどめています．

一方で成人の非外傷性の腰痛症では，画像検査が方針決定に影響しないため CT もルーチンのレントゲンすら推奨されません[17]．ていねいに診察し，悪性腫瘍や脊椎感染症などが疑われた場合のみレントゲン検査を実施します．

非外傷性の腰痛症は神経症状があれば MRI が推奨されますが[18]，Disposition を大きく変えるわけではないため後日実施でも OK です．MRI 実施による症状改善効果はわずかであり[19]，むしろ治療費の増大や復職の遅延をきたすという報告[20]もあります．臨床疫学的には ER に訪れる非外傷性腰痛患者のほとんどが急性腰痛症や腰椎椎間板ヘルニアのため，どちらかだと臨床診断できれば画像検査は不要です．

それでは，症例の続きを確認してみましょう．

症例 7-6-1　第 12 胸椎破裂骨折（神経所見なし）の診断となり，経過観察入院とし，後日整形外科にコンサルトして転科となった．
症例 7-6-2　非骨傷性頸髄損傷と診断，四肢疼痛が強く自宅生活困難なため入院となった．4 日後にはやや症状が軽快したため退院とし近隣の整形外科通院となった．
症例 7-6-3　腰椎椎間板ヘルニアによる腰痛症と診断，硬膜外ブロックを ER で実施したところ症状軽快し帰宅，後日通院中の整形外科受診の方針となった．
症例 7-6-4　急性腰痛症で入院を希望していたが，エコーガイド下筋膜リリースを実施したところ腰痛は軽快し，歩行可能となったため帰宅となった．

脊椎疾患の ER1.5

- ☑ 外傷は CT 所見で椎体骨折があれば ER≧2.0，なければ ER1.5 として対応
- ☑ 非外傷性の腰痛は病歴と身体所見で診断できるので，画像は必須ではない
- ☑ ER1.5 脊椎疾患は，ER での鎮痛で社会生活を送れるかで判断する
- ☑ ER の除痛法として，硬膜外ブロックやエコーガイド下筋膜リリースは身に付けておこう

本項では脊椎外傷について解説しました．一方，高齢者の脊椎圧迫骨折には少し例外的なところもあるため，次項で詳しく解説します．

7-7 高齢者外傷

> わたしは「結果」だけを求めてはいない．
> 「結果」だけを求めていると人は近道をしたがるものだ……
> 近道した時真実を見失うかもしれない．
> 『ジョジョの奇妙な冒険 Parte5 黄金の風』

　本項では高齢者外傷の Disposition について解説します．前項までで解説した成人外傷・四肢外傷・脊椎外傷との相違を意識しながらマネジメントを考えましょう．

症例 7-7-1　90歳女性　腰痛

現病歴	来院前日にしりもちをついて転倒し，翌日に症状が強く救急搬送．
既往歴	近隣整形外科で骨粗鬆症の治療を受けている．
Vital signs	GCS E4V5M6，BP 148/104 mmHg，HR 72回/分，RR 16回/分，SpO₂ 98％（room air），BT 35.8℃
身体所見	神経症状なし，L2付近に叩打痛あり．
検査	レントゲンでは新旧不明だが第1腰椎が楔形に変形している所見あり．

Q ①Disposition（入院・帰宅）をどのように決めますか？
②入院（または帰宅）後の具体的マネジメントは？

脊椎圧迫骨折は ER 診断が難しい？

　脊椎圧迫骨折を疑う症例です．これまでの外傷と大きく異なるのは，レントゲンやCTでも診断が難しいという点です．外傷のエピソードがあるのは半分未満で[1,2]，転倒の病歴がなくても体動時痛があれば本疾患を疑わないといけません．身体所見の腰部の体動時痛や叩打痛（感度87.5％，特異度90％[3]）は参考程度です．

　画像診断は，経験のある医師であればレントゲンやCTで脊椎圧迫骨折（新旧の判断も含め）の診断をするケースもありますが，初学者には難しいことが多いです．実際には教科書的な楔形変形は新鮮骨折では認めないことが多いです[4]．

　そのため，脊椎圧迫骨折は MRI だのみ．T1強調像で黒く，STIR で白く映れば新鮮骨折です（図1）．研修医がレントゲンやCTでみつけた変形した椎体が実は陳旧性骨折で，変形のない椎体が新鮮骨折というのはよくあるケースです（図1）．

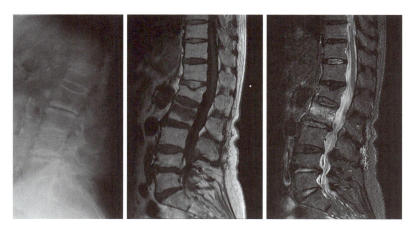

図 1 | 90 歳女性 腰痛
レントゲン（左）では L1 の楔形変形があるが，MRI（中: T1 強調像，右: STIR）では L1 陳旧性骨折であり，L2 の新鮮骨折が疼痛の原因とわかる．

脊椎椎体骨折の Disposition とコンサルト

このように脊椎圧迫骨折の診断は MRI によることが多いのですが，夜間・休日であれば MRI を実施できず確定診断に至らないケースが多々あるため，脊椎圧迫骨折は疑いのままマネジメントすることになります．

そこで脊椎圧迫骨折（疑い含む）は，四肢外傷の「歩行不可→入院，歩行可→帰宅」という方法を応用して，「生活不可→入院，生活可→帰宅」というルールで Disposition を決めます．ギリギリ歩行できても自宅独居者で生活困難なら入院検討です．また，疼痛で歩行困難でも介護度が高い施設入居者のケースで生活可能なら帰宅検討です．これは社会的入院の判断も含むため，介護メンバーと相談して決定します（図 2）．

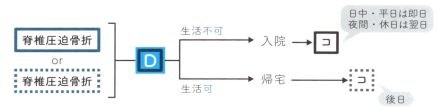

図 2 | 脊椎圧迫骨折の Disposition とコンサルト

第7章 外傷

コンサルトは Disposition 決定後に行います．入院が必要な場合は，日中・平日なら即日，夜間・休日なら翌朝か後日に整形外科に相談します（図2）．しかし，脊椎圧迫骨折を整形外科へ入院依頼しても医学的には帰宅と判断され，入院対応してもらえないこともあります．この場合は病院の社会的入院の担当医を決めるルールに従います（ルールがなければ決定するように上層部に掛け合います）．

> **COLUMN**
>
> ### 経皮的椎体形成術
>
> 脊椎圧迫骨折に対する経皮的椎体形成術は30分～1時間ほどの手技で，8割程度の患者さんが除痛されて歩行・自宅生活が可能となる非常に有用な治療法です（保険適応もあり！）．しかし我が国では術者不足のため「どこでも・だれでも」受けられる治療法には至っていません．
>
> それでもエビデンスのある有効な治療法であることは間違いなく，院内にオペレーターがいればもちろん，近隣に実施可能な施設があれば治療依頼を検討します．コンサルトのタイミングは「日中・平日は即日，夜間・休日は翌朝・後日」と同じです．

それでは，今回の症例の続きをみておきましょう．

症例 7-7-1
90歳の女性が腰痛で来院し，MRIは実施できなかったが臨床的に脊椎圧迫骨折疑いとなった．ERでロキソニン®を内服したが，疼痛が強く歩行は難しい状態であった．独居でサポート可能な家族は不在で，生活困難なため入院とした．入院翌日にMRIを実施し，第1腰椎の新鮮骨折を認めた．近隣に経皮的錐体形成術を実施できる病院があり転院となった．

別の高齢者外傷の症例をみてみます．

症例 7-7-2 **84歳女性**

現病歴	屋内で躓いて転倒して右股関節痛あり救急要請．
既往歴	高血圧のみ（近隣クリニックで内服処方あり）．
社会背景	ADLは完全自立し認知症もなく独居で生活している．
Vital signs	GCS E4V5M6，BP 162/120 mmHg，HR 78回/分，RR 18回/分，SpO$_2$ 99%（room air），BT 36.2℃
身体所見・検査	右股関節痛があるがかなり強く，身体所見は取れていない．
画像検査	レントゲンでもCTでも骨折線不明，MRIが翌朝に予約できた．

> Q ①Disposition（入院・帰宅）をどのように決めますか？
> ②入院（または帰宅）後の具体的マネジメントは？

大腿骨近位部骨折疑いの Disposition

　大腿骨近位部骨折を疑うもレントゲンやCTで診断がつかないケースです．MRIで確定診断するまでは大腿骨近位部骨折疑い（occult fracture）として，Dispositionは入院とします（図3）．ここで確認してほしいのが，股関節の内旋・外旋テストです（図4）．疼痛が誘発されれば，大腿骨近位部骨折か内転筋挫傷のどちらかです．

　この2つの疾患はMRIを実施しないと鑑別できないため（図5，6），確定診断まで入院・安静とします．MRIで大腿骨近位部骨折の診断がつけば整形外科へコンサルトします．一方，内転筋挫傷は医学的には帰宅検討ですが，高齢者のため社会的入院を評価します．経験的には疼痛で歩行困難なため，数日間リハビリ入院とするケースが多いです（図3）．

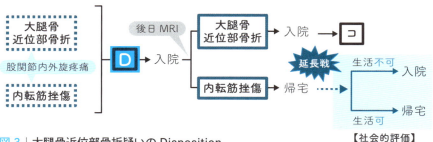

図3｜大腿骨近位部骨折疑いの Disposition

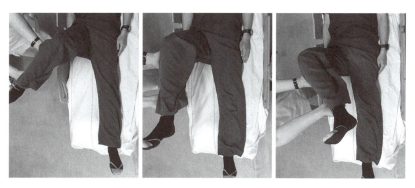

図4｜股関節の内旋・外旋

第 7 章 外傷

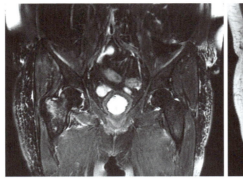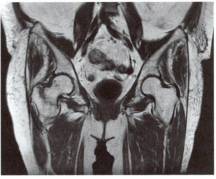

図 5 | 大腿骨近位部骨折症例の MRI 画像(左: STIR,右: T1)(今回の症例)
右大腿骨転子部に T1 強調像で黒く,STIR で白く映っており,新鮮骨折であることがわかる.

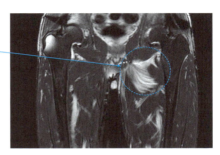

内転筋に筋挫傷を
疑う所見を認める

図 6 | 内転筋挫傷症例の MRI(STIR)画像(参考症例)
左内転筋に STIR で白く映っており,筋挫傷であることがわかる.

今回の症例の続きをみておきましょう.

症例 7-7-2

90 歳の女性が右股関節痛で来院した.右大腿骨近位部骨折を疑うもレントゲンや CT では診断がつかなかった.夜間で MRI は撮れなかった.再度診察したところ,右股関節の内旋・外旋で疼痛が誘発され右大腿骨近位部骨折疑いとして整形外科コンサルトし,経過観察入院の方針となった.翌朝に MRI(図 5)で右大腿骨頸部骨折の診断で入院となった.

最後にもう1症例みていきます．

症例 7-7-3　84 歳女性

現病歴　屋内で躓いて転倒して右股関節痛あり救急要請，
＜以下画像検査までは，前述の症例 7-7-2 と同じ＞

画像検査　【ケース A】右恥骨と坐骨に骨折線がみつかった．
【ケース B】右大腿骨転子部骨折術後症例であった．レントゲンでははっきりしないが，CT でデバイス近傍（転子部）に骨折線があった．

Q　①それぞれのケースの Disposition（入院・帰宅）をどのように決めますか？
②入院（または帰宅）後の具体的マネジメントは？

脆弱性骨盤骨折の Disposition

　高齢者の骨盤骨折は骨粗鬆症を背景に転倒などの低エネルギーでも起こります．これは成人の高エネルギー外傷による骨盤骨折とは区別され，脆弱性骨盤骨折と呼ばれます．成人の骨盤骨折は入院必須の ER2.0 ですが，高齢者の脆弱性骨盤骨折は帰宅も検討される ER1.5 のケースとなるのがポイントです．

　脆弱性骨盤骨折の Disposition は CT で安定型（恥坐骨骨折）と部分安定型（恥坐骨＋仙骨骨折）を区別して決定します．骨盤骨折のレントゲンの診断率は 7〜44％[5,6)]で，特に仙骨骨折の併発はレントゲンでは判断できないので CT が必須です．

　安定型は荷重制限はなく，歩行可能なら医学的には帰宅検討です．一方，部分安定型は 4〜8 週間の荷重制限が必要で，リハビリ入院を検討します．なお，安定型で帰宅可能であっても社会的評価をして Disposition を最終決定します．

デバイス近傍骨折の Disposition

　デバイス近傍骨折の Disposition は，骨折部が骨幹部の場合と転子部の場合に分けて考えます．骨幹部骨折の場合は再手術が必要な ER2.0 の症例です．「再手術は初回手術の病院」という業界ルールがあるため，症例次第では初回の手術をした病院への転院も検討します．

　骨折が転子部の亀裂のみの場合は医学的には帰宅可能な症例となります．この場合はレントゲンでは診断が難しく，CT（時には MRI）を実施してもよいのですが，診断しても医学的には帰宅可能な骨折なので，追加画像は必須ではありません．実際には疼痛で歩行できずに社会的入院となるケースが多いです．

　なお，転子部のデバイス近傍骨折で入院する場合は，「初回手術の病院」という業

界ルールは必須ではありません．来院した病院で入院継続することもありますし，翌朝・翌日に初回手術の病院に転院となるケースもあります．

では，症例を振り返ってみましょう．

症例 7-7-3

84 歳の女性が屋内で躓いて転倒し，右股関節痛あり救急要請された．
【ケース A】右恥骨と坐骨に骨折線を認め，仙骨に骨折線はなく，安定型の脆弱性骨盤骨折と診断した．歩行を試みるも疼痛が強く，自宅生活困難と判断し入院となった．
【ケース B】CT でデバイス近傍（転子部）に骨折線を認めた．ER でアセトアミノフェンを内服して歩行可能となったため，帰宅して手術した近隣病院に通院とした．

高齢者外傷の Disposition とコンサルト

最後に，高齢者外傷の Disposition とコンサルトについておさらいしましょう．股関節痛の症例で MRI が撮れず，大腿骨近位部骨折と内転筋挫傷の診断がつかないケースは，経過観察入院とします．後日 MRI で大腿骨近位部骨折であれば ER2.0 として対応しますが，内転筋挫傷なら痛みに応じて帰宅となります．

デバイス近傍骨折は骨幹部なら ER2.0 として入院となりますが，転子部は ER1.0 として医学的には帰宅検討です．骨幹部骨折を他院で手術していた場合は転院調整まで初診医が実践します（この場合院内コンサルトは不要です）．

脆弱性骨盤骨折は CT で安定型か部分安定型かを確認して方針を決定します．入院の場合のコンサルトのタイミングは日中・平日なら即日ですが，夜間・休日なら翌朝・後日で OK です．

脊椎圧迫骨折疑いは MRI が撮れなくても方針を決定するのがポイントでした．高齢者外傷では医学的に帰宅可能と判断しても，社会的に Disposition を再検討するようにしましょう．ただし，社会的入院となった高齢者外傷は必ずしも整形外科へ主治医依頼できるわけではありません．こうしたケースではまずは初診が主治医となり，病院や地域で主治医を依頼できる担当医へ連絡・対応していきます．

> わたしは「結果」だけを求めてはいない．
> 「結果」だけを求めていると人は近道をしたがるものだ……
> 近道した時真実を見失うかもしれない．

高齢者外傷は医学的な理由に加えて社会的な理由から「結果」的に入院となるケースが多いです．高齢者の診察には手間がかかるため，「結局は入院」という近道をみ

つけた時に診療をストップしてしまい，入院の理由を見失っている若手医師も散見します．

入院の理由となる診断名は何か？ その入院は医学的なのか，社会的なのか？ この問いに答えられなければ，入院患者さんの問題を解決することはできません．高齢者外傷では，「結果」は入院だとしても，近道をせずに医学的・社会的な評価を十二分に行う過程が重要なのです．

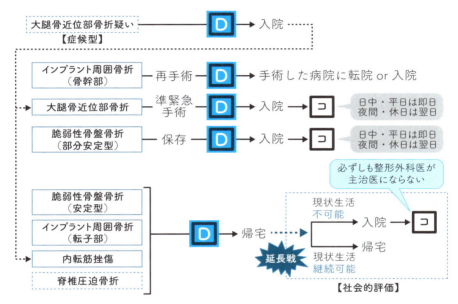

図7 | 高齢者外傷のDispositionとコンサルト

高齢者外傷のER1.5

- ☑ 大腿骨近位部骨折と内転筋挫傷の鑑別では，診断がつくまでは経過観察入院
- ☑ 他院OPEのデバイス近傍骨折（骨幹部）は転院までが初診医の役割と心得るべし
- ☑ 内転筋挫傷，脊椎圧迫骨折，脆弱性骨盤骨折（安定型）などは医学的には帰宅でも，社会的評価を行ってDispositionを最終決定すべし

7-8 小児外傷

> 職人は，仕事をうまく仕上げるためには，まずその道具に磨きをかける．
> 孔子（『論語』）

症例 7-8-1　6 歳男児

現病歴	来院 2 時間前に公園内で遊具から落下した．大人の目撃なし．帰宅後に 1 回嘔吐したため母親と時間外外来に受診．
既往歴	特になし．
Vital signs	GCS E4V5M6，BP 110/72 mmHg，HR 98 回/分，RR 20 回/分，SpO₂ 99％（room air），BT 36.0℃
身体所見	後頭部に打撲痕があるが血腫にはなっていない．他に所見なし．

症例 7-8-2　1 歳 2 か月女児　転落外傷

現病歴	自宅内でドンと音がして母親が気が付いたらベッドの下に落ちていた．
既往歴など	母子手帳では予防接種などすべて実施し，特に既往などもなし．
Vital signs	GCS：寝ていて確認できず，BP：寝ていて測定せず，HR 110 回/分，RR 26 回/分，SpO₂ 99％（room air），BT 36.3℃
身体所見	寝ており可能な範囲で診察したが，明らかな外傷は認めない．

Q
① Disposition（入院・帰宅）をどのように決めますか？
② 入院（または帰宅）後の具体的マネジメントは？

小児外傷の ER1.5

　今回は小児外傷の Disposition です．まずは小児外傷の 3 つの特徴（表 1）を確認することから始めましょう．第一に，入院が必要な外傷は頭部外傷や腹部外傷が多くなります．米国で入院した小児外傷の約 8 割が頭部外傷であり[1]，我が国の小児中核病院に入院した小児外傷の 8 割が頭部外傷と腹部外傷であったと報告されています[2]．そこで，小児外傷では頭頸部外傷と腹部外傷をいかにマネジメントするかが重要となります．

　第二に，小児は被曝リスクが高く CT を安易に実施できないことです．たとえば，複数回の頭部 CT で脳腫瘍のリスクや白血病のリスクが 3 倍に増加するという報告もあります[3,4]．また，放射線治療を受けた患児では高校進学率と認知テストの成績

が低かったという報告もあります[5]．1人の患児で考えると確率的にはわずかなリスクにみえますが，公衆衛生の視点でみると多数の患児へのCTは小児全般では大きなリスクになるという認識が重要です．

　第三に，小児外傷の多くは軽症で帰宅可能だということです．重症が多い米国の小児外傷センターでも入院率は3.8〜14.9％で[1]，我が国の小児中核病院での入院率は3％です[2]．読者の勤務病院が重傷例の集まる小児外傷センターでなければ，入院率は1％未満でしょう．

　こうした3つの特徴により，小児外傷のDispositionでは，頭部外傷や腹部外傷でも**CT撮影前にリスク評価をして低リスクであればCTなしで帰宅とする**戦略を取ります（図1）．ごく一部の高リスク症例でのみCTを実施し，所見があれば入院，なければ帰宅とします（図1）．入院ケースが多く，被曝リスクが少ないため，原則はCTを実施し診断をつけてからDispositionを決める成人外傷のマネジメントとは対極をなします（図1）．

表1 | 小児外傷のポイント
① 頭部外傷と腹部外傷が多い（特に頭部）
② 被曝のリスクを考慮する必要があり，CT診断なしでの方針決定も考慮する
③ 軽傷例が多く，小児外傷センターでなければ入院率は1％未満

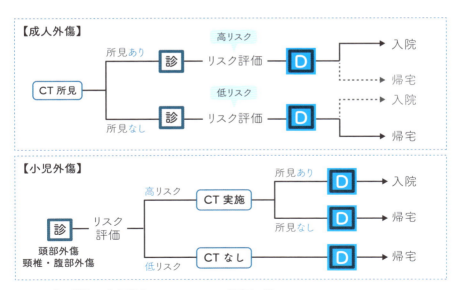

図1 | 成人外傷と小児外傷のDisposition評価の違い

第7章　外傷

小児頭部外傷 ER1.5

　では，小児頭部外傷のマネジメントを確認してみましょう．まずは CT の適応を
リスク評価することからスタートします．頭部 CT のリスク評価法としては，
PECARN[6]，CATCH[7]，CHALICE[8] などの頭部 CT ルールが有名です．このうち感度
や基準適応率が高い[9]PECARN の使い方をみてみましょう（図2）．

　PECARN で低リスクであれば ciTBI（clinical important Traumatic Brain Injury: 臨床
的に重要な頭部外傷）と呼ばれる手術や入院が必要な頭部外傷が除外されます．こ
こで重要なのは，症状のない少量の頭蓋内出血や頭蓋骨骨折は見逃し OK だという
点です．少量の頭蓋内出血をみつけても保存加療であれば，被曝リスクを犯してま
で CT を実施するのは有益ではありません．また，小児の頭蓋骨骨折は 2.1〜26.6％
と頻度の高い所見ですが[10]，頭蓋骨骨折だけであれば ciTBI の発生は 0.02％と極め
て稀です[11]．そのため骨折評価のために CT を実施する必要もありません．

　このように PECARN で評価する時には，小児頭部外傷のゴールは ciTBI の除外だ
ということを両親にていねいに説明します．出血や骨折の確認がゴールではないこ
とを両親の心にきちんと届けることが重要です．また同時に，頭部 CT は 1 回でも
実施すれば脳腫瘍のリスクがあるため[12]，患児の被曝を避ける必要があることも理
解してもらい，CT の是非を検討していきます．

PECARN のアップデート×3，コツ×2

　2009 年に報告された PECARN の原著論文ですが，追加情報が数多く報告されて
います．特に次の 3 点はアップデートしておきましょう．

　①原著論文では平地での転倒などの軽微な受傷機転は除外されていますが，追試
では軽微な受傷機転を含んでも結果は原著論文と同等であり，この場合も利用可能
です[13]．②原著論文は 3 カ月未満だと高リスクでしたが，3 カ月未満でも低リスク
なら問題ないことがわかっています[14]．③嘔吐は小児頭部外傷の 13.2〜15.8％に認
められる非常に頻度の高い所見で PECARN でもリスク因子でした[15,16]が，追試では
嘔吐のみならば ciTBI は 0.2％，嘔吐＋α なら ciTBI は 2.5％と報告され[16]，単独の
嘔吐なら低リスクと考えます．

　さらに PECARN を使用する時のコツを 2 つ紹介します．受傷で最多なのは転落で
あり，高さ（2 歳未満：90 cm，2 歳以上：150 cm）を暗記しておくのが 1 つ目のコ
ツです．一般的なソファーやベッド（ベビーベッドも）は 90 cm 未満であることを覚
えておきましょう．また公園の遊具から落下したというエピソードの場合は，私は
Google MAP のストリートビューでどんな遊具かを確認し，高さを推測しています．

290

2つ目のコツは時間をかけることです．たとえば母親や父親がCTの実施を即決できない場合は，ERで30分ほど考えてもらいます．この間に患児を数回診察し，あとから来る家族を待つ時間としています．またフローチャートにある「経過観察」は4〜6時間が推奨されていますが，我が国では長時間病院に滞在するのは現実的ではないので，近隣住民ならいったん帰宅して電話フォローとするなどのオプションも提案しています．

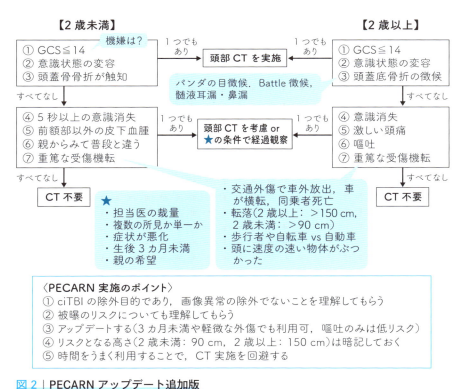

図2 | PECARN アップデート追加版
(Kuppermann N, et al. Lancet. 2009; 374: 1160-70[6])にアップデートを加えて作成)

> 職人は，仕事をうまく仕上げるためには，まずその道具に磨きをかける．

PECARNは追試や付随する研究報告が多い点では質の高いルールなのですが，アップデートや家族への説明などの肝心な点がおろそかな若手医師も散見します．いい道具だからこそ，磨きをかけて仕事がうまく仕上がるようにすべきなのです．

小児外傷 ER1.5 の診断（CT 実施ケース）

多くの小児頭部外傷は CT なしで帰宅ですが，一部は高リスクで CT を実施することもあります．CT 撮影時に患児が動いて複数撮影すると，被曝リスクが上がってしまうため，私は安静が保てないと判断したらケタラール®などで鎮静し，撮影が 1 回で終了するようにしています．若手医師が自分で鎮静できなければ，上級医へ相談したり他院へ依頼することも検討しましょう（図 3）．

CT を実施したら，冠状断，矢状断，前額断の 3 方向の 3D-CT で確認します．3D-CT（感度 83.9％，特異度 97.1％）の方が，2D-CT より（感度 78.2％，特異度 92.8％）と比べて，骨折の診断能が高いと報告されています[17]．

なお，頭部 CT を実施して正常なら原則入院の必要はありません（図 3）．初回 CT が正常だった GCS ≧ 14 の小児外傷（13543 人）の観察研究では[18]，頭部 CT フォローしても異常がみつかるのは 1％未満で，治療介入が必要な患者はいませんでした．

一方，CT が正常でも，患児に元気がなかったり嘔吐を繰り返したりすると，両親が心配して入院を希望することもあります．この場合私は，帰宅後でも病院に電話相談が可能であり，必要に応じて再診して診察可能であることをていねいに伝えています．小児外傷では Disposition の決定以上にそのプロセスと家族の理解や納得が非常に重要です（図 3）．

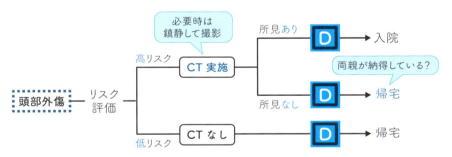

図 3 | 小児頭部外傷のマネジメント

症例の続きを確認しておきましょう．

症例 7-8-1

6 歳男児が公園の遊具から落下し，後頭部の打撲痕と嘔吐を認めている．診察医は Google MAP のストリートビューで確認して遊具の高さは 150 cm 未満と判断した．PECARN では嘔吐のみであり，母親にていねいに説明して頭部 CT なしで帰宅となった．

症例 7-8-2
1歳2か月女児がベッドからの転落外傷で来院した．来院後に患児は寝ており，覚醒するまでERで経過観察した．30分後に覚醒して母乳を飲み，いつもと変わらない様子だと判断した．PECARNは低リスクだった．その後に父親も来院し，再度診察・相談の上でCTなしで帰宅となった．

次は，腹部外傷の症例について考えてみましょう．

症例 7-8-3　9歳女児　交通外傷後の腹痛
現病歴	車同士の正面衝突，助手席乗車，シートベルトあり，エアバッグ作動．下腹部に違和感を訴えている．その他の疼痛部位なし．
既往歴	特になし．
Vital signs	GCS E4V5M6，BP 104/68 mmHg，HR 90回/分，RR 20回/分，SpO₂ 100％（room air），BT 36.1℃
身体所見	シートベルト痕や打撲痕などなし．下腹部に軽度の自発痛と圧痛あり．筋性防御や反跳痛は認めない．

Q
① Disposition（入院・帰宅）をどのように決めますか？
② 入院（または帰宅）後の具体的マネジメントは？

腹部外傷

頭部外傷のciTBIの腹部外傷版としてIAI-ri(Intra-Abdominal Injury requiring intervention：臨床介入が必要な腹腔内損傷) という概念がありますが，これをどのように評価すればよいかはまだ研究段階です[19]．つまり，腹部外傷版PECARNはないというのが2025年の現状となります．

我が国では小児腹部外傷473例/年のうち，血管造影は10.7例/年（2.3％），開腹手術は7.3例/年（1.5％）と報告されています[20]．小児腹部外傷ではIAI-riは数％で，多くは保存加療で対応できるケースであり，全例でCTを実施すると被曝のリスクの方が高くなります．では，どのようなケースでIAI-riを疑うのでしょうか？

腹部に自発痛や圧痛があってもIAIの発生率は8％，IAI-irの発生率は1％にとどまります[21]．シートベルトサインがあっても，他に腹部所見が全くなければIAIの発生率は5.7％と多くはありません[22]．病歴・身体所見があればCTを撮るということだと過剰撮影になりそうです．

では検査ではどうでしょう？　小児 IAI-ri に対して FAST は感度 44.4％，特異度 88.5％[23]であり，陽性なら CT で評価すべきですが，陰性でも IAI-ri の除外はできません．血液検査では AST > 200 U/L，ALT > 1250 U/L，アミラーゼ > 125 U/L は IAI のリスクであるという報告[24-26]がありますが，参考程度です．

いくつかの腹部外傷ルールは精度が十分ではありません．PECARN の研究メンバーの一人 Holmes らが IAI（IAI-ri ではない！）を検出する画像ルールを報告しています（表 2）[27]．7 項目すべてを満たせば IAI は低リスクで CT なしという方針は参考にしてもよいですが，1 項目でも満たした時に CT を実施すると，23％の患児に撮影することになってしまいます．Streck らは身体所見に検査を加えた画像ルールを提案していますが[28]，IAI の評価であり，参考程度にとどまります（表 3）．

表 2 | 小児腹部外傷の画像ルール 1

①GCS≧13
②腹壁外傷やシートベルト痕なし
③腹部圧痛なし
④腹痛の訴えなし
⑤嘔吐なし
⑥胸壁外傷なし
⑦呼吸音の減弱がなし

すべて満たせば IAI の感度 97％

(Holmes JF, et al. Ann Emerg Med. 2013; 62: 107-16.e2[27])

表 3 | 小児腹部外傷の画像ルール 2

①腹痛の訴え
②腹部所見の異常
③胸部レントゲンの異常
④AST の上昇
⑤アミラーゼの上昇

すべてなければ IAI の感度 99.4％

(Streck CJ, et al. J Am Coll Surg. 2017; 224: 449-58.e3[28])

小児腹部外傷では PECARN のような腹部 CT ルールはまだなく，患者情報を十分に集めて総合判断して CT の実施を判断することになります．なお CT を実施して正常だった場合，外科的介入が必要だったのは 3819 人中 3 例で，いずれも腸管損傷でした[29]．成人腹部外傷がそうだったように，腸管損傷の所見は微細なので見逃すリスクが高くなります．造影 CT を撮ったら複数の医師で画像を確認した上で異常がなければ帰宅を検討します．

症例 7-8-3
9 歳女児が交通外傷後の腹痛で来院した．車は大破しシートベルトあり，エアバッグ作動．下腹部に違和感を訴えているが，腹部診察では異常はない．被曝のリスクと腹部 CT のメリットを説明し，採血と FAST を実施してその結果を踏まえて評価をどうするかを相談することとした．来院 1 時間後の異常所見は認めず，腹部の症状も軽快傾向であり CT は未実施で帰宅とした．

小児頭部・腹部外傷のコンサルト

小児外傷のコンサルトは CT を実施して異常があれば相談する形で OK です．CT を実施しても読影に自信がなければ，臓器専門医へ相談することは医療安全の面からも大切です．CT 前にコンサルトしてしまうと，脳外科や腹部外科医は（被曝リスクを無視して……）CT をリクエストすることがあるので注意が必要です．CT の実施は初診医が決定し，コンサルトは CT 実施後にするのが正解です．

小児外傷の ER1.5

- ☑ 小児外傷は頭部外傷と腹部外傷が多く，対応できるようにしておく
- ☑ 軽症・帰宅症例が多い一方で，被曝のリスクを踏まえて CT なしでも Disposition を決める必要がある
- ☑ 小児頭部外傷は PECARN をアップデートし，両親と相談して方針決定
- ☑ 小児腹部外傷は画像ルールがないので臨床症状を集めて総合判断する
- ☑ 脳外科や腹部外科へのコンサルトは CT を実施した場合にのみ行う

Advanced Lecture

PECARN 外傷頸椎ルール[30]

我が国では少ないですが，米国では頸椎外傷が多く，頭部外傷と同様にマネジメントが必要となります．頸椎版 PECARN（表 A）を参考に画像の実施や Disposition を決めていきます．

表 A｜頸椎版 PECARN
8 項目すべてなければ頸椎損傷に対する感度は 98％

- 意識障害（GCS≦14）
- 局所神経所見
- 頸部痛
- 斜頸
- 重症な体幹外傷
- 頸椎損傷の素因となる条件[*1]
- 飛び込み
- リスクの高い自動車事故[*2]

[*1] Down 症候群，Klippel-Feil 症候群，軟骨形成異常症，ムコ多糖症，Ehlers-Danlos 症候群，Marfan 症候群，骨形成不全症，Larsen 症候群，若年性関節リウマチ，若年性強直性脊椎炎，腎性骨ジストロフィー，くる病，頸椎損傷や頸椎手術の既往
[*2] 自動車の正面衝突・横転事故・車外放出，同乗者死亡，＞88 km の事故
(Leonard JC, et al. Ann Emerg Med. 2011; 58: 145-55[30] より作成)

7-9 妊婦外傷

> リスクを取らないことが最大のリスクだ．
> マーク・ザッカーバーグ

症例 7-9-1　27 歳女性

現病歴	軽自動車を運転中に雪道で滑って，排雪している雪の壁に衝突した．車の破損は軽度．シートベルトあり，エアバッグ作動なし．右足と首の痛みを訴えているが，腹痛はなし．
既往歴	妊娠 30 週目の初産婦で近隣の産科クリニックに通院している．他に既往はない．
Vital signs	GCS E4V5M6，BP 144/90 mmHg，HR 88 回/分，RR 18 回/分，SpO_2 99％（room air），BT 35.6℃
身体所見	右鎖骨付近に圧痛あり．腹部に自発痛・圧痛なし．

Q ①Disposition（入院・帰宅）をどのように決めますか？
②入院（または帰宅）後の具体的マネジメントは？

軽症妊婦外傷のポイントは？

　今回の症例のように，軽症～中等症の妊婦外傷では腹痛や性器出血などは伴わないことがコモンです．そのため，まず非産科医が妊婦以外の外傷評価を求められるのが典型例です．しかし，妊婦外傷の 3～8％が流産や早産など出産に影響します[1,2]．しかも，その多くが軽症～中等症の外傷で起こります[3]．よって初診医は，一般的外傷評価と妊婦外傷の評価を同時に行っていく必要があります．

　初診医が妊婦外傷で評価するのは，ずばり外傷性の胎盤剥離です．子宮と胎盤は出産時には解剖学的に剥がれる構造になっていますが，軽症外傷がその引き金になることがあります[4,5]．つまり妊婦外傷 ER1.5 では，一般的外傷評価と外傷性の胎盤剥離の評価を同時に行うマネジメントを実践していきます．

　そこで，妊婦外傷では具体的に何を評価し，どのタイミングで産科医へコンサルトすればよいのかを解説します．

妊婦外傷の Disposition と評価の進め方

妊婦外傷では，vital signs の異常や腹痛・性器出血といった所見があれば最初から産科チームと併診します．また妊婦外傷の FAST は特異度 90％，感度 61％[6]であり，FAST 陽性でも産科チームに即コンサルトします（図1）．

妊婦外傷の FAST は可能なら胎児心拍も一緒にチェックします．正常値は 120～160 回/分であり，逸脱を認めれば産科チームを要請します[7]．このように，vital signs，腹痛・性器出血，FAST（胎児心拍含む）異常のいずれかの所見があれば，産科チームとコラボして外傷評価を進めます（図1）．

しかし，多くの妊婦外傷ではこうした所見がなく，外傷評価を進めていくことが多いです．この場合は産科外傷以外の一般的な外傷評価で入院・帰宅を決定し，それから産科へコンサルトします（図1）．

この産科コンサルトでは主に胎盤剝離の評価が行われます．胎盤剝離は受傷後 24～48 時間経ってから発症する場合もあるので，厳重なフォローアップが必要とされています．そのため軽症外傷でも妊娠週数 23 週以上の妊婦では 4～6 時間の胎児心拍モニターが推奨されます[3,8,9]．モニター評価で異常がなければ胎盤剝離のリスクは低く帰宅，異常があれば継続的なモニターを含めた入院となります[10]（図1）．

また，妊娠中の整形外科外傷があれば，たとえ軽症でも胎盤剝離・早産・低体重児出産のリスクが高まると報告されています[11]．整形外科疾患自体の影響ではなく，整形外傷に至るような高エネルギーが加わったことがリスクとなると考えられています[12]．もし骨折があれば，整形外科に加えて産科にもコンサルトし，2 科で協力しながら入院とするマネジメントを調整していきます．

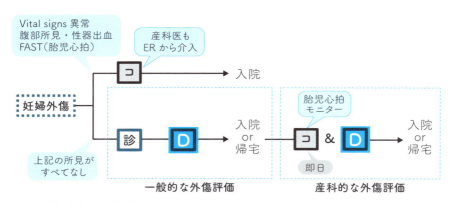

図1 妊婦外傷のマネジメント

第7章 外傷

CT検査をする？ しない？

妊婦外傷に放射線検査を実施する前に，そのリスクとメリットを正確に知っておく必要があります．妊婦外傷176例を対象とした観察研究では，CTにより胎盤剥離を正確に診断できると報告され[13]，CTで胎盤剥離をみつけた方が，CT評価がなかったケースより胎児予後がよかったとされています[14]．CTは必要な症例では，一般的な外傷疾患だけでなく胎盤剥離の評価もできるため，実施を検討すべきです．

一方，造影CTには被曝や造影剤のリスク問題があります．被曝に関しては，米国放射線学会と米国産科婦人科学会の合同声明で，胎児放射線量が50 mGy（5 rad）未満であれば催奇形性のリスクは無視できるとされています[15]．また放射線量が100 mGyを超えると小児がん発症のリスクが1%増加するとされています[15]．そこで，放射線検査は50 mGy未満になるようにオーダーします．

四肢のレントゲンや頭頸部のCTは被曝量が少ないので，必要時には実施を検討します（表1）．体幹CTは単純→造影と複数回スキャンすると50 mGyを超えるので，必要時は造影のみ1回で終了とします．なお，造影剤の使用は理論上は胎盤を通過して胎児の甲状腺リスクとなりますが，有害転帰の症例報告は存在しません[15]．そのため，妊婦のアレルギーがなければ原則として造影CTにします．

表1 | 妊婦外傷で考慮される放射線検査の被曝量（mGy）

検査項目	被曝量	検査項目	被曝量
頸椎レントゲン正面＆側面	<0.001	頭部CT	0
胸椎レントゲン正面＆側面	0.003	胸部CT	0
腰椎レントゲン正面＆側面	1	腹部・骨盤CT	25
胸部レントゲン正面＆側面	0.002	腹部血管造影CT	24
腹部レントゲン正面	1〜3		

(Smith KA, et al. Emerg Med Pract. 2020; 22（Suppl 10): 1-36[10])

> リスクを取らないことが最大のリスクだ．

妊婦外傷だからといってレントゲンもCTも撮らないのは，最大のリスクとなります．被曝のリスクを理解した上で，必要な放射線検査を実施することが妊婦外傷の評価では必要なのです．

では，今回の症例を振り返ってみましょう．

症例 7-9-1

妊娠30週の27歳女性が軽症交通外傷で来院した．Vital signsは安定し，産科外傷を疑う所見は認めなかった．FASTは陰性で，エコーでも胎児心拍は正常であり，まずは非産科外傷を評価する方針とした．
被曝量は少ないことを説明した上でレントゲン検査を実施し，右鎖骨骨折の診断となった．一般的外傷評価では帰宅可能だが，軽症外傷における妊婦外傷の評価目的で産科へコンサルトした．産科医は，超音波検査は正常だが，骨折に至った高エネルギー外傷をハイリスクと判断し，胎児心拍モニターを継続実施するため経過観察入院となった．

妊婦外傷の ER1.5

- ☑ 妊婦は軽症外傷でも胎盤剥離の可能性があり，必ず産科医にコンサルトする
- ☑ 最初から産科医とコラボするケースと，一般的外傷評価を実施した後にコンサルトするケースとを使い分ける
- ☑ 頭頸部や四肢画像の被曝はわずかで，体幹造影CTの単回撮影なら＜50 mGy

Advanced Lecture

Rh 不適合妊娠の外傷

Rh不適合妊娠とは母体Rh(−)・胎児Rh(+)のケースのことです．胎児血液が母体血液に入り，抗D抗体が作られると胎児の溶結が起こる可能性があります．そこで妊娠28週前後に抗D人免疫グロブリン製剤を注射し，抗D抗体ができないよう予防するのが一般的です．

Rh不適合妊娠の確認は母子手帳で可能です．もし母体がRh(−)なら外傷を契機に胎児血液が母体血液に入る可能性があるので，受傷時は72時間以内に抗D人免疫グロブリン製剤を注射します[16]．この予防接種は産科医にお願いすればOKです．

第 7 章　外傷

1. 外傷総論　文献

1) Tillou A, et al. Is the use of pan-computed tomography for blunt trauma justified? A prospective evaluation. J Trauma. 2009; 67: 779-87. PMID: 19820586.
2) Salim A, et al. Whole body imaging in blunt multisystem trauma patients without obvious signs of injury: results of a prospective study. Arch Surg. 2006; 141: 468-73. PMID: 16702518.
3) Kanz KG, et al; Trauma Registry of the German Trauma Society. Trauma management incorporating focused assessment with computed tomography in trauma (FACTT)-potential effect on survival. J Trauma Manag Outcomes. 2010; 4: 4. PMID: 20459713.
4) Kinoshita T, et al. The survival benefit of a novel trauma workflow that includes immediate whole-body computed tomography, surgery, and interventional radiology, all in one trauma resuscitation room: A retrospective historical control study. Ann Surg. 2019; 269: 370-6. PMID: 28953551.
5) Easter JS, et al. Will neuroimaging reveal a severe intracranial injury in this adult with minor head trauma?: The rational clinical examination systematic review. JAMA. 2015; 314: 2672-81. PMID: 26717031.
6) Smits M, et al. External validation of the Canadian CT Head Rule and the New Orleans Criteria for CT scanning in patients with minor head injury. JAMA. 2005; 294: 1519-25. PMID: 16189365.
7) Haydel MJ, et al. Indications for computed tomography in patients with minor head injury. N Engl J Med. 2000; 343: 100-5. PMID: 10891517.
8) Mower WR, et al; NEXUS II Investigators. Developing a decision instrument to guide computed tomographic imaging of blunt head injury patients. J Trauma. 2005; 59: 954-9. PMID: 16374287.
9) Hoffman JR, et al. Selective cervical spine radiography in blunt trauma: methodology of the National Emergency X-Radiography Utilization Study (NEXUS). Ann Emerg Med. 1998; 32: 461-9. PMID: 9774931.
10) Rodriguez RM, et al. Derivation of a decision instrument for selective chest radiography in blunt trauma. J Trauma. 2011; 71: 549-53. PMID: 21045745.
11) Rodriguez RM, et al. Derivation and validation of two decision instruments for selective chest CT in blunt trauma: a multicenter prospective observational study (NEXUS Chest CT). PLoS Med. 2015; 12: e1001883. PMID: 26440607.

2. 頭部外傷　文献

1) Holm L, et al; Neurotrauma Task Force on Mild Traumatic Brain Injury of the WHO Collaborating Centre. Summary of the WHO Collaborating Centre for Neurotrauma Task Force on Mild Traumatic Brain Injury. J Rehabil Med. 2005; 37: 137-41. PMID: 16040469.
2) Haydel MJ, et al. Indications for computed tomography in patients with minor head injury. N Engl J Med. 2000; 343: 100-5. PMID: 10891517.
3) Stiell IG, et al. The Canadian CT Head Rule for patients with minor head injury. Lancet. 2001; 357: 1391-6. PMID: 11356436.
4) Mower WR, et al; NEXUS II Investigators. Developing a decision instrument to guide computed tomographic imaging of blunt head injury patients. J Trauma. 2005; 59:

文献

954-9. PMID: 16374287.
5) 頭部外傷治療・管理のガイドライン作成委員会，編．頭部外傷治療・管理のガイドライン．第4版．東京：医学書院；2019．p.174，184.
6) Stein SC, et al. The value of computed tomographic scans in patients with low-risk head injuries. Neurosurgery. 1990; 26: 638-40. PMID: 2330085.
7) Livingston DH, et al. Emergency department discharge of patients with a negative cranial computed tomography scan after minimal head injury. Ann Surg. 2000; 232: 126-32. PMID: 10862205.
8) Joseph B, et al. Prospective validation of the brain injury guidelines: managing traumatic brain injury without neurosurgical consultation. J Trauma Acute Care Surg. 2014; 77: 984-8. PMID: 25423541.
9) Huang GS, et al. Detecting delayed intracranial hemorrhage with repeat head imaging in trauma patients on antithrombotics with no hemorrhage on the initial image: A retrospective chart review and meta-analysis. Am J Surg. 2020; 220: 55-61. PMID: 31619376.
10) Borst J, et al. Repeat head computed tomography for anticoagulated patients with an initial negative scan is not cost-effective. Surgery. 2021; 170: 623-7. PMID: 33781587.
11) Guskiewicz KM, et al. Cumulative effects associated with recurrent concussion in collegiate football players: the NCAA Concussion Study. JAMA. 2003; 290: 2549-55. PMID: 14625331.
12) Schneider ALC, et al. Head injury and 25-year risk of dementia. Alzheimers Dement. 2021; 17: 1432-41. PMID: 33687142.
13) Fujiwara K. Repeated head injury during judo practice. No Shinkei Geka. 2014; 42: 79-85. PMID: 24388944.
14) Feigin VL, et al; BIONIC Study Group. Incidence of traumatic brain injury in New Zealand: a population-based study. Lancet Neurol. 2013; 12: 53-64. PMID: 23177532.
15) Pfister T, et al. The incidence of concussion in youth sports: a systematic review and meta-analysis. Br J Sports Med. 2016; 50: 292-7. PMID: 26626271.
16) 宮崎誠司．スポーツ現場における脳震盪の頻度と対応 柔道．臨床スポーツ医学．2010; 27: 303-8.
17) Williams WH, et al. Mild traumatic brain injury and Postconcussion Syndrome: a neuropsychological perspective. J Neurol Neurosurg Psychiatry. 2010; 81: 1116-22. PMID: 20802217.
18) Meehan WP 3rd, et al. High school concussions in the 2008-2009 academic year: mechanism, symptoms, and management. Am J Sports Med. 2010; 38: 2405-9. PMID: 20716683.
19) Zemek R, et al; Pediatric Emergency Research Canada (PERC) Concussion Team. Clinical risk score for persistent postconcussion symptoms among children with acute concussion in the ED. JAMA. 2016; 315: 1014-25. PMID: 26954410.
20) 北海道日本ハムファイターズ．プレスリリース（2021年9月12日）．https://www.fighters.co.jp/news/detail/00003504.html
21) Thomas DG, et al. Benefits of strict rest after acute concussion: a randomized controlled trial. Pediatrics. 2015; 135: 213-23. PMID: 25560444.
22) Grool AM, et al; Pediatric Emergency Research Canada (PERC) Concussion Team. Association between early participation in physical activity following acute concussion and persistent postconcussive symptoms in children and adolescents. JAMA.

第 7 章　外傷

2016; 316: 2504-14. PMID: 27997652.
23) Practice parameter: the management of concussion in sports (summary statement). Report of the Quality Standards Subcommittee. Neurology. 1997; 48: 581-5. PMID: 9065530.
24) Giza CC, et al. Summary of evidence-based guideline update: evaluation and management of concussion in sports: report of the Guideline Development Subcommittee of the American Academy of Neurology. Neurology. 2013; 80: 2250-7. PMID: 23508730.
25) Suhr JA, et al. "Diagnosis Threat": the effect of negative expectations on cognitive performance in head injury. J Clin Exp Neuropsychol. 2002; 24: 448-57. PMID: 12187458.
26) Suhr JA, et al. Further exploration of the effect of "diagnosis threat" on cognitive performance in individuals with mild head injury. J Int Neuropsychol Soc. 2005; 11: 23-9. PMID: 15686605.
27) Ozen LJ, et al. Effects of "diagnosis threat" on cognitive and affective functioning long after mild head injury. J Int Neuropsychol Soc. 2011; 17: 219-29. PMID: 21138607.
28) Macnow T, et al. Effect of screen time on recovery from concussion: A randomized clinical trial. JAMA Pediatr. 2021; 175: 1124-31. PMID: 34491285.
29) Scorza KA, et al. Current concepts in concussion: Initial evaluation and management. Am Fam Physician. 2019; 99: 426-34. PMID: 30932451.
30) Thorson CM, et al. Repeat head computed tomography after minimal brain injury identifies the need for craniotomy in the absence of neurologic change. J Trauma Acute Care Surg. 2013; 74: 967-73. PMID: 23511133.
31) Washington CW, et al. Are routine repeat imaging and intensive care unit admission necessary in mild traumatic brain injury? J Neurosurg. 2012; 116: 549-57. PMID: 22196096.
32) Reljic T, et al. Value of repeat head computed tomography after traumatic brain injury: systematic review and meta-analysis. J Neurotrauma. 2014; 31: 78-98. PMID: 23914924.
33) Quigley MR, et al. The clinical significance of isolated traumatic subarachnoid hemorrhage. J Trauma Acute Care Surg. 2013; 74: 581-4. PMID: 23354254.
34) 重症頭部外傷治療・管理のガイドライン作成委員会, 編. 重症頭部外傷治療・管理のガイドライン. 第 3 版. 東京：医学書院；2013.

3. 胸部外傷　文献

1) Morley EJ, et al. Emergency department evaluation and management of blunt chest and lung trauma (Trauma CME). Emerg Med Pract. 2016; 18: 1-20. PMID: 27177417.
2) Pape HC, et al. Appraisal of early evaluation of blunt chest trauma: development of a standardized scoring system for initial clinical decision making. J Trauma. 2000; 49: 496-504. PMID: 11003329.
3) Martínez Casas I, et al. Thorax Trauma Severity Score: Is it reliable for Patient's Evaluation in a Secondary Level Hospital? Bull Emerg Trauma. 2016; 4: 150-5. PMID: 27540549.
4) Kanake V, et al. Thorax trauma severity score in patient with chest trauma: study at tertiary-level hospital. Indian J Thorac Cardiovasc Surg. 2022; 38: 149-56. PMID:

35221553.

5) Nelson A, et al. Prospective validation of the Rib Injury Guidelines for traumatic rib fractures. J Trauma Acute Care Surg. 2022; 92: 967-73. PMID: 35125449.

6) Battle C, et al. Predicting outcomes after blunt chest wall trauma: development and external validation of a new prognostic model. Crit Care. 2014; 18: R98. PMID: 24887537.

7) Barnea Y, et al. Isolated rib fractures in elderly patients: mortality and morbidity. Can J Surg. 2002; 45: 43-6. PMID: 11837920.

8) Battle CE, et al. Risk factors that predict mortality in patients with blunt chest wall trauma: a systematic review and meta-analysis. Injury. 2012; 43: 8-17. PMID: 21256488.

9) Schmoekel N, et al. Rib fractures in the elderly: physiology trumps anatomy. Trauma Surg Acute Care Open. 2019; 4: e000257. PMID: 31245614.

10) Maher P. Emergency Department management of rib fractures. Emerg Med Pract. 2021; 23: 1-24. PMID: 34669317.

11) Callisto E, et al. The clinical effectiveness of the STUMBL score for the management of ED patients with blunt chest trauma compared to clinical evaluation alone. Intern Emerg Med. 2022; 17: 1785-93. PMID: 35739456.

12) Giamello JD, et al. A retrospective validation study of the STUMBL score for emergency department patients with blunt thoracic trauma. Injury. 2023; 54: 39-43. PMID: 36028375.

13) Henry TS, et al. ACR Appropriateness Criteria® Rib Fractures. J Am Coll Radiol. 2019; 16: S227-34. PMID: 31054749.

14) Rodriguez RM, et al. Derivation of a decision instrument for selective chest radiography in blunt trauma. J Trauma. 2011; 71: 549-53. PMID: 21045745.

15) Rodriguez RM, et al. Derivation and validation of two decision instruments for selective chest CT in blunt trauma: a multicenter prospective observational study (NEXUS Chest CT). PLoS Med. 2015; 12: e1001883. PMID: 26440607.

16) Chapman BC, et al. Clinical utility of chest computed tomography in patients with rib fractures CT chest and rib fractures. Arch Trauma Res. 2016; 5: e37070. PMID: 28144607.

17) Rainer TH, et al. Comparison of thoracic ultrasound, clinical acumen, and radiography in patients with minor chest injury. J Trauma. 2004; 56: 1211-3. PMID: 15211127.

18) Chan KK, et al. Chest ultrasonography versus supine chest radiography for diagnosis of pneumothorax in trauma patients in the emergency department. Cochrane Database Syst Rev. 2020; 7: CD013031. PMID: 32702777.

19) Grade MM, et al. Effect of the extended focused assessment with sonography for trauma on the screening performance of the national emergency X-radiography utilization study chest decision instrument. Ann Emerg Med. 2023; 81: 495-500. PMID: 36754698.

20) Murphy CE 4th, et al. Rib fracture diagnosis in the panscan era. Ann Emerg Med. 2017; 70: 904-9. PMID: 28559032.

21) Banaste N, et al. Whole-body CT in patients with multiple traumas: factors leading to missed injury. Radiology. 2018; 289: 374-83. PMID: 30084754.

22) Bou Zein Eddine S, et al. Observing pneumothoraces: The 35-millimeter rule is safe for both blunt and penetrating chest trauma. J Trauma Acute Care Surg. 2019; 86:

第 7 章　外傷

557-64. PMID: 30629009.
23) Contou D, et al. Small-bore catheter versus chest tube drainage for pneumothorax. Am J Emerg Med. 2012; 30: 1407-13. PMID: 22217820.
24) Kulvatunyou N, et al. Two-year experience of using pigtail catheters to treat traumatic pneumothorax: a changing trend. J Trauma. 2011; 71: 1104-7. PMID: 22071915.
25) Kulvatunyou N, et al. Randomized clinical trial of pigtail catheter versus chest tube in injured patients with uncomplicated traumatic pneumothorax. Br J Surg. 2014; 101: 17-22. PMID: 24375295.
26) Inaba K, et al. Does size matter? A prospective analysis of 28-32 versus 36-40 French chest tube size in trauma. J Trauma Acute Care Surg. 2012; 72: 422-7. PMID: 22327984.
27) Mahmood I, et al. Clinical management of occult hemothorax: a prospective study of 81 patients. Am J Surg. 2011; 201: 766-9. PMID: 21741510.
28) Cohn SM, et al. Pulmonary contusion: an update on recent advances in clinical management. World J Surg. 2010; 34: 1959-70. PMID: 20407767.
29) Požgain Z, et al. Pulmonary contusions after blunt chest trauma: clinical significance and evaluation of patient management. Eur J Trauma Emerg Surg. 2018; 44: 773-7. PMID: 29167928.
30) Simon BJ, et al. Delayed hemothorax after blunt thoracic trauma: an uncommon entity with significant morbidity. J Trauma. 1998; 45: 673-6. PMID: 9783603.
31) Yang Y, et al. Use of ketorolac is associated with decreased pneumonia following rib fractures. Am J Surg. 2014; 207: 566-72. PMID: 24112670.
32) Brasel KJ, et al. Western Trauma Association Critical Decisions in Trauma: Management of rib fractures. J Trauma Acute Care Surg. 2017; 82: 200-3. PMID: 27779590.

4．腹部外傷　文献

1) Brooke M, et al. Repeat computed tomography is highly sensitive in determining need for delayed exploration in blunt abdominal trauma. J Surg Res. 2017; 219: 116-21. PMID: 29078870.
2) 日本外傷学会外傷初期診療ガイドライン改訂第 6 版編集委員会，編．改訂第 6 版 外傷初期診療ガイドライン JATEC．東京：へるす出版；2021．p.99.
3) Benjamin E, et al. Negative computed tomography can safely rule out clinically significant intra-abdominal injury in the asymptomatic patient after blunt trauma: Prospective evaluation of 1193 patients. J Trauma Acute Care Surg. 2018; 84: 128-32. PMID: 28930944.
4) Livingston DH, et al. Admission or observation is not necessary after a negative abdominal computed tomographic scan in patients with suspected blunt abdominal trauma: results of a prospective, multi-institutional trial. J Trauma. 1998; 44: 273-80. PMID: 9498497.
5) Braungart S, et al. Implications of a negative abdominal CT in the management of pediatric blunt abdominal trauma. J Pediatr Surg. 2017; 52: 293-8. PMID: 27912976.
6) Hom J. The risk of intra-abdominal injuries in pediatric patients with stable blunt abdominal trauma and negative abdominal computed tomography. Acad Emerg

Med. 2010; 17: 469-75. PMID: 20536798.

7) Delaplain PT, et al. The use of computed tomography imaging for abdominal seat-belt sign: A single-center, prospective evaluation. Injury. 2020; 51: 26-31. PMID: 31706587.

8) Lawson CM, et al. Missed injuries in the era of the trauma scan. J Trauma. 2011; 70: 452-6. PMID: 21307747.

9) Smyth L, et al. WSES guidelines on blunt and penetrating bowel injury: diagnosis, investigations, and treatment. World J Emerg Surg. 2022; 17: 13. PMID: 35246190.

10) Abdel-Aziz H, et al. Effectiveness of computed tomography scanning to detect blunt bowel and mesenteric injuries requiring surgical intervention: A systematic litera-ture review. Am J Surg. 2019; 218: 201-10. PMID: 30201138.

11) Nishijima DK, et al. Does this adult patient have a blunt intra-abdominal injury? JAMA. 2012; 307: 1517-27. PMID: 22496266.

12) Holmes JF, et al. Rate of intra-abdominal injury after a normal abdominal computed tomographic scan in adults with blunt trauma. Am J Emerg Med. 2012; 30: 574-9. PMID: 21641163.

5. 四肢外傷　文献

1) Bhandari M, et al. Management of acute hip fracture. N Engl J Med. 2017; 377: 2053-62. PMID: 29166235.

2) American College of Surgeons. ACP TQIP Best Practices in The Management of Orthopaedic Trauma. https://www.facs.org/media/mkbnhqtw/ortho_guidelines.pdf

3) Ahn JM, et al. Occult fractures of extremities. Radiol Clin North Am. 2007; 45: 561-79. PMID: 17601509.

4) Lee YP, et al. Early magnetic resonance imaging of radiographically occult osteopo-rotic fractures of the femoral neck. Hong Kong Med J. 2004; 10: 271-5. PMID: 15299173.

5) Lubovsky O, et al. Early diagnosis of occult hip fractures MRI versus CT scan. Injury. 2005; 36: 788-92. PMID: 15910835.

6) Evans PD, et al. Comparison of MRI with bone scanning for suspected hip fracture in elderly patients. J Bone Joint Surg Br. 1994; 76: 158-9. PMID: 8300666.

7) Rizzo PF, et al. Diagnosis of occult fractures about the hip. Magnetic resonance imag-ing compared with bone-scanning. J Bone Joint Surg Am. 1993; 75: 395-401. PMID: 8444918.

6. 脊椎外傷　文献

1) Maharaj MM, et al. The role of specialist units to provide focused care and compli-cation avoidance following traumatic spinal cord injury: a systematic review. Eur Spine J. 2016; 25: 1813-20. PMID: 27037920.

2) Theodore N, et al. Transportation of patients with acute traumatic cervical spine injuries. Neurosurgery. 2013; 72 Suppl 2: 35-9. PMID: 23417177.

3) Hastings RH, et al. Neurologic deterioration associated with airway management in a cervical spine-injured patient. Anesthesiology. 1993; 78: 580-3. PMID: 8457057.

4) Taylor MP, et al. Presentation of neurogenic shock within the emergency depart-ment. Emerg Med J. 2017; 34: 157-62. PMID: 27697845.

第 7 章　外傷

5) Velmahos GC, et al. Intubation after cervical spinal cord injury: to be done selectively or routinely? Am Surg. 2003; 69: 891-4. PMID: 14570369.

6) Jara-Almonte G, et al. Emergency department management of cervical spine injuries. Emerg Med Pract. 2021; 23: 1-28. PMID: 34533917.

7) Miller T, et al. Patients with refractory back pain treated in the emergency department: is immediate interlaminar epidural steroid injection superior to hospital admission and standard medical pain management? Pain Physician. 2015; 18: E171-6. PMID: 25794216.

8) Koyanagi I, et al. Acute cervical cord injury without fracture or dislocation of the spinal column. J Neurosurg. 2000; 93（1 Suppl）: 15-20. PMID: 10879753.

9) Maeda T, et al. Soft-tissue damage and segmental instability in adult patients with cervical spinal cord injury without major bone injury. Spine（Phila Pa 1976）. 2012; 37: E1560-6. PMID: 22972511.

10) Ryken TC, et al. Radiographic assessment. Neurosurgery. 2013; 72 Suppl 2: 54-72. PMID: 23417179.

11) Talbott JF, et al. MR imaging for assessing injury severity and prognosis in acute traumatic spinal cord injury. Radiol Clin North Am. 2019; 57: 319-39. PMID: 30709473.

12) Poonnoose PM, et al. Missed and mismanaged injuries of the spinal cord. J Trauma. 2002; 53: 314-20. PMID: 12169940.

13) Bayless P, et al. Incidence of cervical spine injuries in association with blunt head trauma. Am J Emerg Med. 1989; 7: 139-42. PMID: 2920074.

14) Ross SE, et al. Clinical predictors of unstable cervical spinal injury in multiply injured patients. Injury. 1992; 23: 317-9. PMID: 1644462.

15) Hoffman JR, et al. Validity of a set of clinical criteria to rule out injury to the cervical spine in patients with blunt trauma. National Emergency X-Radiography Utilization Study Group. N Engl J Med. 2000; 343: 94-9. PMID: 10891516.

16) Stiell IG, et al. The Canadian C-spine rule for radiography in alert and stable trauma patients. JAMA. 2001; 286: 1841-8. PMID: 11597285.

17) North American Spine Society. Evidence-Based Clinical Guidelines for Multidisciplinary Spine Care. Diagnosis and Treatment of Low Back Pain. 2020. https://www.spine.org/portals/0/assets/downloads/researchclinicalcare/guidelines/lowbackpain.pdf（2024 年 3 月閲覧）

18) 日本整形外科学会/日本腰痛学会，監修. 腰痛診療ガイドライン 2019（改訂第 2 版）. 東京：南江堂 ; 2019. p.25-30.

19) Gilbert FJ, et al; Scottish Back Trial Group. Low back pain: influence of early MR imaging or CT on treatment and outcome--multicenter randomized trial. Radiology. 2004; 231: 343-51. PMID: 15031430.

20) Jarvik JG, et al. Rapid magnetic resonance imaging vs radiographs for patients with low back pain: a randomized controlled trial. JAMA. 2003; 289: 2810-8. PMID: 12783911.

7.　高齢者外傷　文献

1) Cummings SR, et al. Effect of alendronate on risk of fracture in women with low bone density but without vertebral fractures: results from the Fracture Intervention Trial. JAMA. 1998; 280: 2077-82. PMID: 9875874.

2) Gehlbach SH, et al. Recognition of vertebral fracture in a clinical setting. Osteoporos

Int. 2000; 11: 577-82. PMID: 11069191.
3) Langdon J, et al. Vertebral compression fractures--new clinical signs to aid diagnosis. Ann R Coll Surg Engl. 2010; 92: 163-6. PMID: 19995486.
4) Qasem KM, et al. Discriminating imaging findings of acute osteoporotic vertebral fracture: a prospective multicenter cohort study. J Orthop Surg Res. 2014; 9: 96. PMID: 25300643.
5) Grasland A, et al. Sacral insufficiency fractures: an easily overlooked cause of back pain in elderly women. Arch Intern Med. 1996; 156: 668-74. PMID: 8629880.
6) 上田泰久. 脆弱性骨盤骨折の診断と治療. 整・災外. 2016; 59: 413-24.

8. 小児外傷　文献

1) Lee LK, et al. Pediatric traumatic injury emergency department visits and management in US children's hospitals from 2010 to 2019. Ann Emerg Med. 2022; 79: 279-87. PMID: 34839942.
2) 金城　僚. 小児外傷の診療体制. 小児外科. 2021; 53: 31-5.
3) Pearce MS, et al. Radiation exposure from CT scans in childhood and subsequent risk of leukaemia and brain tumours: a retrospective cohort study. Lancet. 2012; 380: 499-505. PMID: 22681860.
4) Mathews JD, et al. Cancer risk in 680,000 people exposed to computed tomography scans in childhood or adolescence: data linkage study of 11 million Australians. BMJ. 2013; 346: f2360. PMID: 23694687.
5) Hall P, et al. Effect of low doses of ionising radiation in infancy on cognitive function in adulthood: Swedish population based cohort study. BMJ. 2004; 328: 19. PMID: 14703539.
6) Kuppermann N, et al; Pediatric Emergency Care Applied Research Network (PECARN). Identification of children at very low risk of clinically-important brain injuries after head trauma: a prospective cohort study. Lancet. 2009; 374: 1160-70. PMID: 19758692.
7) Osmond MH, et al; Pediatric Emergency Research Canada (PERC) Head Injury Study Group. CATCH: a clinical decision rule for the use of computed tomography in children with minor head injury. CMAJ. 2010; 182: 341-8. PMID: 20142371.
8) Dunning J, et al; Children's head injury algorithm for the prediction of important clinical events study group. Derivation of the children's head injury algorithm for the prediction of important clinical events decision rule for head injury in children. Arch Dis Child. 2006; 91: 885-91. PMID: 17056862.
9) Babl FE, et al; Paediatric Research in Emergency Departments International Collaborative (PREDICT). Accuracy of PECARN, CATCH, and CHALICE head injury decision rules in children: a prospective cohort study. Lancet. 2017; 389: 2393-402. PMID: 28410792.
10) 長谷川　秀, 他. 当院救急外来を受診した小児頭蓋骨骨折患者の実態調査. 神経外傷. 2015; 38: 33-8.
11) Mannix R, et al. Isolated skull fractures: trends in management in US pediatric emergency departments. Ann Emerg Med. 2013; 62: 327-31. PMID: 23602429.
12) Hauptmann M, et al. Brain cancer after radiation exposure from CT examinations of children and young adults: results from the EPI-CT cohort study. Lancet Oncol. 2023; 24: 45-53. PMID: 36493793.

第 7 章 **外傷**

13) Ide K, et al. Validation of the PECARN head trauma prediction rules in Japan: A multicenter prospective study. Am J Emerg Med. 2020; 38: 1599-603. PMID: 31522928.

14) Abid Z, et al. Risk of traumatic brain injuries in infants younger than 3 months with minor blunt head trauma. Ann Emerg Med. 2021; 78: 321-30.e1. PMID: 34148662.

15) Da Dalt L, et al. Characteristics of children with vomiting after minor head trauma: a case-control study. J Pediatr. 2007; 150: 274-8. PMID: 17307545.

16) Dayan PS, et al; Traumatic Brain Injury Study Group of the Pediatric Emergency Care Applied Research Network (PECARN). Association of traumatic brain injuries with vomiting in children with blunt head trauma. Ann Emerg Med. 2014; 63: 657-65. PMID: 24559605.

17) Aoyama M, et al. Growing skull fracture with an atypical mechanism: a case report. Nagoya J Med Sci. 2020; 82: 377-81. PMID: 32581416.

18) Holmes JF, et al; TBI Study Group for the Pediatric Emergency Care Applied Research Network. Do children with blunt head trauma and normal cranial computed tomography scan results require hospitalization for neurologic observation? Ann Emerg Med. 2011; 58: 315-22. PMID: 21683474.

19) Pennell C, et al. Risk assessment for intra-abdominal injury following blunt trauma in children: Derivation and validation of a machine learning model. J Trauma Acute Care Surg. 2020; 89: 153-9. PMID: 32569105.

20) 近田祐介. 腹部外傷. 小児内科. 2019; 51 増刊: 768-71.

21) Adelgais KM, et al; Intra-Abdominal Injury Study Group of the Pediatric Emergency Care Applied Research Network (PECARN). Accuracy of the abdominal examination for identifying children with blunt intra-abdominal injuries. J Pediatr. 2014; 165: 1230-5.e5. PMID: 25266346.

22) Borgialli DA, et al; Pediatric Emergency Care Applied Research Network (PECARN). Association between the seat belt sign and intra-abdominal injuries in children with blunt torso trauma in motor vehicle collisions. Acad Emerg Med. 2014; 21: 1240-8. PMID: 25377401.

23) Calder BW, et al. Focused assessment with sonography for trauma in children after blunt abdominal trauma: A multi-institutional analysis. J Trauma Acute Care Surg. 2017; 83: 218-24. PMID: 28590347.

24) Isaacman DJ, et al. Utility of routine laboratory testing for detecting intra-abdominal injury in the pediatric trauma patient. Pediatrics. 1993; 92: 691-4. PMID: 8414856.

25) Holmes JF, et al. Identification of children with intra-abdominal injuries after blunt trauma. Ann Emerg Med. 2002; 39: 500-9. PMID: 11973557.

26) Adamson WT, et al. Serum amylase and lipase alone are not cost-effective screening methods for pediatric pancreatic trauma. J Pediatr Surg. 2003; 38: 354-7. PMID: 12632348.

27) Holmes JF, et al; Pediatric Emergency Care Applied Research Network (PECARN). Identifying children at very low risk of clinically important blunt abdominal injuries. Ann Emerg Med. 2013; 62: 107-16.e2. PMID: 23375510.

28) Streck CJ, et al; Pediatric Surgery Research Collaborative. Identifying children at very low risk for blunt intra-abdominal injury in whom CT of the abdomen can be avoided safely. J Am Coll Surg. 2017; 224: 449-58.e3. PMID: 28130170.

29) Kerrey BT, et al; Pediatric Emergency Care Applied Research Network. A multicenter study of the risk of intra-abdominal injury in children after normal abdominal com-

puted tomography scan results in the emergency department. Ann Emerg Med. 2013; 62: 319-26. PMID: 23622949.
30) Leonard JC, et al; Pediatric Emergency Care Applied Research Network. Factors associated with cervical spine injury in children after blunt trauma. Ann Emerg Med. 2011; 58: 145-55. PMID: 21035905.

9. 妊婦外傷　文献

1) Hyde LK, et al. Effect of motor vehicle crashes on adverse fetal outcomes. Obstet Gynecol. 2003; 102: 279-86. PMID: 12907100.
2) Brown HL. Trauma in pregnancy. Obstet Gynecol. 2009; 114: 147-60. PMID: 19546773.
3) Pearlman MD, et al. A prospective controlled study of outcome after trauma during pregnancy. Am J Obstet Gynecol. 1990; 162: 1502-7. PMID: 2360584.
4) Cahill AG, et al. Minor trauma in pregnancy--is the evaluation unwarranted? Am J Obstet Gynecol. 2008; 198: 208.e1-5. PMID: 18226625.
5) El Kady D, et al. Maternal and neonatal outcomes of assaults during pregnancy. Obstet Gynecol. 2005; 105: 357-63. PMID: 15684165.
6) Richards JR, et al. Blunt abdominal injury in the pregnant patient: detection with US. Radiology. 2004; 233: 463-70. PMID: 15516618.
7) Stout MJ, et al. Electronic fetal monitoring: past, present, and future. Clin Perinatol. 2011; 38: 127-42, vii. PMID: 21353094.
8) Towery R, et al. Evaluation of pregnant women after blunt injury. J Trauma. 1993; 35: 731-5. PMID: 8230338.
9) Curet MJ, et al. Predictors of outcome in trauma during pregnancy: identification of patients who can be monitored for less than 6 hours. J Trauma. 2000; 49: 18-24. PMID: 10912853.
10) Smith KA, et al. Management of the pregnant trauma patient in the emergency department. Emerg Med Pract. 2020; 22 (Suppl 10) : 1-36. PMID: 33058722.
11) El Kady D, et al. Association of maternal fractures with adverse perinatal outcomes. Am J Obstet Gynecol. 2006; 195: 711-6. PMID: 16949401.
12) Cannada LK, et al. Pregnancy outcomes after orthopedic trauma. J Trauma. 2010; 69: 694-8. PMID: 20838141.
13) Kopelman TR, et al. The ability of computed tomography to diagnose placental abruption in the trauma patient. J Trauma Acute Care Surg. 2013; 74: 236-41. PMID: 23271100.
14) Kopelman TR, et al. Computed tomographic imaging interpretation improves fetal outcomes after maternal trauma. J Trauma Acute Care Surg. 2016; 81: 1131-5. PMID: 27533904.
15) Wang PI, et al. Imaging of pregnant and lactating patients: part 1, evidence-based review and recommendations. AJR Am J Roentgenol. 2012; 198: 778-84. PMID: 22451541.
16) Hahn SA, et al; American College of Emergency Physicians Clinical Policies Subcommittee on Early Pregnancy. Clinical policy: Critical issues in the initial evaluation and management of patients presenting to the emergency department in early pregnancy. Ann Emerg Med. 2012; 60: 381-90.e28. PMID: 22921048.

第 **8** 章

感染症

8-1 感染症総論

> 仕事だもん．楽しいばかりじゃないわ．
> キキ（『魔女の宅急便』）

　感染症の Disposition は，これまで解説した 4 つの型の単独ではマネジメントが難しいことがあります．そこで 4 つの型を組み合わせた混合型として対応していきます．ここでは総論として混合型の Disposition について解説し，次項以降で各論として各疾患の Disposition を解説します．

感染症の Disposition の原則

　感染症における混合型の Disposition は図1の①〜④の条件を確認し，1 つでも該当する場合には入院，すべて該当しなければ帰宅とします．

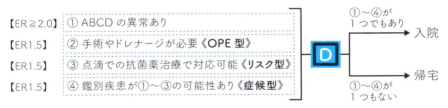

図1 | 感染症の Disposition

　まず，①A: 気道，B: 呼吸，C: 循環，D: 中枢神経のいずれかの異常がある場合です．例としては A: 急性喉頭蓋炎，B: 肺炎（酸素需要あり），C: 敗血症性ショック，D: 髄膜炎・脳炎，などがあります．これらは高リスクとなる感染症 ER≧2.0 であり，入院・帰宅の判断に困るケースは少ないです．

　②は手術やドレナージが必要な場合です．たとえば急性虫垂炎(p.172)，胆嚢炎・胆管炎 (p.184) など OPE 型のケースです．この場合はコンサルト時に外科医が Disposition を決定してしまうことが多いです．

　③は抗菌薬（または抗ウイルス薬）で対応可能な場合は投与経路をリスク型で考えます．高リスクで点滴投与なら入院，低リスクで内服可能なら帰宅とします．ここは感染症の Disposition の重要点であり，後で詳しく解説します．

④は発熱などで来院するも診断がつかず，症候型として対応するケースです．た
とえば高齢者の尿路感染症疑いや成人のウイルス性疾患など，初診時に確定診断で
きなければ鑑別疾患を挙げ，症候型としてマネジメントします．

また，感染症では電解質異常や腎機能障害など随伴する検査異常が多くなる病態
でもあります．①～④の条件を確認しつつ，検査型も一緒にマネジメントしていき
ます．

これらを踏まえて，各論では Disposition に迷う ER1.5 の疾患で特に頻度の高いも
のを中心に解説します．感染症は疾患数が多く，本書で取り上げられない疾患もあ
りますが，この感染症総論の考え方を使えば方針決定できますので実践していきま
しょう．

抗菌薬の bioavailability

抗菌薬の点滴と内服の選択時に知っておく必要があるのが bioavailability（生体利
用率）の概念です．Bioavailability は，内服された薬物がどれだけ全身の循環血中に
到達し作用するかの指標です．点滴の bioavailability は 100％ですが，内服では消化
管からの吸収次第で bioavailability は 100％未満となります．たとえばビクシリン®
を 1 g 点滴すれば 1 g 全身の循環血中に到達しますが，類似薬のサワシリン® では
bioavailability が 80％のため，1 g 内服で 800 mg だけが血中に到達します．点滴と内
服が同等の薬でも bioavailability と計算上の最大量を考え，内服で不十分なら点滴で
入院検討，内服で十分なら帰宅検討と Disposition を決めていきます（表 1）．

表 1 | 主な抗菌薬の内服と点滴の比較

		Bioavailability	最大量*1	計算*2
類似薬	点滴ビクシリン®	(100%)	2 g×4	8 g
	内服サワシリン®	80%	250 mg×4	0.8 g
類似薬	点滴ユナシン®	(100%)	3.0 g×4	12 g
	内服オーグメンチン®	75%	375 mg×4	1.1 g
類似薬	点滴セファゾリン	(100%)	2 g×3	6 g
	内服セファレキシン	99%	500 mg×4/日	約 2 g
類似薬	点滴アジスロマイシン	(100%)	500 mg	0.5 g
	内服ジスロマック® SR	30%	2 g	0.6 g
類似薬	内服レボフロキサシン	(100%)	500 mg×1	0.5 g
	点滴レボフロキサシン	99%	500 mg×1	約 0.5 g

*1 保険診療の 1 日最大投与量，*2 計算上で体内に吸収される 1 日量
（日本語版 サンフォード感染症治療ガイド 2023，第 53 版．東京: ライフサイエンス出版;
2023[1]）を参考に作成）

第 8 章　感染症

感染症の診断

　感染症では Disposition が診断前に確定してしまうことは珍しくありません．たとえば高齢者が発熱で救急搬送された場合，最初の vital signs で ABCD が不安定であれば，Disposition は入院と即決できてしまいます．こうしたケースでは，広域抗菌薬を投与して入院指示を出せば，早々に責務を果たせた気分になるかもしれません．

　しかし，その患者さんが実は胆管炎で ERCP が必要だった，または結石性腎盂腎炎で尿管ステント留置だった……と診断をキチンとつけないことで必要な処置が実施されていない可能性があります．さらに診断がつかないことで，抗菌薬のカバーする範囲が広くなる可能性もあります．

　もちろん中には，十二分に評価しても ER では感染症の診断が確定できないケースもあります．しかし，評価した上で診断がつかないのと，Disposition が早々に決まって診断しなかったのとでは全く違います．Disposition が決まっても常に診断をつけるような心がけが大切なのです（「トリセツ」p. x 参照）．

感染症のコンサルト

　最後にコンサルトについて確認しましょう．帰宅の場合は，自然軽快が期待できればコンサルトは不要です．予測どおり軽快しているかのフォローアップが必要で，専門医の診察が必要なケースのみ後日コンサルトします．

　入院で手術やドレナージが必要な場合は，まずは即日コンサルトを考慮します．初診医が「緊急処置しなくても OK」と自信をもっていえる場合は，夜間・休日であれば後日コンサルトでも構いません．

　それ以外で入院の場合は，日中・平日であれば即日，夜間・休日であれば後日，担当医に入院依頼目的でコンサルトします（図 2）．ここで問題となるのが，この主治医依頼が難しいケースが多いことです．特に診断がはっきりしないケースでは臓器専門医へコンサルトしても主治医を委託できず，初診医が継続して入院主治医を担うことも少なくありません．

　こうした場合には総合内科医の出番が期待されるのですが，我が国では総合内科医の数は少なく，十分に各病院や各地域に配置されているわけではありません．結果的に初診医が主治医を担う，またはコンサルトなしで初診医が患者さんを抱えるケースも多いのです．

　一方，診断がついたケースで，外科医による手術やドレナージが必要であれば，早期に臓器専門医へ主治医依頼することが必要です．ある時にはコンサルトで主治医依頼する，またある時にはコンサルトなしで主治医を継続する，という使い分け

を各症例で行う必要があります（図2）．

> 仕事だもん．楽しいばかりじゃないわ．

　感染症マネジメントは，楽しいばかりではありません．Dispositionはリスク型，OPE型，症候型，検査型を総動員して行う必要性があります．さらにDispositionが決まっても診断をしっかりつける必要があり，コンサルトもタフな仕事です．

　だからこそ，本書で解説したマネジメントを実践し，よりスマートに感染症ER1.5に対応できるようにしていきましょう．

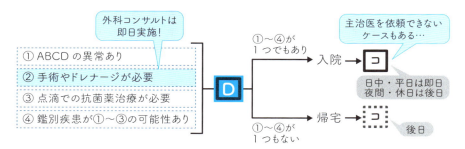

図2｜感染症ER1.5のコンサルト

感染症のER1.5

- ☑ 感染症では4つの条件をもとに，リスク型・OPE型・症候型を織り交ぜてDispositionを決めていく
- ☑ Dispositionが決まっても診断の手をゆるめてはならない
- ☑ コンサルトをする時，しない時の使い分けを意識しよう

8-2 肺炎

> 人生はクローズアップで見れば悲劇．ロングショットで見れば喜劇．
> チャールズ・チャップリン

症例 8-2-1　74 歳女性

現病歴	3 日前から倦怠感があった．来院日になり食事がほとんど摂れなくなり救急要請となる．
既往歴	高血圧と高脂血症で内服治療を受けている．他は特にない．夫と二人暮らしで，要支援 1 でデイサービスを週 1 回利用．
Vital signs	GCS E4V5M6, BP 148/104 mmHg, HR 112 回/分, RR 25 回/分, SpO₂ 92％ (room air) →SpO₂ 99％ (2 L), BT 37.3℃
身体所見	見た目呼吸努力が強く，辛そうである．胸部聴診では明らかな異常所見なし．
動脈血ガス (*酸素 2 L)	pH 7.35, PO₂ 99.4 Torr, PCO₂ 46.4 Torr, HCO₃⁻ 24.9 mEq/L, AG 7.1 mEq/L, Glu 146 mg/dL, Lac 2.6 mmol/L
血液検査	Na⁺ 132 mEq/L, K⁺ 4.3 mEq/L, Cl⁻ 103 mEq/L, BUN 18.9 mg/dL, Cr 0.51 mg/dL, Hb 11.7 g/dL, Ht 38.7％, CRP 9.3 mg/dL
迅速検査	SARS-CoV-2 PCR 陰性
画像検査	レントゲンと CT で左下肺野に浸潤影あり．胸水なし，膿胸の所見なし．

Q　①Disposition（入院・帰宅）をどのように決めますか？
　　②入院（または帰宅）後の具体的マネジメントは？

肺炎の重症度スコアは Disposition に使わない

　研修医に「肺炎の Disposition をどうやって決める？」という質問をすると，「米国の Pneumonia Severity Index（PSI）[1]，英国の CURB-65[2]，我が国の A-DROP[3]（表 1～3）などで重症度を評価して入院・帰宅を決める」という答えが返ってきます．これらの重症度分類は死亡率との相関があり，悪い評価法ではありません．なお，本症例はどのスコアでも低リスクで帰宅可能と評価されます．

　一方，スコアの話を伏せて Disposition を聞くと，「酸素が必要な 74 歳の肺炎は入院」と答える医師は多いです．実は観察研究[4]では，米国で入院した市中肺炎患者は CURB-65 だと低リスク群が約 70％，PSI だと低リスク群（0～3）が約 65％と報告されています．このように，実臨床では重症度スコアは低リスクでも肺炎で入院

8-2 肺炎

表1 | PSI[1]

危険因子	点数
年齢（女性は−10）	年齢
介護施設	+10
悪性腫瘍	+30
慢性肝疾患	+20
うっ血性心不全	+10
脳血管疾患	+10
腎疾患	+10
意識障害	+20
呼吸回数>30 回/分	+20
収縮期血圧<90 mmHg	+20
体温<35℃ or>40℃	+15
動脈血 pH<7.35	+30
BUN≧30 mg/dL	+20
Na<130 mmol/L	+20
血糖≧250 mg/dL	+10
Ht<30%	+10
PaO$_2$<60 mmHg	+10
胸水	+10

クラス	合計点数	死亡率	
I	該当なし	0.1%	外来
II	<70	0.6%	
III	71〜90	0.9%	
IV	91〜130	9.3%	入院
V	>130	27.0%	

症例 8-2-1: 64 点（I）

表2 | CURB-65[2]

Confusion
意識レベル低下あり

Urea
BUN>20 mg/dL

Respiratory rate
呼吸回数>30 回/分

Blood pressure
収縮期血圧<90 mmHg or
拡張期血圧<60 mmHg

Age
年齢>65 歳

該当	死亡率	
0	0.7%	外来
1	2.1%	
2	9.2%	
3	14.5%	入院
4	40%	
5	57%	

症例 8-2-1: 1 点

表3 | A-DROP[3]

Age
年齢≧70 歳（男性）
年齢≧75 歳（女性）

Dehydration
BUN≧20 mg dL

Respiratory rate
SpO$_2$≦90%
(PaO$_2$≦60 Torr)

Orientation
意識変容あり

blood Pressure
収縮期血圧<90 mmHg or
拡張期血圧<60 mmHg

該当	
0	軽症
1〜2	中等症
3	重症
4〜5	超重症

症例 8-2-1: 0 点

となるケースは多く，特に高齢者でその傾向が顕著だったとされます[4].

　つまり Disposition では，肺炎重症度スコアはあくまで参考程度なのです．ガイドライン[5]でも判断材料とのみ記載され，絶対的基準ではありません．そのため私は肺炎の重症度スコアは使用しておらず，研修医にも使用を推奨していません．

第 8 章　感染症

肺炎は ABCD の異常で入院となる

そこで本書では重症度スコアを使わず，前項で解説した感染症の Disposition の原則を用いて方針を決めていきます（図1）．まず条件①で ABCD の vital signs 評価，特に肺炎では B の呼吸パラメーターは他の vital signs より回復に時間がかかるため[6]，来院時に異常があれば入院です．

呼吸パラメーターは SpO_2 だけでなく，呼吸回数，さらに呼吸状態（呼吸努力の程度）も確認します．研修医は SpO_2 だけで判断しがちですが，SpO_2 が 95％あっても，頻呼吸で呼吸筋を総動員して SpO_2 を維持しているようなら入院です．

なお，ABCD の各数値をどこで異常値とするかは悩ましいところです．肺炎重症度スコアではカットオフ値がありますが（表1〜3），私は数値に幅をもたせて判断しています．また慢性呼吸器疾患があれば相対的に増悪しているかをベースラインと比較することは必須です．

高齢者肺炎では B の異常だけでなく C や D も認めることも多く，来院時に vital signs の異常から早期に入院と判断できるケースは少なくありません（図1）．

肺炎はそれ以外の条件からも入院は必須

引き続き，感染症の Disposition の原則②〜④を用いて肺炎のマネジメントを解説します．②では肺炎＋膿胸や肺化膿症ではドレナージの可能性があり，入院です．膿胸や肺化膿症を疑えば造影 CT や胸水の穿刺液評価を行っていきます（図1）．

③の抗菌薬では，内服より点滴が有益なため入院となるケースが多くなります．たとえば誤嚥性肺炎で使用される点滴のユナシン®の 1 日量は 12 g ですが，代替薬となる内服のオーグメンチン®の 1 日量は計算上 1.1 g と約 1/10 です（p.313 参照）．また第 2・3 世代のセファロスポリンを代替する内服セフェム系抗菌薬も計算上は点滴の 1/10 以下となり，抗菌薬の点からは点滴治療で入院が妥当です（図1）．

さらに高齢者では，医学的に帰宅可能でも，社会的背景を評価すると入院になるケースが多くなります（図1）．高齢者肺炎では ADL と予後に相関があり[7]，介護度が高く ADL が低い場合は特に入院検討です．さらに年齢と肺炎の入院率にも相関があり，15〜44 歳：38％，65〜74 歳：70％，75〜84 歳：80％，≧85 歳：88％と高齢になるほど入院が必要です[8]．

このように，肺炎は感染症の Disposition の条件①〜③のいずれかが該当し，さらに高齢者は高リスク＋社会的背景から入院となることの多い疾患です．そして肺炎の診断がつかず④症候型となった場合も，肺炎が鑑別に挙がれば入院の可能性は高くなります．よって肺炎で帰宅可能なのは成人で基礎疾患がなく呼吸状態の安定し

たウイルス性肺炎や非定型肺炎に限定されます.

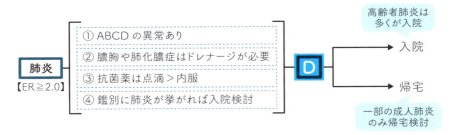

図1｜肺炎の Disposition

肺炎の診断

ここで肺炎の診断についておさらいしてみましょう.肺炎が鑑別診断として挙がる主訴は「呼吸症状」と「発熱」の2つです.「呼吸症状」における肺炎の診断は,p.64 で解説していますので,そちらを参照してください.ここでは「発熱」で来院したケースにおける肺炎の診断について解説します.

肺炎の典型例は「発熱」に加わる各 vital signs の異常から疑うこともできます[9].ただし,肺炎の各パラメーターの出現頻度は発熱：68〜78％,頻呼吸：45〜69％,頻脈：約45％[10]にとどまります.特に高齢者では咳嗽,発熱,呼吸苦の3徴がそろうのは半数程度であり,10％は無症状だったという報告[11]もあります.

よって,「発熱」で来院したケースは呼吸不全が前面に出ていなくても必ず肺炎を鑑別に挙げるのがポイントです.どれか1つで診断できる特異的な病歴や身体所見はないので,情報をたくさん集めて総合的に評価するようにします（表4）[12].

表4｜肺炎診断の病歴と身体所見

病歴	身体初見
・咳嗽（LR+ 1.8） ・喀痰の増加（LR+ 1.3） ・認知症の既往（LR+ 3.4）	・意識低下（LR+ 1.9） ・体温＞37.8℃（LR+ 2.5） ・呼吸回数＞28回/分（LR+ 2.7） ・SpO$_2$＜95％（LR+ 3.0） ・Crackle（LR+ 2.8）

第 8 章　感染症

　画像検査は胸部レントゲンから実施しますが，肺炎の診断率は LR＋ 2.5〜4.4 と高くありません[13]．特に高齢者では胸部 CT で肺炎と診断された症例の 9.4％は胸部レントゲンで肺炎像を確認できなかったという報告もあります[14]．そのため胸部レントゲンで所見を認めなくても検査前確率が高ければ CT を実施します[15]．

　CT の注意点は，肺野の透過性低下が必ずしも新規の肺炎と断定できない点です．特に肺炎を繰り返しているケースでは，新規所見と陳旧性所見に迷うこともあります．この場合は他の有熱性疾患の診断も並行して行いながら総合診断します．

　どうしても診断がつかない場合は，複数の有熱性疾患を同時に治療できるような抗菌薬を選択し，入院加療を念頭に置いてマネジメントを行っていきます．

肺炎のコンサルト

　肺炎で研修医が最も苦労するのは Disposition より診断，さらに診断よりコンサルトです．肺炎で入院依頼をしても，担当医が主治医を快諾せず困った経験は誰もがあるのではないでしょうか．なぜこのようなケースが存在するのでしょう？　それは，肺炎がコモンディジーズであり，かつ重症化しなければ特殊な手技や処置を必要としないためです．肺炎は誰もが主治医になることが可能な疾患であるため，コンサルトを受けた医師が必ずしも主治医である必要がないと解釈できるのです．

　肺炎の診断が確定しておらず，他にも鑑別診断があれば，ますます主治医決定に難渋することになります．p.63 の「心不全と肺炎は何に困る？」のように，コンサルト医が複数名になるとマネジメントはさらに難しくなります．

　病院によっては院内ルールで肺炎の主治医を決めている場合もあるので，こうした仕組みがあればそれに従って依頼します．ルールがなければ，「主治医決め作業はトレーニングの一環！」と前向きに考え，スキルアップのチャンスと捉えましょう．

> **人生はクローズアップで見れば悲劇．ロングショットで見れば喜劇．**

　研修医が肺炎のコンサルトでうまくいかず，悲劇のヒロインとなっている場面をたくさん目にしてきました．しかし私の経験では，主治医決めのルールがない病院でコンサルトに苦労した研修医の方が，将来的にはコンサルトスキルが高いことが多いです．

　肺炎のコンサルトの苦労は医師の成長を促すため，長期的にみれば悪いことではありません．救急医を 20 年やってきた今，自分の若い時のコンサルトの苦労は喜劇のように思えます．あの時があったからこそ，今はコンサルトに困らない自分があるのだといえます．

では，今回の症例を振り返ってみましょう．

症例 8-2-1
74歳女性が来院し肺炎の診断となった．重症度スコアは低いものの，高齢者で呼吸パラメーターの異常があれば入院が必要と判断し，点滴での抗菌薬治療を実施した．当番で内科当直をしている消化器内科医に入院相談をするも主治医決定に至らず，暫定的に自ら主治医となり翌日の転科会議で再度主治医を決定する方針となった．

もう1つ症例をみていきます．

症例 8-2-2　88歳男性

現病歴	来院の1時間前に食事中に誤嚥し低酸素血症となり救急要請．施設看護師が吸痰を繰り返し行い，救急隊到着時は症状改善傾向．
既往歴	Alzheimer型認知症で施設入居．1年前に誤嚥性肺炎で1カ月の入院歴あり．
Vital signs	GCS E4V3M5（もともとの意識レベルと変化なし），BP 132/95 mmHg，HR 89回/分，RR 18回/分，SpO$_2$ 97％（room air），BT 36.7℃
身体所見	胸部聴診では明らかな異常所見なし．

Q ①Disposition（入院・帰宅）をどのように決めますか？
②入院（または帰宅）後の具体的マネジメントは？

誤嚥のDisposition

誤嚥の数日後に呼吸症状や肺炎像の増悪があれば誤嚥性肺炎といえます．しかし今回の症例は誤嚥の数時間後でまだ肺炎には至っていませんし，来院時の呼吸パラメーターも正常です．ただし数日後には誤嚥性肺炎で低酸素血症になる可能性もあります．こうした誤嚥直後のDispositionはどうすればよいのでしょう？

この場合も感染症のDispositionで考えてみます．まず①vital signsが安定しているかを確認します．Vital signsが安定していても，私は単純CT撮影を実施するようにしています．レントゲンで大丈夫そうにみえても，CTで気道や気管支に異物があれば吸痰して除去します．これは②ドレナージにあたる行為です．来院時に低酸素血症があっても，吸痰で改善すれば帰宅です（図2）．

最後に③抗菌薬ですが，この場合はまだ肺炎になっていないため，抗菌薬は内服・点滴にかかわらず不要です．なお，誤嚥の鑑別に挙がる疾患はないため，今回は④鑑別疾患はありません（図2）．

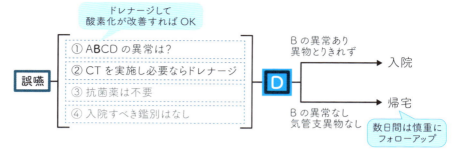

図 2 | 誤嚥の Disposition

本当に帰宅できるか？

今回のように誤嚥した一部の患者は，誤嚥性肺炎になっていきます．そのため帰宅症例でも予防的に抗菌薬を処方したくなりますが，エビデンスがある治療ではありません．誤嚥患者全員に抗菌薬処方することは過剰投与となり，耐性菌の問題が増えるので，原則処方なしとします．

抗菌薬をなしとする代わりに，帰宅後に慎重に経過観察を行います．誤嚥から誤嚥性肺炎に進展していないかを数日間は慎重にフォローアップします．来院後の vital signs（発熱や SpO_2 低下）や呼吸状態の変化，さらには普段の様子からの変化を家族や介護者に可能な範囲で確認してもらいます．もし，こうした所見があれば早期に来院してもらい，誤嚥性肺炎へ進展していないかを再評価するようにします（図 2）．

では，今回の症例を振り返ってみましょう．

症例 8-2-2

88 歳の男性が誤嚥したため救急搬送された．施設看護師が吸痰を繰り返し行い，来院時の vital signs は安定し呼吸症状も認めなかった．単純 CT を実施したが気道内に異物は認めず，医学的には帰宅可能と判断した．帰宅後の患者の経過観察は施設看護師が可能であり，悪化時には速やかに再受診する方針として帰宅となった．

肺炎の ER 1.5

- ☑ 肺炎は ER 1.5 より ER 2.0．Vital signs の異常や点滴抗菌薬の必要から特に高齢者では入院となることが多く，Disposition は困ることはあまりない
- ☑ 診断が簡単な典型例から診断に迷う困難例までバリエーションがある
- ☑ 肺炎のコンサルトは主治医決めに苦労しても，自分の成長へつながっている
- ☑ 誤嚥のみであれば医学的には帰宅可能だが，社会的な評価も踏まえて Disposition を決めていく

Advanced Lecture

誤嚥性肺炎の治療は抗菌薬だけではダメ？

　誤嚥性肺炎になったと判断した場合は抗菌薬投与を行います．抗菌薬は最新のレビューでは SBT/ABPC が推奨されています[16]．ちなみに耐性菌リスクがあっても全例で緑膿菌をカバーする必要はなく，重症例でなければ広域抗菌薬を使用しなくても予後は悪化しないと報告されています[17]．

　一方，入院したのであれば抗菌薬だけ処方して満足してはいけません．誤嚥性肺炎の患者は誤嚥に至る疾患を複数抱えていることが多いです．その病態の評価を多職種で行い，可能な限り介入することが重要になります．

　たとえば，入院後48時間以内に言語聴覚士が介入して早期の経口摂取を行うと，入院期間の短縮や嚥下機能の改善が期待できるとされています[18]．また歯科衛生士や歯科医師による口腔衛生は，誤嚥性肺炎の予防効果が証明されています[19]．誤嚥性肺炎には，医師，看護師だけでなく，リハビリ，管理栄養士，歯科衛生士など多職種が介入することで，1年後の誤嚥性肺炎の無再発生存率が改善するという報告もあります[20]．

8-3 蜂窩織炎

> みんなで力を合わせるって，同じことをすることよりも，
> じぶんの「できること」を探すってことなんじゃないか．
> 糸井重里（『みっつめボールのようなことば。』）

症例 8-3-1　55 歳男性

現病歴	来院日の午前中から右下肢の発赤と疼痛があり，夜間に改善せず時間外外来に受診となる．
既往歴	特になし（健康診断を受けていないため詳細不明）．
Vital signs	GCS E4V5M6，BP 148/104 mmHg，HR 84 回/分，RR 18 回/分，SpO$_2$ 99%（room air），BT 37.3℃
身体所見	右足関節から下腿全般に発赤と腫脹があり熱感を伴っている．
診断	初期研修医は右下腿の蜂窩織炎と診断すべきか少し迷っている．

Q ①Disposition（入院・帰宅）をどのように決めますか？
②入院（または帰宅）後の具体的マネジメントは？

蜂窩織炎の Disposition

　今回は蜂窩織炎の Disposition です．なお，類似疾患に丹毒がありますが，マネジメントは原則同じであるため，以下蜂窩織炎としてまとめて解説します．

　蜂窩織炎の診断がついたケースであれば手術やドレナージは不要なため，①ABCD の異常と③抗菌薬の是非で入院・退院を決定します．多くの蜂窩織炎では ABCD は安定していますが，稀に菌血症から敗血症になり循環不全となったケースや，高齢者で意識低下をきたせば入院検討です（図 1）．

　ABCD が安定していれば，③抗菌薬の是非を検討します．蜂窩織炎の原因菌は表皮の常在菌である連鎖球菌属が最多で，次に黄色ブドウ球菌です．これらをカバーする抗菌薬として，点滴ユナシン® or 内服オーグメンチン®，または点滴セファゾリン® or 内服セファレキシンが使用されます（表 1）．

　内服だと計算上の用量は少なくなりますが（表 1），感受性は問題ないため，重症でなければ内服抗菌薬を用いての外来通院も可能となります．実際には蜂窩織炎の RCT では点滴が内服より上回るというエビデンスはないとされます[1]．

蜂窩織炎は培養の検出率が低いため，治療失敗がなければ初回投与した抗菌薬を継続するケースが多いです．抗菌薬の投与期間は 5～10 日が一般的ですが[2]，重症例や菌血症例では 2 週間ほど投与することもあります．

ここで迷うのが，どこからを重症の蜂窩織炎とするかです．これに関する十分なエビデンスはなく，医師の主観によるところが大きいと思います．私は下腿の半分以下なら重症度は低いと判断して帰宅を検討しますが，下腿全体に広がる場合は入院を検討することが多いです．また重症度判断に加え，患者さんの希望や，高齢者では社会背景を含めて総合判断しています．

このように蜂窩織炎の入院判断は皮膚所見の主観的判断によるため，入院担当医が院内にいる場合はコンサルト時にはベッドサイドに来てもらい，一緒に評価しながら Disposition を進めていくとスムーズです（図 1）．

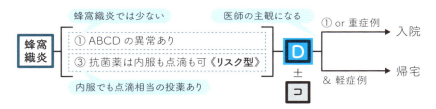

図 1 ｜ 蜂窩織炎の Disposition

表 1 ｜ 蜂窩織炎で用いられる抗菌薬の点滴と内服の比較

		Bioavailability	最大量[*1]	計算[*2]
類似薬	点滴ユナシン®	(100%)	3.0 g×4	12 g
	内服オーグメンチン®	75%	375 mg×4	1.1 g
類似薬	点滴セファゾリン	(100%)	2 g×3	6 g
	内服セファレキシン	99%	500 mg×4/日	約 2 g

[*1] 保険診療の 1 日最大投与量， [*2] 計算上で体内に吸収される 1 日量
（日本語版サンフォード感染症治療ガイド 2023．第 53 版．東京：ライフサイエンス出版; 2023[3] を参考に作成）

蜂窩織炎の診断と検査

蜂窩織炎の好発部位は下肢であり，下半身を下着 1 枚にして診察することが重要です．特に高齢者では「足が痛い」という病歴がないケースが多いため，下肢の診察を怠って蜂窩織炎を見逃す研修医が少なくありません．

蜂窩織炎の 77％には感染侵入口があり，55％は真菌感染を背景に起こります[2]．

第 8 章　感染症

いちばん多いのが足白癬です．靴下を脱がせて趾間もチェックし，あれば一緒に治療します．

　病歴では，皮膚疾患，血管病変，リンパ浮腫があると感染防御が十分機能せず，罹患率が上がります．特に肥満は皮膚の緊満や浮腫，血流やリンパのうっ滞で防御力が下がるため高リスク因子です[4]．これらの蜂窩織炎の素因となる基礎疾患やリスク因子は根治しないことが多く，結果的に再発率は高くなります．蜂窩織炎の47％が3年以内に再発するという報告もあります[5]．

　これらの病歴に加えて，身体所見は炎症の4徴（発赤，熱感，腫脹，圧痛）を認めるのが典型的です．ただし4徴をすべて満たさないケースもあり，これらは他の皮膚疾患や関節炎でも認めるため注意が必要です．

　そして**蜂窩織炎の診断はこれらの病歴と身体所見だけで評価します**．採血や画像検査は鑑別疾患（後述するNSTI）の評価のためであり，原則蜂窩織炎には不要です．

　血液培養は意見の分かれるところです．蜂窩織炎の血液培養陽性率は7.9％で，β溶血性連鎖球菌（58％）や黄色ブドウ球菌（14％）のため，培養結果で抗菌薬を変更するケースが少なくなります．そのため費用対効果も悪く，米国感染症協会では蜂窩織炎にはルーチンの血液培養を（皮膚培養も）推奨していません．

　私は入院例なら「点滴で抗菌薬は血培ルール」に準じています．一部のCEZで治療開始した症例でβ溶血性連鎖球菌が検出されればABPCへde-escalationです．外来で内服治療のケースでも，中等症以上のリスクで本人希望のため帰宅する場合は，血培を取ってしまいます．

壊死性筋膜炎の診断と検査

　蜂窩織炎の鑑別で最も重要なのが壊死性軟部組織感染症（necrotizing soft tissue infection: NSTI）です．NSTIは壊死性筋膜炎以外にも細かい分類があるのですが，マネジメントは概ね同じなので，まとめてNSTIと表現するのが主流です．

　発症初期は局所の所見（皮膚の腫脹，疼痛，紅斑など）のみで，蜂窩織炎との鑑別は難しいケースが多いです．NSTIに特徴的な水疱（25.6％），皮膚壊死（24.1％），握雪感（20.3％）は必発ではなく，初期では認めないことが診断を難しくします[6]．

　NSTIには診断スコアがあり，血液検査のみで評価するLRINEC score[7]（表2）と，身体所見を加えたModified LRINEC score[8]（表3）があります．ただしLRINEC scoreは追試ではNSTIの除外には感度が不十分で，Modified LRINEC scoreは追試の評価を待つ必要があるため，いずれも使用は参考程度にとどめます．

　造影CTのNSTIに対する診断率は，感度100％，特異度81〜98％，陽性尤度比76％，陰性尤度比100％という報告があります[9,10]．CTでの液体貯留，深筋膜の腫

大や造影効果などは NSTI を疑う所見です．CT で「ガスがない＝NSTI を除外」ではないという点は重要です．

このように診断率は「スコア＜CT」なので，スコアリング目的で採血待ちするなら CT 室へ直行する方が正解かもしれません．MRI は，検査時間やアクセスと本疾患の緊急度を比べるとメリットよりリスクが上回るため，私は実施していません．

NSTI 診断の最重要点は，臨床所見や検査では疑えても確定診断はできない点です．NSTI 診断のゴールデンスタンダードは誰がなんといおうと試験切開です．試験切開の処置は，一般外科医，整形外科医，形成外科医など各病院で概ね対応医師が決まっています．筋膜まで切開して皮下組織に指を入れ，抵抗なくズブズブッと入るfinger sweep test で確認します．同時に創培養とグラム染色も行い，細菌がみえれば確定診断として OK です．

表 2 | LRINEC score

検査所見	点数	検査所見	点数
CRP≧15 mg/dL	4	Hb>13.5 g/dL	0
WBC<15000/μL	0	Hb 11～13.5 g/dL	1
WBC 15000～25000/μL	1	Hb<11 g/dL	2
WBC>25000/μL	2	Cr>1.41 mg/dL	2
Na<135 mmol/L	2	血糖値>10 mmol/L	1

原著論文[7]：≧6 点で陽性尤度比 92%，陰性尤度比 96%
追試①[11]：≧6 点で感度 43%，特異度 83%，陽性尤度比 25%，陰性尤度比 92%
追試②[11]：≧8 点で感度 27%，特異度 93%，陽性尤度比 33%，陰性尤度比 91%
（Wong CH, et al. Crit Care Med. 2004; 32: 1535-41[7]）

表 3 | Modified LRINEC score

検査所見	点数	臨床症状	点数
CRP>15 mg/dL	4	疼痛　なし～軽度	0
WBC<15000/μL	0	疼痛　中等度	1
WBC 15000～25000/μL	1	疼痛　強い	2
WBC>25000/μL	2	体温≦37.5℃	0
赤血球<400 万/μL	1	体温 37.6～37.9℃	1
Hb>13.5 g/dL	0	体温≧38℃	2
Hb 11～13.5 g/dL	1	頻脈>100 拍/分	1
Hb<11 g/dL	2	急性腎障害の所見なし	0
Cr<1.35 mg/dL	2	急性腎障害の所見あり	1
フィブリノゲン>750 mg/dL	2		

合計≧8 点で感度 83%，特異度 90%，≦5 点で感度 93%，特異度 80%
（Borschitz T, et al. PLoS One. 2015; 10: e0132775[8]）

蜂窩織炎と NSTI のコンサルト

経験ある臨床医が病歴と身体所見で蜂窩織炎を診断したのなら，NSTI の除外のために採血や CT 実施の必要はなく，外科医のコンサルトも不要です．コンサルトは主治医依頼であり，入院時は日中・平日なら即日，夜間・休日なら後日で OK です．帰宅ケースには数日後にフォローアップ目的での受診を指示します（図2）．

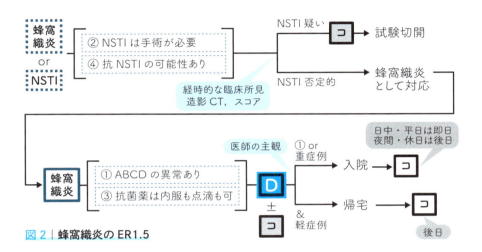

図2｜蜂窩織炎の ER1.5

一方で若手医師が蜂窩織炎と NSTI の判断に迷う場合は外科医に即日コンサルトします（表4）．NSTI の診断は時間との勝負であり，6 時間以内の外科介入が予後を改善するという報告もあります[12]．外科医の評価後に，①早期に試験切開，②蜂窩織炎疑いとして試験切開せず慎重に経過観察のいずれかの方針をとります（図2）．外科医も判断には迷うので，リクエストする血液検査や診断スコア，CT 検査などの情報は適時追加しつつ互いに総合判断しましょう．

表4｜蜂窩織炎と NSTI の比較

	蜂窩織炎	初期の NSTI	進行した NSTI
疼痛	外観通りの疼痛	外観に合わない激痛	外観が悪化し激痛
発赤，熱感，腫脹	あり	あり	あり
全身状態	比較的良好	時に悪化	悪化
体幹の発症	少ない	時にある	時にある
水疱，皮膚壊死，握雪感	認めない	認めない	認めることがある

> みんなで力を合わせるって，同じことをすることよりも，
> じぶんの「できること」を探すってことなんじゃないか．

　蜂窩織炎か NSTI かで迷うのは初診医だけでなく，外科医も同じ．みんなで力を合わせてマネジメントすることが重要です．外科医が「できること」は試験切開．その判断に必要な情報をたくさん探すことが，初診医の「できること」です．
　さらに，試験切開なしとしても，経時的に診察して皮膚病変の増悪がないかを確認することも初診医の「できること」です．ER で最初に皮膚病変の範囲を油性マジックでマーキングして，範囲が広がってこないか 1 時間ごとにチェックするのは，看護師にも「できること」です．もし増悪していれば再度外科医をコールして，試験切開の是非を再評価です（図 2）．

　では，今回の症例を振り返ってみましょう．

症例 8-3-1

55 歳の男性が右下肢痛（中等度）で来院し，蜂窩織炎を疑っている．NSTI との鑑別に迷ったため外科医にコンサルトした．外科医は診察後に血液検査と造影 CT を依頼し，その結果をみて判断することになった．
＜血液検査＞WBC 16800/μL，赤血球 428 万/μL，Hb 12.9 g/dL，血小板 24 万/μL，フィブリノゲン 154 mg/dL，BUN 22.3 mg/dL，Cr 0.89 mg/dL，CRP 13.8 mg/dL，Na 133 mmol/L，K 3.1 mmol/L，Cl 104 mmol/L，血糖値 144 mg/dL（8 mmol/L）
＜造影 CT＞皮下脂肪の濃度症状上昇，液体貯留，深筋膜の腫大や造影効果なし，皮下のガス所見なし
【スコアは表 2，3 を参考に計算してみてください】
検査の結果を確認し，NSTI の可能性は低いと判断したが，初診医は蜂窩織炎と NSTI が否定しきれないため経過観察入院として CEZ 1 g×3 で治療開始した．経時的に評価したが悪化なく翌朝には軽快しており，抗菌薬を内服に変更して帰宅通院治療とした．

蜂窩織炎の ER1.5

- ☑ 蜂窩織炎と診断すれば，重症度（時に主観）で Disposition を決定する
- ☑ 蜂窩織炎か NSTI かを迷ったら必ず外科医に即コンサルト
- ☑ 外科医が試験切開の判断ができるように情報収集するのが初診医の責任

8-4 偽痛風

> 明日はなんとかなると思う馬鹿者．今日でさえ遅すぎるのだ．
> 賢者はもう昨日済ましている．
> 　　　　　　　　　　　　チャールズ・クーリー

症例 8-4-1　78 歳女性

現病歴	来院前日から歩きにくかったが経過観察し何とか生活していた．来院日に全く歩行できなくなり救急要請となる．
既往歴	高血圧で近隣クリニックに通院している．
社会背景	夫と二人暮らし．介護保険の利用はない．
Vital signs	GCS E4V5M6，BP 140/98 mmHg，HR 70 回/分，RR 18 回/分，SpO$_2$ 99％（room air），BT 39.1℃
身体所見	頭頸部，胸部腹部に特記すべき所見なし．右膝の熱感，腫脹，発赤，疼痛があり可動域制限を認める．
血液検査	WBC 14300/μL，CRP 13.1 mg/dL
右膝関節液	細胞数 17920 個/μL，グラム染色で細菌を認めない．

Q ①Disposition（入院・帰宅）をどのように決めますか？
②入院（または帰宅）後の具体的マネジメントは？

偽痛風の Disposition とコンサルト

　今回の右膝の単関節炎は偽痛風を疑いますが，化膿性関節炎も鑑別に残しておく症例です．この 2 疾患の Disposition について，まず偽痛風から確認してみましょう．
　偽痛風では①vital signs の異常をきたすことは稀で，②手術やドレナージも不要です．感染症ではないので③抗菌薬も不要であり，一般的には NSAIDs を用いた対症療法となります．コルヒチン（0.5 mg 錠×2/日）が処方されることが多いですが，eGFR of＜30 mL/分/1.73 m^2 の場合はプレドニン（40 mg/日）で代替します．④鑑別には化膿性関節炎がありますが，関節液検査（後述）である程度区別可能となります．
　このように偽痛風は医学的には帰宅検討となります．しかしその多くは高齢者で，社会的評価では膝痛のため日常生活が困難となり，数日間経過観察入院することもあります（図 1）．この場合は初診医がそのまま入院継続するケースが一般的です．経験的には，整形外科医へ偽痛風の入院依頼をしても「当科的には（社会的なら）

入院適応はありません」と拒否されるケースが多いです．

化膿性関節炎の Disposition とコンサルト

では次に，化膿性関節炎の Dispositoin について感染症のマネジメントに準じて確認してみましょう．①Vital signs は安定していますが，②手術やドレナージを考慮するため原則入院すべき疾患となります．③抗菌薬も点滴で極量まで投与しないと十分効果が得られないため，外来通院は難しくなります．④鑑別は偽痛風の可能性が高ければ帰宅検討ですが，化膿性関節炎の可能性が高ければ入院検討です（図1）．

化膿性関節炎の確定診断は関節液の培養で細菌が検出される必要があり，診断には数日以上かかります．そこで ER では関節液の細胞数から予測します（表1）．細胞数が多く化膿性関節炎を疑う場合は整形外科へコンサルトします．緊急手術になることはないので夜間・休日なら翌朝・後日で OK です（図1）．コンサルト直後に整形外科医が主治医になる場合もありますが，最初は初診医が主治医，整形外科が併診となり，培養結果を確認しつつ手術やドレナージが必要と判断されてから，整形外科へ転科するケースもあります．

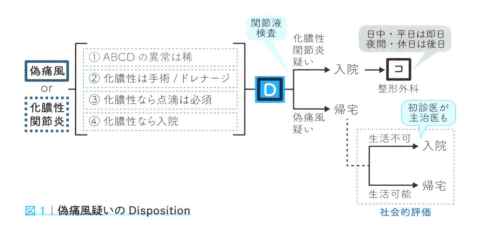

図1 | 偽痛風疑いの Disposition

表1 | 化膿性関節炎を疑う関節液検査の細胞数

細胞数	感度	特異度	陽性尤度比	陰性尤度比
≧10万/μL	29%	99%	28.0	0.71
≧5万/μL	62%	92%	7.7	0.42
≧2.5万/μL	77%	73%	2.9	0.32

(Margaretten ME, et al. JAMA. 2007; 297: 1478-88[1])

第 8 章　感染症

偽痛風と化膿性関節炎の診断

　では，偽痛風の診断について確認してみましょう．偽痛風はピロリン酸カルシウム二水和物（CPPD）結晶を背景とした関節炎です[2]．高齢者が多く，平均年齢は70.8 歳[3]，50 歳以下は稀です．偽痛風の半分以上は膝関節で多くは単関節炎ですが，約 1 割は多関節炎で，膝以外にも関節炎があっても OK です[4,5]．

　典型例は「外傷のない高齢者の膝痛」ですが，訴えが必ずしも明確でないこともあります．本症例のように「歩けなくなった」とか「熱でつらそう」など，膝痛を当初は訴えないことは珍しくありません．そこで高齢者の感染症評価では偽痛風を鑑別の 1 つに挙げ，下半身を下着 1 枚にして両膝の診察からスタートすることが重要です．

　見た目は膝関節炎の発赤や腫脹などはハッキリしないこともあり，必ず両膝を同時に触診して熱感や疼痛の左右があれば単関節炎と暫定診断します．所見があればその場ですぐ関節穿刺して検体を提出するのが非常に重要なポイントです．関節穿刺の手技に自信がなかったら，実施できる医師に速やかに依頼します．

　なぜなら ER では偽痛風と化膿性関節炎の鑑別の手掛かりは関節液検査しかないからです．血液検査やレントゲンは役に立ちません．教科書的には偽痛風では軟骨石灰化を認めますが，その出現頻度は 29〜93 ％[4,6]と必須ではありません．高齢になるほど無症候性の石灰化が増え[7]，レントゲン検査は鑑別に影響しません．血液検査や画像検査の結果をみてから穿刺するのは，無駄に時間を費やすだけです．

　関節液の検体を検査室に送ったら，結果を待つ間に Gram 染色で細菌や CPPD の結晶を確認します．細菌を認めれば化膿性関節炎を強く疑いますが，検出率は低いので，なくても化膿性関節炎は除外しません．CPPD の結晶は偽痛風を疑いますが，結晶がみえても約 5 ％で化膿性関節炎が合併し，約 7 ％で細菌培養が陽性だったという報告もあります[8]．Gram 染色の結果を参考にしつつ，細胞数も確認して総合的に判断します（表 1）．

> 明日はなんとかなると思う馬鹿者．今日でさえ遅すぎるのだ．
> 賢者はもう昨日済ましている．

　偽痛風の診断やマネジメントのために，とにかく早めに関節液検査を実施することが大切です．他の診察や検査を済ませてから穿刺するのでは遅すぎます．偽痛風を疑ったらさっさと穿刺し，他の検査の結果が出るころには関節液の細胞数の結果がすでに出ているのが正解です．

332

では，今回の症例を振り返ってみましょう．

症例 8-4-1

78歳女性が歩行困難で来院し，右膝の単関節炎の診断となった．診察と関節液（細胞数17920個/μL）の結果から偽痛風疑いとなった．ERで鎮痛薬を処方するも歩行困難で自宅生活に至らず経過観察入院となった．ナイキサン処方してリハビリ行い，4日後には日常生活を送れるADLとなり帰宅となった．

偽痛風のER1.5

- ☑ 偽痛風なら医学的には帰宅検討，でも多くは社会的入院になる
- ☑ 化膿性関節炎を疑えば点滴入院＆整形外科コンサルト
- ☑ 偽痛風と化膿性関節炎の鑑別に必要な穿刺検査はERで速やかに実施すべし

Advanced Lecture

Crowned dens syndrome

首の偽痛風として知られるcrowned dens syndrome（CDS）はやはり高齢者に多く[9]，医学的に帰宅可能でも社会的入院となるケースが多いです．CDSで環軸椎関節を穿刺したらCPPDが検出されたという報告はありますが[10]，超高難易度の手技です．通常は診察＋CT（環椎横靱帯の石灰化）で総合診断します．ただし一般的な偽痛風と同様に，石灰化は無症候性でも認め，加齢で増加します[11]．頭頸部の有熱性疾患が鑑別となり，CDSの半数以上は異なる診断がなされて不必要な追加検査や治療実施されたという報告もあり[12]，臨床医の力が試される疾患です．

8-5 尿路感染症

> 不可能な物を除外していって残った物が…たとえどんなに信じられなくても…
> それが真相なんだ!!
> 江戸川コナン (『名探偵コナン』)

症例 8-5-1　88 歳女性　発熱

現病歴	来院日の朝から元気がなく，昼頃に発熱を認め救急搬送となる．
既往歴	認知症で施設入居．要介護 2．内科疾患の既往はない．
Vital signs	GCS E3V5M6, BP 112/70 mmHg, HR 92 回/分, RR 20 回/分, SpO$_2$ 98%（room air），BT 38.3℃
身体所見	胸部・腹部・四肢に熱源となる異常所見なし．
血液検査	Na$^+$ 139 mEq/L, K$^+$ 3.8 mEq/L, Cl$^-$ 100 mEq/L, BUN 26.9 mg/dL, Cr 0.90 mg/dL, WBC 7560/μL, Hb 10.2 g/dL, CRP 8.4 mg/dL, Glu 146 mg/dL, Lac 1.7 mmol/L
尿検査	細菌尿 2+，白血球 10〜19/HPF
画像検査	胸腹部の造影 CT で発熱の原因となる異常所見なし．

Q ①Disposition（入院・帰宅）をどのように決めますか？
②入院（または帰宅）後の具体的マネジメントは？

尿路感染症の単純性と複雑性

　尿路感染症の Disposition は，単純性尿路感染症と複雑性尿路感染症に分けるところからスタートします．単純性は①既往歴がなく，②妊娠していない，③閉経前女性の尿路感染症，とされ，それ以外の尿路感染症は複雑性と定義されます．そのため①男性や免疫不全者，②妊婦の尿路感染症，③カテーテル関連尿路感染症（catheter-associated urinary tract infections: CAUTI），などは全部複雑性になるのですが，臨床的には複雑性は高齢者の尿路感染症がほとんどです．

　臨床疫学的な視点から，単純性尿路感染症≒女性の膀胱炎，複雑性尿路感染症≒高齢者の尿路感染症と置き換えてみると疾患イメージがつきやすいです．

　また単純性尿路感染症は，20〜30 歳代の女性が泌尿器科症状を訴えて外来に来院し，帰宅処方となる ER1.0 のケースが一般的です．一方，複雑性尿路感染症は，高齢者が「元気がない」という介護者の訴えで救急搬送されて入院となる ER2.0 のケー

スが一般的．同じ尿路感染症でも，Disposition の観点からは全く別の疾患として考えます．

尿路感染症の ER1.5

ここで単純性・複雑性尿路感染症を，感染症の Disposition の原則で考えてみましょう．単純性尿路感染症であれば，①vital signs は安定しており，②手術やドレナージの必要はありません．起因菌は大腸菌が主で③抗菌薬も内服で対応できるケースが多く，④他に入院が必要となる鑑別疾患も挙がらないため帰宅可能となります（図1上）．

一方，複雑性尿路感染症の一部は菌血症から敗血症へ移行して①vital signs の異常をきたすこともあります．また腎膿瘍や結石性腎盂腎炎など，②手術やドレナージが必要な場合もあります．③抗菌薬は十分量を点滴投与すべきであり，特に近年は耐性菌の比率が上がった問題から内服ではカバーしきれないケースも多いです[1-3]．高齢者が発熱で来院した場合は，尿路感染症と断定できなくても④鑑別に挙がれば入院とします（図1下）．

このように，複雑性尿路感染症と診断した場合は，院内で担当者が決まっていれば主治医依頼としてコンサルトします．結石性腎盂腎炎でなければ緊急処置は不要であり，夜間・休日なら後日でも構いません．ときどき尿路感染症以外の感染症評価が不十分だと判断されて，主治医を応需してもらえない場合もあります．その場合は不足する医療情報や検査を追加して再度相談する，または初診医がいったん主治医として入院させるなどの対応をします．

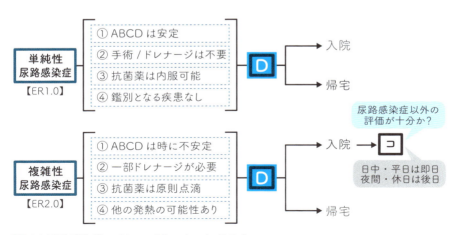

図1 | 尿路感染症の Disposition とコンサルト

複雑性尿路感染の診断

次に，複雑性尿路感染症の診断について確認しましょう．ポイントは複雑性尿路感染症は**除外診断**だということです．これは，高齢者で尿路感染症がなくても細菌尿を認める無症候性細菌尿の割合が増えてくるためです（表1）．

表1 | 患者背景ごとの無症候性細菌尿の頻度

	頻度（％）		頻度（％）
閉経前の女性	1～5	市中の高齢女性	10.8～16
妊婦	1.9～9.5	市中の高齢男性	3.6～19
閉経後の女性（50～70歳）	2.8～8.6	施設入居高齢女性	25～50
糖尿病の女性	10.8～16	施設入居高齢男性	15～50
糖尿病の男性	0.7～11	長期カテーテル留置	100*

*1日あたり3～5％増加
(Nicolle LE, et al. Clin Infect Dis. 2019; 68: e83-110[4])

発熱の高齢者に細菌尿を認めた場合は，尿路感染症かもしれないし，無症候性細菌尿で別に熱源があるのかもしれません．この2つの病態の鑑別には，他の熱源を可能な限り否定して尿路感染症疑いとするか（図2左），他に疑う熱源をあぶりだして無症候性細菌尿とするかを判断していきます（図2右）．

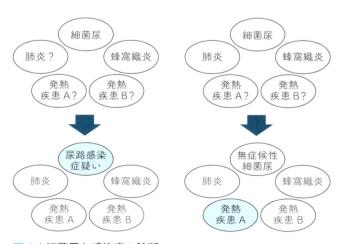

図2 | 細菌尿と感染症の診断

> 不可能な物を除外していって残った物が…たとえどんなに信じられなくても…
> それが真相なんだ!!

尿路感染症の診断はあくまで除外診断です．尿路感染症以外の疾患を徹底的に除外していって，それでやっと残ったものが尿路感染症というのが正しい診療です．では，今回の症例を振り返ってみましょう．

症例 8-5-1

88歳の施設入居の女性が，発熱があり元気がなく救急搬送された．Vital signsは安定し，細菌尿以外に感染症の原因となる所見は乏しく，暫定的に尿路感染症疑いとして入院が必要と判断した．入院担当医にコンサルトをしたところ，あれやこれやと尿路感染症以外の可能性を質問されたが，1つ1つていねいに回答したところ主治医納得のうえ入院となった．

尿路感染症の ER1.5

- ☑ （若年女性の）単純性尿路感染症は ER1.5，（高齢者の）複雑性尿路感染症は ≧ER2.0
- ☑ 複雑性尿路感染症の診断は除外診断．その点を踏まえたコンサルトが入院依頼をする場合は必須となる

Advanced Lecture

尿路感染症の細菌尿以外の検査

尿路感染症の検査で「尿中白血球が少ない（膿尿がない）のでUTIではありません」という研修医がいますが，これは間違いです．尿中白血球は感度58～82％，特異度65～86％で[5]，ガイドラインでも膿尿で尿路感染症の判断をしないように記載されています[6]．また，CTの腎臓周囲の脂肪組織濃度も感度72％，特異度58％で参考程度の所見です[7]．NEJMの総説でもすべての複雑性尿路感染症で画像検査をするのでなく，限定して実施すべきと記載されています[8]．みなさんの病院に入院する高齢者の尿路感染症では，漏れなくCTが実施されているのではないでしょうか（実は私の病院も……）？ これは尿路感染症自体の診断ではなく，合併症としての結石の評価や，尿路感染症以外の疾患の熱源検索のためです．特に高齢者の尿管結石に伴う閉塞性腎盂腎炎は生命予後が悪く[9]，早期に確認すべき疾患です．

8-6 COVID-19

> 成功は必ずしも約束されていないが，成長は必ず約束されている．
> アルベルト・ザッケローニ（元サッカー日本代表監督）

症例 8-6-1　80 歳女性　呼吸苦

現病歴	来院前日より咳嗽があり，来院日に発熱し体動困難で救急要請.
既往歴	高血圧のみ，アムロジピン 5 mg/日．予防接種は 1 年前に受けたのが最後.
Vital signs	GCS E4V5M6, BP 156/70 mmHg, HR 114 回/分, RR 20 回/分, SpO_2 89％（room air）→95％（2 L), BT 38.2℃
身体所見	頸部リンパ節腫脹なし，咽頭に発赤なし，扁桃腫脹なし，胸部聴診で明らかな異常所見なし，四肢に感染疑う所見なし.
血液検査	WBC 3940/μL, Hb 11.9 g/dL, 血小板 30 万/μL, CRP 2.04 mg/dL, BUN 16.7 mg/dL, Cr 0.79 mg/dL, 血糖値 104 mg/dL, Na 133 mEq/L, K 3.5 mEq/L, Cl 104 mEq/L
尿検査	白血球＜1/HPF，細菌尿－
画像検査	胸部レントゲン，胸部 CT では明らかな浸潤影は認めない.
その他	SARS-CoV-2 PCR: 陽性（Ct 値 15.6）

Q ①Disposition（入院・帰宅）をどのように決めますか？
②入院（または帰宅）後の具体的マネジメントは？

COVID-19 の Disposition とコンサルト

　執筆時点である 2024 年現在の COVID-19 の Disposition について考えてみましょう．ウイルス感染症である COVID-19 ですが，細菌感染症と同様に感染症の Disposition としてマネジメントして OK です．まずは①vital signs を確認します（図 1）．
　COVID-19 の重症度は呼吸器症状と相関するため，B の異常から入院を検討します（表 1）．我が国の重症度分類では SpO_2 が明記されていますが，数値は目安であり，他の呼吸器疾患と同様に呼吸症状や背景疾患も踏まえて評価をすることが重要です．
　COVID-19 は②手術やドレナージの適応はなく，③投薬治療が中心になります（図 1）．主に使用されているのはレムデシビル（ベクルリー®）と内服のモルヌピラビル（ラゲブリオ®）です注．帰宅可能でも重症度リスクが高い場合はモルヌピラビルを処方し，入院が必要な場合はレムデシビルを点滴します．内服や点滴の選択が

Dispositionに影響するのではなく，Dispositionを決めてから抗ウイルス薬を選択するという点が，他の細菌感染症と異なるところです（図1）.

また高齢者ではCOVID-19に心不全が併発したり，誤嚥性肺炎や細菌性肺炎が後発するケースもあり，④鑑別疾患としてこれらの疾患の可能性が高ければ入院を検討します（図1）．COVID-19と心不全や細菌性肺炎の鑑別が難しい場合もありますが，心不全や細菌性肺炎であれば呼吸不全ER2.0として原則入院なので（p.62参照），Dispositionには困ることは少ないです．

最後に，COVID-19をはじめウイルス性疾患は個室入院（できれば陰圧）とします．これが細菌感染症との大きな違いです（結核だけは例外）．もし院内に個室がない場合は，ある病院を探して転院させるまでが初診医の役割となります（図1）．

表1 | COVID-19の重症度分類

	軽症	中等症Ⅰ	中等症Ⅱ	重症
SpO_2	≧96%	93〜96%	≦93%	
症状・所見	臨床症状軽度画像所見なし	呼吸困難や肺炎所見あり	酸素が必要な状態	人工呼吸器が必要な状態
入院	帰宅可能	ER 1.5	一般病棟（個室）	ICU（個室）

〔新型コロナウイルス感染症（COVID-19）診療の手引き．第10.0版[1]を参考に作成〕

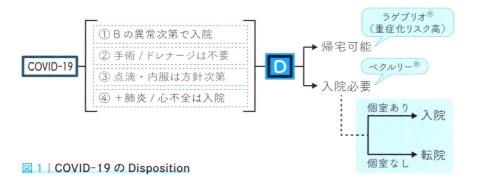

図1 | COVID-19のDisposition

[注] 中和抗体薬はオミクロン株に対して有効性が減弱しており，必要時は抗ウイルス薬が優先されます．また抗ウイルス薬の内服のニルマトレルビル・リトナビル（パキロビッド®）は，併用禁忌や併用注意の薬剤が多く，代替薬もあるため，私は研修医が単独診療で処方しないよう指導しています．

COVID-19 の診断

COVID-19 と他の感染症を臨床症状だけで区別することは難しく，疑い症例は抗原検査や PCR 検査を行って最終判断します．臨床的に疑った症例で検査陽性であれば COVID-19 と診断して原則 OK なのですが，次の偽陰性と偽陽性については理解しておきましょう．

まず，感染直後の検査は偽陰性になる可能性があります．特に COVID-19 の患者と濃厚接触した直後でも，無症状時の検査で陰性になった場合は偽陰性の可能性が高いです．精度が高い PCR 検査が陰性でも，その 4 割が COVID-19 に感染していたという報告もあります[2]．また，PCR 検査が陽性でも Ct（cycle threshold）値が高ければ，感染から 1 カ月以上時間が経っている（治癒している）と判断されます．Ct 値が高いのは，ウイルス量が低下しており，PCR 検査で何度も増幅して検出可能となったということです．Ct 値が 30 以上なら偽陽性（既感染パターン）となります．

COVID-19 の検査前には，その検査が患者マネジメントを変えるかどうかを考えましょう．たとえば，重症化リスクが高い患者は軽症でも抗ウイルス薬の処方対象であり，検査を実施すべきです．一方，重要化リスクが低い生来健康な成人なら，診断しても処方なしで経過観察とマネジメントが変わらないので，検査は不要かもしれません．このように検査前には重症化リスクの評価は必須です（表 2）．

感染管理の観点から，職種や家族状況の確認も重要です．職場がテレワークなら感染リスクは低く，検査を実施しないという選択肢もありますが，医療職なら感染リスクの観点から繰り返しの検査も検討されます．また，同居家族に重症化リスク患者がいれば検査の必要性も上がります（表 2）．

表 2 | COVID-19 の検査前に知っておくべきこと

- 無症状で検査をすれば偽陰性の可能性がある
- Ct 値が高ければ既感染パターンで，呼吸症状や発熱症状は別の原因かもしれない
- 重症化リスクが高い患者（同居家族）や，医療職は検査の必要性が高い

では，今回の症例を振り返ってみましょう．

症例 8-6-1

80 歳女性が呼吸苦で来院し，COVID-19 の診断となった（他の呼吸症状疾患や発熱疾患は否定的であると判断し，併発疾患はないと評価した）．酸素需要があり（2 L で SpO_2 95％），中等症Ⅱとして入院が必要と判断した．しかし，院内に個室管理できる病室が確保できず，近隣病院へ転院依頼することになった．3 つの医療機関に打診するも受け入れ不可だったが，4 件目の総合病院へ何とか転院できることとなった．

COVID-19 のコンサルト

　入院の必要がある COVID-19 患者がどこに入院するかは，感染の流行が収束したあとも外来担当医が直面している問題です．COVID-19 が 5 類感染症となった今は，保健所が入院医療機関を探してくれるわけではないので，自力で転院先を探して依頼するのは骨が折れる仕事です．本症例のように，何件も医療機関に電話をかけることも珍しくありません．

> 成功は必ずしも約束されていないが，成長は必ず約束されている．

　転院調整が 1 回の電話で終わることは少なく，成功は約束されていない作業です．しかし，これを医師が自ら行うことは，コンサルトのスキルアップにつながります．「成長は約束されている！」と前向きに考えて実践していきましょう．

COVID-19 の ER1.5

- ☑ 呼吸評価は SpO_2 以外の情報も加味して Disposition を決めるべし
- ☑ 検査前に重症化リスク，職種，家族歴はチェックし，偽陽性や偽陰性に注意すべし
- ☑ 転院コンサルトはタフな仕事だが，自分の成長の糧と考えて実践しよう

Advanced Lecture
ウイルス性疾患のフォローアップ方法

　ウイルス性疾患は，帰宅可能と判断したケースでは自然軽快が期待できるため，再診が不要なことが一般的です．一方，自宅療養可能だが基礎疾患のある患者の COVID-19 やインフルエンザなどでは，1～2 日後に再診とした方がベターなケースもあります．
　こうしたウイルス性疾患で周囲への感染リスクが高いケースでは，再診を通常外来にしないのがポイントです．まずは電話でフォローし，それで軽快していたら治療終了とします．電話で評価した結果，外来受診が必要な場合も，時間や診察場所を決め，他の患者さんとクロスオーバーしないように感染管理を行っていきます．

第 8 章　感染症

1. 感染症総論　文献

1) Gilbert DN, 他編. 日本語版 サンフォード感染症治療ガイド 2023. 第 53 版. 東京：ライフサイエンス出版；2023.

2. 肺炎　文献

1) Fine MJ, et al. A prediction rule to identify low-risk patients with community-acquired pneumonia. N Engl J Med. 1997; 336: 243-50. PMID: 8995086.
2) British Thoracic Society Standards of Care Committee. BTS Guidelines for the Management of Community Acquired Pneumonia in Adults. Thorax. 2001; 56 Suppl 4 (Suppl 4)：IV1-64. PMID: 11713364.
3) 日本呼吸器学会成人肺炎診療ガイドライン 2017 作成委員会, 編. 成人肺炎診療ガイドライン 2017. 東京：日本呼吸器学会；2017.
4) Jain S, et al; CDC EPIC Study Team. Community-acquired pneumonia requiring hospitalization among U.S. adults. N Engl J Med. 2015; 373: 415-27. PMID: 26172429.
5) Metlay JP, et al. Diagnosis and treatment of adults with community-acquired pneumonia. An Official Clinical Practice Guideline of the American Thoracic Society and Infectious Diseases Society of America. Am J Respir Crit Care Med. 2019; 200: e45-67. PMID: 31573350.
6) Halm EA, et al. Time to clinical stability in patients hospitalized with community-acquired pneumonia: implications for practice guidelines. JAMA. 1998; 279: 1452-7. PMID: 9600479.
7) Muder RR, et al. Pneumonia in a long-term care facility. A prospective study of outcome. Arch Intern Med. 1996; 156: 2365-70. PMID: 8911243.
8) Morimoto K, et al; Adult Pneumonia Study Group-Japan (APSG-J). The burden and etiology of community-onset pneumonia in the aging Japanese population: a multicenter prospective study. PLoS One. 2015; 10: e0122247. PMID: 25822890.
9) Nolt BR, et al. Vital-sign abnormalities as predictors of pneumonia in adults with acute cough illness. Am J Emerg Med. 2007; 25: 631-6. PMID: 17606087.
10) Metlay JP, et al. Influence of age on symptoms at presentation in patients with community-acquired pneumonia. Arch Intern Med. 1997; 157: 1453-9. PMID: 9224224.
11) Harper C, et al. Clinical aspects of pneumonia in the elderly veteran. J Am Geriatr Soc. 1989; 37: 867-72. PMID: 2760381.
12) Harris AM, et al; High Value Care Task Force of the American College of Physicians and for the Centers for Disease Control and Prevention. Appropriate antibiotic use for acute respiratory tract infection in adults: Advice for high-value care From the American College of Physicians and the Centers for Disease Control and Prevention. Ann Intern Med. 2016; 164: 425-34. PMID: 26785402.
13) Esayag Y, et al. Diagnostic value of chest radiographs in bedridden patients suspected of having pneumonia. Am J Med. 2010; 123: 88.e1-5. PMID: 20102999.
14) Haga T, et al. Computed tomography for the diagnosis and evaluation of the severity of community-acquired pneumonia in the elderly. Intern Med. 2016; 55: 437-41. PMID: 26935360.
15) Claessens YE, et al. Early chest computed tomography scan to assist diagnosis and

guide treatment decision for suspected community-acquired pneumonia. Am J Respir Crit Care Med. 2015; 192: 974-82. PMID: 26168322.

16) Mandell LA, et al. Aspiration Pneumonia. N Engl J Med. 2019; 380: 651-63. PMID: 30763196.

17) Kamata K, et al. Clinical evaluation of the need for carbapenems to treat community-acquired and healthcare-associated pneumonia. J Infect Chemother. 2015; 21: 596-603. PMID: 26070781.

18) Maeda K, et al. Tentative nil per os leads to poor outcomes in older adults with aspiration pneumonia. Clin Nutr. 2016; 35: 1147-52. PMID: 26481947.

19) van der Maarel-Wierink CD, et al. Oral health care and aspiration pneumonia in frail older people: a systematic literature review. Gerodontology. 2013; 30: 3-9. PMID: 22390255.

20) Arahata M, et al. Comprehensive intervention for the management of elderly patients with aspiration pneumonia. Nihon Ronen Igakkai Zasshi. 2011; 48: 63-70. PMID: 21378467.

3. 蜂窩織炎　文献

1) Brindle R, et al. Assessment of antibiotic treatment of cellulitis and erysipelas: A systematic review and meta-analysis. JAMA Dermatol. 2019; 155: 1033-40. PMID: 31188407.

2) Raff AB, et al. Cellulitis: A review. JAMA. 2016; 316: 325-37. PMID: 27434444.

3) Gilbert DN, 他編. 日本語版 サンフォード感染症治療ガイド 2023. 第 53 版. 東京：ライフサイエンス出版；2023.

4) Quirke M, et al. Risk factors for nonpurulent leg cellulitis: a systematic review and meta-analysis. Br J Dermatol. 2017; 177: 382-94. PMID: 27864837.

5) Cox NH. Oedema as a risk factor for multiple episodes of cellulitis/erysipelas of the lower leg: a series with community follow-up. Br J Dermatol. 2006; 155: 947-50. PMID: 17034523.

6) Goh T, et al. Early diagnosis of necrotizing fasciitis. Br J Surg. 2014; 101: e119-25. PMID: 24338771.

7) Wong CH, et al. The LRINEC (Laboratory Risk Indicator for Necrotizing Fasciitis) score: a tool for distinguishing necrotizing fasciitis from other soft tissue infections. Crit Care Med. 2004; 32: 1535-41. PMID: 15241098.

8) Borschitz T, et al. Improvement of a clinical score for necrotizing fasciitis: 'pain out of proportion' and high CRP levels aid the diagnosis. PLoS One. 2015; 10: e0132775. PMID: 26196941.

9) Zacharias N, et al. Diagnosis of necrotizing soft tissue infections by computed tomography. Arch Surg. 2010; 145: 452-5. PMID: 20479343.

10) Martinez M, et al. The role of computed tomography in the diagnosis of necrotizing soft tissue infections. World J Surg. 2018; 42: 82-7. PMID: 28762168.

11) Hsiao CT, et al. Prospective validation of the laboratory risk indicator for necrotizing fasciitis (LRINEC) score for necrotizing fasciitis of the extremities. PLoS One. 2020; 15: e0227748. PMID: 31978094.

12) Hadeed GJ, et al. Early surgical intervention and its impact on patients presenting with necrotizing soft tissue infections: A single academic center experience. J Emerg Trauma Shock. 2016; 9: 22-7. PMID: 26957822.

第 8 章　感染症

4. 偽痛風　文献

1) Margaretten ME, et al. Does this adult patient have septic arthritis? JAMA. 2007; 297: 1478-88. PMID: 17405973.
2) Abhishek A, et al. The 2023 ACR/EULAR Classification Criteria for Calcium Pyrophosphate Deposition Disease. Arthritis Rheumatol. 2023; 75: 1703-13. PMID: 37494275.
3) Masuda I, et al. Clinical features of pseudogout attack. A survey of 50 cases. Clin Orthop Relat Res. 1988; 229: 173-81. PMID: 3349673.
4) Louthrenoo W, et al. Calcium pyrophosphate dihydrate crystal deposition: a clinical and laboratory analysis of 91 Thai patients. J Med Assoc Thai. 1999; 82: 569-76. PMID: 10443078.
5) Zhang W, et al. European League Against Rheumatism recommendations for calcium pyrophosphate deposition. Part I: terminology and diagnosis. Ann Rheum Dis. 2011; 70: 563-70. PMID: 21216817.
6) Martínez Sanchis A, et al. Intracellular and extracellular CPPD crystals are a regular feature in synovial fluid from uninflamed joints of patients with CPPD related arthropathy. Ann Rheum Dis. 2005; 64: 1769-72. PMID: 15941838.
7) Ellman MH, et al. Chondrocalcinosis in elderly persons. Arthritis Rheum. 1975; 18: 43-7. PMID: 1115747.
8) Papanicolas LE, et al. Concomitant septic arthritis in crystal monoarthritis. J Rheumatol. 2012; 39: 157-60. PMID: 22133623.
9) Goto S, et al. Crowned Dens syndrome. J Bone Joint Surg Am. 2007; 89: 2732-6. PMID: 18056506.
10) 小林　孝, 他. 環軸椎穿刺・注射で軽快する急性頸部痛. Crowned Dens Syndrome. 臨整外. 2008; 43: 369-73.
11) Zapletal J, et al. Association of transverse ligament calcification with anterior atlanto-odontoid osteoarthritis: CT findings. Neuroradiology. 1995; 37: 667-9. PMID: 8748903.
12) Godfrin-Valnet M, et al. Eighteen cases of crowned dens syndrome: Presentation and diagnosis. Neurochirurgie. 2013; 59: 115-20. PMID: 23806762.

5. 尿路感染症　文献

1) Ishikawa K, et al. The nationwide study of bacterial pathogens associated with urinary tract infections conducted by the Japanese Society of Chemotherapy. J Infect Chemother. 2011; 17: 126-38. PMID: 21174142.
2) Ishikawa K, et al. Japanese nationwide surveillance in 2011 of antibacterial susceptibility patterns of clinical isolates from complicated urinary tract infection cases. J Infect Chemother. 2015; 21: 623-33. PMID: 26166322.
3) Kobayashi K, et al. The third national Japanese antimicrobial susceptibility pattern surveillance program: Bacterial isolates from complicated urinary tract infection patients. J Infect Chemother. 2020; 26: 418-28. PMID: 32081647.
4) Nicolle LE, et al. Clinical practice guideline for the management of asymptomatic bacteriuria: 2019 update by the Infectious Diseases Society of America. Clin Infect Dis. 2019; 68: e83-110. PMID: 30895288.
5) Bailey BL Jr. Urinalysis predictive of urine culture results. J Fam Pract. 1995; 40: 45-

50. PMID: 7807037.

6) Hooton TM, et al; Infectious Diseases Society of America. Diagnosis, prevention, and treatment of catheter-associated urinary tract infection in adults: 2009 International Clinical Practice Guidelines from the Infectious Diseases Society of America. Clin Infect Dis. 2010; 50: 625-63. PMID: 20175247.

7) Fukami H, et al. Perirenal fat stranding is not a powerful diagnostic tool for acute pyelonephritis. Int J Gen Med. 2017; 10: 137-44. PMID: 28507449.

8) Johnson JR, et al. Acute pyelonephritis in adults. N Engl J Med. 2018; 378: 48-59. PMID: 29298155.

9) Hamasuna R, et al. Obstructive pyelonephritis as a result of urolithiasis in Japan: diagnosis, treatment and prognosis. Int J Urol. 2015; 22: 294-300. PMID: 25400222.

6. COVID-19　文献

1) 新型コロナウイルス感染症（COVID-19）診療の手引き. 第 10.0 版. https://www.mhlw.go.jp/content/001136720.pdf

2) Weissleder R, et al. COVID-19 diagnostics in context. Sci Transl Med. 2020; 12: eabc1931. PMID: 32493791.

第 **9** 章

その他の救急疾患

9-1 家族が入院希望の高齢者

> 僕は天才ではありません．それはどうしてヒットを打てるかを説明できるからです．
> 　　　　　　　　　　　　　　　　　　　　　　　　　　　イチロー

　本章には，今まで扱っていない ER1.5 病態を集めました．特に研修医が Disposition を苦手とするケースを厳選しています．早速，次の症例のマネジメントを考えてみましょう．

症例 9-1-1　　82 歳男性
元気がなく，あまり動かないので入院希望．

現病歴	もともと妻と二人で生活していた．来院の 1 週間前に妻が右大腿骨頸部骨折で近隣整形外科病院へ入院．現在は娘が数日に 1 回患者宅に行き，炊事洗濯をしている状況だった．来院の 3 日ほど前から元気がなく，動きが悪いと娘が入院希望し来院．
既往歴	高血圧と高脂血症などがあり近隣病院で処方を受けている．
社会歴	自宅では炊事洗濯はすべて妻がしていた．トイレは自立しているが入浴は週 1 回のデイサービスのみ．要支援 2．
Vital signs	GCS E4V5M6，BP 134/82 mmHg，HR 80 回/分，RR 16 回/分，SpO₂ 100％，BT 36.0℃
身体所見	麻痺なし，明らかな外傷痕なし．緊急性疾患を示唆する特異的所見なし．
検査	心電図，血液検査では急性期の介入すべき異常所見なし．頭部 CT・MRI では新規脳卒中を疑う所見は認めない．体幹造影 CT を実施したが特に異常所見なし．

Q ①Disposition（入院・帰宅）をどのように決めますか？
　　②入院（または帰宅）後の具体的マネジメントは？

社会的な Disposition の前に…

　高齢者の社会的入院を求められているケースです．ただし社会的入院の判断は「延長戦」であり，「本戦」である医学的入院の判断をしっかりしているかどうかが極めて重要です．その場合に，研修医は ER でどこまで高齢者の医学的評価をするか迷うことが多いです．

そこでチェックリスト（表1）にある項目を評価することを目標にします．今回のように高齢者が「いつもと違う」，「元気がない」，「あまり動けない」と介護者が訴えて来院した場合は，感染症が原因のことが多いです．発熱がなくても肺炎，尿路感染症，皮膚軟部組織感染症，腹腔内感染症などを十分に調べるようにします．

また，内科緊急疾患がない場合も，外傷性疾患も同時に評価します．目撃のない転倒で脊椎圧迫骨折や大腿骨近位部骨折を起こして動けない可能性もあります．外傷のエピソードがなくても，腰部や骨盤・股関節の診察や評価を行います．

さらに薬剤性の副作用で様々な症状を起こしている可能性もあります．怠薬していたベンゾジアゼピン系の処方を環境変化で常用するようになって，脱力や軽度の意識障害を起こしていることもあります．

内科疾患，外傷，薬剤性のすべての要素がなければ，介護者の前で患者を座らせ，可能なら歩かせてみます．普段の様子を知っている介護者と，いつもと「どこが」違うのかを確認します．立位・歩行の観察で，局所的な麻痺があるのか，疼痛による運動制限なのか，体動困難の原因を推測することもできます．

家族や介護者と確認し，体動困難が急性に進行していれば，ER で確定診断できなくても，介入が必要な疾病が潜んでいる可能性が高いので入院検討です．一方，来院前には体動困難でも，来院後はいつもと同様に立位歩行ができれば帰宅検討です．このように，医学的評価を十分に実施してから社会的な Disposition を決定します．

表1 | チェックリスト〜高齢者の社会的 Disposition の前に実施すべき項目〜

・感染症を漏れなく評価・除外しているか？
・高齢者に多い外傷性疾患を評価・除外しているか？
・薬剤性の可能性を十分に吟味しているか？
・動けない患者の程度を，介護者の前で動かし評価しているか？

社会的な状況を言語化する

社会的な Disposition は，来院時の患者が「来院前の生活」をできるかどうかで入院・帰宅を判断します．そのために重要となるのが，来院前の生活の言語化と数値化です．研修医の「今の生活ができないから入院」というセリフは，何も言っていないのと同じです．医療者としてきちんと言語化することからスタートしましょう．

まず「自助」「互助」「公助」という3つのキーワードで患者生活を分類します．自助とは自分一人で生活する力のことで，疾病のない一人暮らしの成人は自助100％です．互助とは自分以外の家族や友人のサポートのことです．公助とは介護保険などの公的サービスのことです．高齢患者の生活を聴取しつつ自助・互助・公助の3

つに分類して，各々どの程度の割合で生活していたか数値化していきます．実際に今回の症例で確認してみましょう．

> もともと妻と二人で生活していた患者が，来院の1週間前に妻の入院を契機に元気がなくなり，遠方に住む娘と来院．自宅では炊事洗濯はすべて妻がしていて，トイレは自立しているが入浴は週1回のデイサービスのみ，要支援2である．

- ADLでトイレは自立し認知は年齢相応（自助での生活力は7割）
- 炊事洗濯は妻が実施（互助の生活補助はもともと2割）
- 娘は遠方在住（短期的には1〜2割の互助，長期的な期待はできない）
- 要支援2でデイサービス週1回（公助としては元々1割，急な増加は期待できない）

このように言語化・数値化していくと，具体的な問題がみえてきます．互助が突然なくなり，現行の自助と公助では生活できないことがわかります．妻の回復は未知数で，娘の公助が難しければ，社会的入院を検討していく症例です．

介護度から多くを予測する

ERに搬送される多くの高齢者は介護保険給付を受けています．本人または介護者に聞けば，「要支援2」「要介護3」といった介護度が数字として返答されます．介護度は公助の割合に相関するため，どれくらい患者が公的サポートを受けているかの予測が可能です（表2）．

そして表2の内容を覚えておけば，介護度だけで実際の生活状況を想像することができます．私は今回の症例で「要支援2」という情報だけから「トイレは自立，風呂は軽介助で，デイサービスは週に1〜2回程度ですか？」と前のめりに確認しました．家族や介護者は，少ない情報から生活状況を推測する担当医に信頼を寄せることが多いです．医師・患者・家族の距離が縮まるので，ぜひ実践してみてください．

また，介護度が高いケースは，疾病で自助が低下しても，公助の割合が高いため現状の生活が可能なことがあります．一方，介護度が低いと，自助の低下とともに社会的入院が求められるケースが多くなります．

このように，介護度は多くの情報を含み，Dispositionにも影響するため，「社会的vital signs」といっても過言ではありません．高齢者では，医学的なvital signsと同じく，社会的vital signsも，早期に確認し診療に反映すべき必須の数値となります．

表 2 | 介護度と互助割合，生活状況の予測

介護度	公助の目安	IADL の目安	BADL の目安		サービス回数の目安	認知度の目安
		家事	移動	食事・排泄		
要支援 1	0〜1 割	見守り・介助	自立	自立	週 1 回	なし
要支援 2	1〜2 割				週 1〜2 回	
要介護 1	2〜3 割	介助必要	杖など使用		週 2 回	極軽度
要介護 2	3〜4 割	全般介助必要			週 2〜3 回	軽度
要介護 3	5〜6 割	全くできない	介助が必要	排泄介助	週 3〜4 回	中程度
要介護 4	7〜8 割			排泄不可	ほぼ毎日	重度
要介護 5	9〜10 割		移動不可	排泄・食事不可		重度

同伴した家族・介護者

　高齢者は，成人に比較して疾病により自助の生活力が大幅に低下する傾向にあります．その不足分を家族（互助）や介護制度（公助）で担うことができるかどうかで，社会的 Disposition を決定していきます．つまり，社会的な入院・帰宅は家族や介護職員次第といえます．そのため ER の高齢者マネジメントでは，彼らをいかに味方につけることができるかが極めて重要です．

　家族や介護職員の存在が影響するのは Disposition だけではありません．診察室で一緒に情報を交換することで問題点が明確になり，診断に迅速にたどり着くことができます．彼らは高齢者 ER になくてはならないキープレイヤーなのです．

　しかし，経験の浅い研修医は，家族や介護職員のことを「面倒な患者を連れてくる厄介人」と思ってしまうことがあります．彼らを診察室から家族控え室へ追い出してしまうと情報も十分に集められず，マネジメントをうまく進められない結果になります．

　家族や介護者が高齢患者と ER に同伴している場合は，最大限の敬意をもって接遇するべきです．彼らの本来のポジションはベッドサイドであり，家族控え室ではありません．可能な限り診察室で一緒にマネジメントすることが重要です．一方で，彼らの多くはサービス残業のボランティアであって，同伴は当たり前ではありません．その犠牲となっている彼らの仕事や時間を推し量り，いたずらに長く病院に引き留めない配慮も必要です．

高齢者の社会的 Disposition

最後に，高齢者の社会的評価と Disposition についてまとめます．まずは，社会的 Disposition の評価の前に，医学的な Disposition の評価を十分に行います．研修医は表1のチェックリストを参考にするとよいでしょう．

もともとの生活状況の，自助・互助・公助の概要を明確にします．それぞれの割合を推測すれば高齢患者の生活が「見える化」されます．特に介護保険の介護度は高齢者の vital signs といえます．自助・互助・公助の割合，介護度から疾病を伴った状態で現状の生活を送ることが可能かを検討し，家族や介護者と一緒に Disposition を決定していきます（図1）．

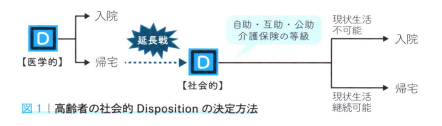

図1 | 高齢者の社会的 Disposition の決定方法

それでは，症例の続きをみておきましょう．

症例 9-1-1
82歳の男性が娘と来院した．上級医が再度診察し，必要な検査を行った結果，医学的には帰宅検討できる状態だったが，社会的評価を継続して行った．互助を担っていた妻の入院を契機に生活困難な状況となっており，介護保険は要支援2で，公助は現状の負担を賄えるほど十分ではなかった．娘は遠方在住で，育児や仕事もあり，妻の代替者として患者の生活を支えることは困難だった．本人，家族と協議し，一度社会的入院を行い，今後の生活形態を再検討する方針となった．

> 僕は天才ではありません．それはどうしてヒットを打てるかを説明できるからです．

高齢者の社会的入院はなんとなく決めてしまいがちです．しかし，どうしてそうなったかをきちんと説明できることは，次のヒットにつながり，社会的入院の説得力も増します．そのためには高齢者の生活状況を言語化・数値化することが必要なのです．

家族が入院希望の高齢者救急の ER1.5

- ☑ 社会的 Disposition の評価の前に，医学的な Disposition の評価を十分に行うべし
- ☑ 生活環境評価を自助・互助・公助の割合で「言語化」「数値化」すべし
- ☑ 介護保険の介護度から，公助の割合や生活状況を推測するべし
- ☑ 家族や介護者を味方につけて，彼らと協議して最善のマネジメントを探るべし

Advanced Lecture

A 先生と B 先生

「A 先生に社会的入院の依頼をしても，医学的入院適応がないなら帰せって…」．これは研修医からよく受ける相談です．みなさんの病院にも A 先生のような医師が 1 人ぐらいいるのではないでしょうか？ A 先生に依頼できない研修医は，主治医をお願いできる B 先生を探すことになります．

時計の針を A 先生や B 先生が若い頃に戻してみましょう．臓器専門医を目指す A 先生は自分の専門領域の修練に心血を注いでいます．専門臓器以外についてはコメディカルへまかせっきりです．入院後に自分の臓器が治癒しても入院している患者へ，「とっくに病気は治っているから，早く転院先をみつけてくれ！」と医療ソーシャルワーカーへ強く当たります．コメディカルからは「A 先生は社会評価や転院はいつも人任せ，だから入院期間が長くなる……」と陰口をたたかれています．

一方，B 先生も臓器専門医のトレーニングを同時にスタートしました．研修医の頃は社会的評価を確認するのに時間がかかっていましたが，繰り返すうちに数分で終了するようになっています．近頃は上司に「病気を取り巻く患者の全体像がみえて，全人的医療ができるようになってきたぞ！」とコメントされています．医学的入院後も社会的要素で入院が延長しそうなら先回りして転院準備を始めるため，コメディカルからも「B 先生の患者は，入院期間も短くてとても助かる！」と評価が高いです．あなたは，どちらのタイプの医師になりたいですか？

9-2 アルコール関連疾患

> 自分をコントロールできなくて，ボールをコントロールできるか！
> 野村克也

症例 9-2-1　20歳男性　意識障害

現病歴　複数名の友人と数時間以上にわたり飲酒していた．トイレに行ったきり戻ってこず廊下で倒れていたところを発見され，友人が救急要請した．友人の話ではビール3～4杯，日本酒2合を3人で飲んで，最後に焼酎を2, 3杯飲んだらしい．

既往歴　特になし．
Vital signs　GCS E2V1M4，BP 110/50 mmHg，HR 90回/分，RR 20回/分，SpO₂ 100％（room air），BT 36.6℃
身体所見　明らかな外傷所見なし．
来院後の経過　血液検査や頭部CTでは特に異常所見なし．血中エタノール濃度（BAC）338 mg/dL．

Q ①Disposition（入院・帰宅）をどのように決めますか？
②入院（または帰宅）後の具体的マネジメントは？

アルコール関連疾患の初期対応

アルコール患者の診療は，陰性感情にまかせて評価を省略すると失敗します．腹立たしい気持ちをできるだけ抑えつつ，やることはやるのが正解への道です．

気持ちを整えて，まずは「急性アルコール中毒」と「大酒家症候群」を分けることからスタートします．この2つは評価内容が全く異なるため最初に分類します．鑑別は年齢と飲酒頻度で概ね可能です（図1）．

「急性アルコール中毒」は20歳代が約半分を占め[1]，大学生や社会人で適量のわからない若者が大量飲酒をきっかけに搬送されます．一方，「大酒家症候群」は40歳代以上の頻回飲酒者が体動困難や消化器症状で来院するパターンです．

「急性アルコール中毒」であれば，Dispositionはアルコール量から覚醒時間を予測して決定します．同時に頭部外傷や内科疾患などアルコール以外の意識障害の可能性を否定していきます（図1）．一方，「大酒家症候群」は，AKAや電解質異常などの代謝疾患と，肝疾患や消化器疾患について確認してDispositionを決定していきま

す（図1）.今回の症例は急性アルコール中毒の患者として評価を進めます.

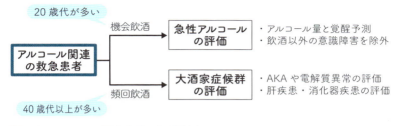

図1｜アルコール関連疾患の初期対応

急性アルコール中毒の評価と Disposition

急性アルコール中毒で，集中治療が必要となる真の救急患者は1%に過ぎないと報告されています[2,3].ABCの異常や低血糖（<60 mg/dL）があれば重症の可能性がありますが[2]，これらを認めなければ帰宅も検討できる中等症～軽症の病態です.

急性アルコール中毒のER滞在時間は平均約6時間であり[4]，米国では入院ではなくERの観察ベッドで経過観察後帰宅が推奨されます[5].しかし我が国では「6時間以上もERで経過観察するなら入院だ」と医師も看護師も（病院経営者も）考えるER1.5の疾患です.

急性アルコール中毒ER1.5では，体内のアルコール量と，それがどれくらいで抜けるかが予測できればDispositionに役立ちます.そこで登場するのが血中エタノール濃度（blood alcohol concentration: BAC）です.

BACとGCS（意識レベル）や滞在時間は相関しないという報告もありますが[4,6]，これらは急性アルコール中毒の患者と大酒家症候群の患者をゴチャ混ぜにした研究であり，純粋な急性アルコール中毒（特に機会飲酒）のケースなら，BACは覚醒時間までの参考になります.BACは血液検査の結果が出る前に飲酒量からも予測可能です.酒1単位の摂取でBACは約50 mg/dL上昇することから概算します[7]（表1）.

表1｜酒1単位（BAC: 50 mg/dL）の目安

ビール	500 mL
日本酒	180 mL（1合）
ワイン	180 mL
焼酎	110 mL
ウイスキー	60 mL

ただし，中ジョッキは店によって 350〜500 mL と様々で，日本酒やワインは皆でシェアすることもあり，ウイスキーや焼酎は飲み方次第で量が変わります．本症例で「ビール 3〜4 杯，日本酒 2 合を 3 人で飲んで，最後に焼酎を 2, 3 杯飲んだ」の概算値は，酒 5〜8 単位（BAC 250〜400 mg/dL）と幅があります．そのため，病歴で予測した BAC は，採血の BAC で再確認する必要があります．BAC が測定できない場合は，次の予測式から計算することも可能です．

$$予測 BAC = (血中浸透圧 - 2 \times Na - 血糖 \div 18 - BUN \div 2.8) \times 4.6^{7)}$$

BAC がわかったら，その代謝速度から酔いが覚める時間を予測します．アルコールは肝代謝なので，大量補液も強制利尿も全く意味がありません．アルコールの代謝速度は機会飲酒で毎時 15〜20 mg/dL です[8-10]．機会飲酒患者が BAC > 300 で意識障害の場合は覚醒まで 6〜12 時間かかるため，入院を検討します．BAC が 200 前後なら数時間後には覚醒するので，帰宅も検討です．個人差はあるものの，BAC 値を参考にしながら，本人の意識状態を踏まえて Disposition を決めます（表 2，図 2）．

表 2 | BAC と臨床症状と Disposition

BAC（mg/dL）	臨床症状	覚醒までの予測時間	Disposition
<100	ほろ酔い状態	意識障害があれば他の原因検索をする	
100〜199	注意力の低下，ふらつき		
200〜299	支離滅裂，嘔気や嘔吐あり	4〜8 時間	患者の状況で判断
300〜	昏迷や意識喪失が発生	6〜12 時間	入院を考慮

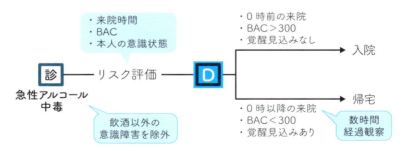

図 2 | 急性アルコール中毒の Disposition

ちなみに統計では，19時に来院した急性アルコール中毒のER滞在時間が最も長く，以降20〜24時は入院傾向になりますが，0時以降だと滞在時間は短く，帰宅傾向にあります[4]．0時前は入院，0時以降は朝まで数時間経過観察して帰宅といったDispositionをとる医師が多いようです（図2）．

急性アルコール中毒のコンサルトと申し送り

急性アルコール中毒のみであれば1泊2日以内で帰宅可能であり，コンサルトなしで初診医が入院主治医となり帰宅対応まですることが可能です．ただし深夜に来院した患者などは朝になっても覚醒が得られず，日中医師へ引き継ぐこともあります．

引き継ぐ場合は，飲酒以外の意識障害や頭部外傷の併発を除外していることを客観的に示すために，私は頭部CTを実施するようにしています．また申し送りではBACと覚醒予測時間を後方医へ伝えています．

症例の続きをみておきましょう．

症例 9-2-1
20歳男性が大量飲酒後に救急搬送された．友人の話からは機会飲酒だが，大学の歓迎会で大量飲酒したとのことだった．意識障害以外のvital signsは正常で低血糖もなく，BACから方針決定することとした．飲酒量からBACの予測値は250〜400，測定値は338 mg/dLであった．覚醒の可能性が低いと判断して経過観察入院することとした．

では，次の症例です．

症例 9-2-2　55歳男性　主訴：倦怠感

現病歴　来院前日はいつもと変わりなし．来院日の朝から倦怠感が強そうで仕事を休んでいる．昼になって辛そうなので妻が救急要請した．妻から話を聞くと大酒家ではあるが，正確な飲酒量や最終飲酒ははっきりしなかった．既往・内服はなし．自営業で妻と二人暮らし．

Vital signs　GCS E4V5M6，BP 143/77 mmHg，HR 110回/分，RR 20回/分，SpO₂ 98%（酸素0 L），BT 36.0℃

Q ①Disposition（入院・帰宅）をどのように決めますか？
②入院（または帰宅）後の具体的マネジメントは？

大酒家症候群のマネジメント

大酒家症候群のケースです．大酒家では正確な飲酒量の評価が困難で[11,12]，BACが高くても意識低下しないケースも多いです．そのためBACや意識症状でDisposition を決めるわけではないという点が，急性アルコール中毒のマネジメントと大きく異なります（図3）．

大酒家が倦怠感，体動困難，嘔気などはっきりしない主訴で来院した場合は，大酒家症候群で起こる頻度の高い病態を評価してDispositionを決定します．具体的にはアルコール性ケトアシドーシス（alcoholic ketoacidosis: AKA），低K，貧血，肝機能障害などの病態を血液検査でもれなく評価します．そして入院が必要な病態が1つでもあれば入院とし，1つもなければ帰宅を検討します（図3）．

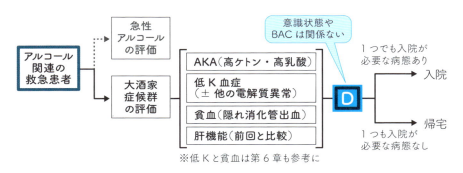

図3 | 大酒家の評価と Disposition

AKAに明確な診断基準はなく[13]，大酒家のケトアシドーシス±乳酸アシドーシス±低血糖から血液検査で診断します[13]．ケトンは生化学検査や迅速検査（スタットストリップ®）で血中ケトンを確認します．尿中ケトンはAKAの感度が45％と低く[14]，偽陰性になることがあるので不適切です．高乳酸血症は61％と比較的多く認めますが[15]，ショックによる乳酸上昇がないかを必ず評価・除外します．低血糖は8～39％[12]と一部で認めるのみで，正常血糖（平均118 mg/dL）の場合もありますが[15]，高血糖になることはないので[16]，血糖値からDKAとの鑑別は可能です[17]．

低Kや貧血に関しては第6章で解説しましたので，そちらも参考にマネジメントを進めます．特に大酒家が貧血を認める場合は，上部消化管出血の可能性があるので，原則として入院し，上部内視鏡検査を実施します．肝機能障害は慢性のことが多く，ベースラインの血液検査があれば比較して，急性増悪なら入院を検討します．

症例の続きは次のとおりです．

症例 9-2-2
55 歳男性の大酒家が倦怠感で来院した．血液検査を実施すると，動脈血ガスで pH 7.24，PCO₂ 42.3 Torr，HCO₃⁻ 17.8 mEq/L，K⁺ 3.1 mEq/L，Glu 47 mg/dL，Lac 5.6 mmol/L，Hb 12.3 mg/dL，迅速検査でケトン 4.5 mmol/L，血液検査では軽度の肝機能障害を認めた．以上より AKA が主病態で，軽度低 K 血症，肝機能障害も併発していると判断して経過観察入院とした．

　AKA の回復には最低でも半日はかかり，大酒家の突然死の原因の約 1 割が AKA という報告もあるので[18,19]，迷ったら経過観察入院を検討します．治療はブドウ糖の点滴と，脱水があれば細胞外液を補正し，ビタミン B₁ の補正も忘れずに行います（チアミン 500 mg iv×3/日を 2 日間，その後 3～5 日は 100 mg×3）．また電解質異常があれば適宜補正しましょう．
　入院は初診医が主治医として継続対応してコンサルトなしでマネジメントすることが多いですが，院内ルールで相談できる医師がいるのであればコンサルトしても構いません．

自分をコントロールできなくて，ボールをコントロールできるか！

　研修医がアルコール関連の救急を苦手と思ういちばんの理由は，まず自分をコントロールする必要があるからです．飲酒患者に対する陰性感情に振り回されないことが大切です．その上で急性アルコール中毒と大酒家症候群をしっかり区別するコントロールが，アルコール患者の Disposition では必要となるのです．

アルコール患者の ER1.5
- ☑ 急性アルコール中毒と大酒家症候群を区別することがスタート
- ☑ 急性アルコール中毒は飲酒量と BAC を参考に覚醒予測して Disposition を決定
- ☑ 大酒家では採血が必須．AKA，低 K，貧血，肝機能の 1 つでも異常があれば入院

第9章　その他の救急疾患

Advanced Lecture

アルコール救急と法律

警察からの診察依頼

　繁華街にいる泥酔患者に対して警察官が呼ばれ，最終的に救急要請してくるケースがあります．この場合，「最終的に急性アルコール中毒なら，警察官が連れて帰ってくれないの？」と思う医師は多いですが，実はこの疑問に答える法律があります．

> 酒に酔つて公衆に迷惑をかける行為の防止等に関する法律
> （目的）
> 第一条　この法律は、酒に酔つている者（アルコールの影響により正常な行為ができないおそれのある状態にある者をいう。以下「酩酊めいてい者」という。）の行為を規制し、又は救護を要する酩酊めいてい者を保護する等の措置を講ずることによつて、過度の飲酒が個人的及び社会的に及ぼす害悪を防止し、もつて公共の福祉に寄与することを目的とする。
> ＜中略＞
> （保護）
> 第三条　警察官は、酩酊めいてい者が、道路、公園、駅、興行場、飲食店その他の公共の場所又は汽車、電車、乗合自動車、船舶、航空機その他の公共の乗物（以下「公共の場所又は乗物」という。）において、粗野又は乱暴な言動をしている場合において、当該酩酊めいてい者の言動、その酔いの程度及び周囲の状況等に照らして、本人のため、<u>応急の救護を要すると信ずるに足りる相当の理由があると認められるときは、とりあえず救護施設、警察署等の保護するのに適当な場所に、これを保護しなければならない。</u>
> ２　前項の措置をとつた場合においては、警察官は、できるだけすみやかに、当該酩酊めいてい者の<u>親族、知人その他の関係者（以下「親族等」という。）にこれを通知し、その者の引取方について必要な手配をしなければならない。</u>
> ＜以下省略＞

　つまり，警察官は泥酔患者を発見した場合は救護施設（ER）に送り保護する義務があるのです．ERの都合で法律を拡大解釈して，評価後に警察署での保護を依頼しても，経験上は取り合ってもらえません．診察を始めたら病院で最後まで対応すると腹をくくるのが正解です．でも，警察官に「（引き取り手となる）親族などを探してください」と依頼するのはOKで，警察官はこれに従う必要があります．

検査を拒否する患者への対応

　飲酒患者の一部は，本人の意思でなく，心配した周囲の人が救急要請して ER に来院することがあります．来院後に調子を取り戻し，「俺はもう大丈夫だから検査なしで帰らせてくれ」といわれることもあります．しかし，その患者が泥酔状態で，頭部外傷もあれば，研修医は困ってしまいます．

　診療拒否同意書にサインしてもらって検査なしで帰宅とする選択肢もありますが，泥酔状態で判断能力の乏しい状態のサインでは，法律的には無効となる可能性があります．後日，家族から「うちの人は泥酔で検査が必要かどうか判断できなかっただけ．なんできちんと調べなかったのですか？」といわれたら，反論は難しくなります．

　こうした診療拒否のケースでは，家族を探し出し味方につけるのがポイントです．家族がみつかったら，本人が検査を拒否していることを伝えます（電話でも可）．もし家族が「検査なしで OK です」と回答したら，家族に診療拒否同意書にサインしてもらいます．電話回答ならカルテに詳細を記載し，後日拒否同意書にサインしてもらいます．

　一方，家族が検査を希望する場合，ケタラール® などで鎮静して検査をします．この時本人へは家族からの指示であることを伝え，カルテには本人が意識混濁のため代理意思決定者の家族の意向のもと検査実施したことを記載します．

　また，家族が不在の場合は，前述の法律に基づいて警察に探してもらいます．警察が探しても家族がみつからない（または家族がいない）場合は，その旨をカルテに記載した上で鎮静して，血液検査や頭部 CT は最低でも実施します．

　過去に，酒気帯び運転の外傷患者が診療を拒否して帰宅した後に死亡した事例についての判例があります（札幌高裁判決＜平成 13 年（ネ）第 207 号＞）．初診医は経過観察義務違反で家族から訴えられましたが，経過をかなり詳細に記録したカルテがあったこともあり，過失は認められませんでした．

　診療を拒否したアルコール患者に対する「検査なし」が医師の過失となるかどうかは議論のあるところですが，後で疾病があったとわかれば家族が訴訟を起こす可能性は十分にあります．検査をしたことに対して医師が過失を問われることはないので，必要なら検査をする方向で対応を進めるべきというのが私の意見です．

9-3 急性薬物中毒

> わからなければ，人に聞くことである．
> 松下幸之助（『道をひらく』）

症例 9-3-1　32 歳男性　意識障害

現病歴　　朝に同居家族が意識障害でいるところを発見し救急要請した．室内に残された大量の空の薬包を ER に持参している．

既往歴　　近隣精神科病院に通院歴あり．

Vital signs　GCS E1V1M4，BP 118/72 mmHg，HR 62 回/分，RR 20 回/分，SpO₂ 94％（room air），BT 36.8℃

身体所見　明らかな外傷はなし，聴診で右胸に crackle あり．

Q
①Disposition（入院・帰宅）をどのように決めますか？
②入院（または帰宅）後の具体的マネジメントは？

急性薬物中毒の Disposition

　今回のように精神科（大量服薬の原因）と身体科（急性薬物中毒）の問題が並列している場合は，身体科の評価を優先するのが鉄則です．精神科の Disposition は次項で詳しく解説しますので，今回は身体科の急性薬物中毒の Disposition について確認してみましょう．

　急性薬物中毒の評価は vital signs の確認から始めます．呼吸・循環・意識の問題があれば中等症〜重症の中毒であり，ER ≧ 2.0 として入院となります．Vital signs 正常時は服薬状況から中毒リスクを評価して Disposition を再決定します（図 1）．

　初診医も服薬の内容・量・摂取時間を確認し，リスク評価を行います．重症の可能性があれば治療を選択しますが，ここは救急医に任せて OK です．実際には吸収阻害（胃洗浄，活性炭など），排泄促進（尿アルカリ化，急性血液浄化法など），解毒・拮抗（N-アセチルシステインなど）から適時実施しています．

　このように非救急医は中毒の評価までを実施するのが役割で，治療に関しては救急医に依頼してよいのです．そのコンサルトの時には，vital signs と服薬の詳細に加えて，「中毒の合併症」と「中毒の重症度」について伝えられるとよいでしょう．

急性薬物中毒の合併症と重症度

中毒の2大合併症は誤嚥性肺炎と横紋筋融解です．急性薬物中毒で昏睡になると，咽頭反射が減弱して誤嚥性肺炎が生じることがあります．SpO_2が正常でも肺炎になっていることがあり，昏睡なら頭部CTと一緒に胸部CTを考慮します．また，昏睡により寝返りをせず同じ姿勢でいることで横紋筋融解をきたすこともあります．皮膚の見た目は軽度発赤でもCKが数万IU/Lになっていることもあるため，血液検査で確認します．

中毒の重症度は心電図と血液ガスで評価します．循環に影響をきたす急性薬物中毒のケースでは，血圧低下や不整脈が出る前にQT延長を認めることがあります．QT延長の計算は大変なので，心電図の自動解析で確認すればOKです．また血液ガスでは，呼吸不全の有無に加えて，代謝性アシドーシスは重症中毒の可能性があるのでチェックします．

このように急性薬物中毒の患者さんのコンサルトは，vital signsと服薬の詳細＋合併症や重症度の検査をそろえて相談ができれば満点のコンサルトです（図1）．

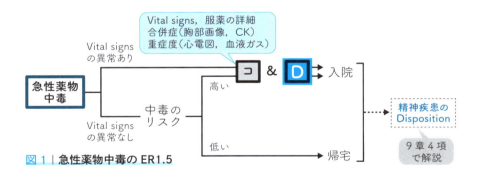

図1｜急性薬物中毒のER1.5

では，症例の続きをみておきましょう．

症例 9-3-1

32歳の男性が意識障害で来院し，急性薬物中毒の診断となった．Vital signsで呼吸・循環は安定しているが，意識障害が遷延しており入院を前提に評価を開始した．服薬内容は空包を確認するとゾルピデム5 mg・30錠，アルプラゾラム0.4 mg・71錠であった．血液検査や血液ガス検査，心電図に異常は認めなかった．胸部レントゲンで右下肺野に透過性低下があり誤嚥性肺炎の併発があると判断した．上記の情報をもとに院内救急医に相談し入院の方針となった．

第 9 章　その他の救急疾患

もう1つの症例のDispositionを考えてみましょう．

> **症例 9-3-2　24 歳女性　急性薬物中毒とリストカット**
>
> 現病歴　　市販の総合感冒薬（ルルアタック® FXa）を1箱（24 錠）内服し友人にメールを送った．友人が驚いて本人宅に行き救急要請され搬送となる．
> 既往歴　　精神科クリニックに通院歴あり．
> Vital signs　GCS E4V5M6（会話は可能），BP 118/72 mmHg, HR 62 回/分, RR 18 回/分, SpO₂ 99％（room air），BT 35.8℃
> 身体所見　左手関節の切創は簡易的な縫合処置で対応可能な印象（今回の傷の周辺には過去のリストカット痕を認める）．

Q ①Disposition（入院・帰宅）をどのように決めますか？
②入院（または帰宅）後の具体的マネジメントは？

軽症中毒の見極め

今回のように，服量が通常より多いが超大量とは言えず，vital signs も安定しているケースです．非専門医でも軽症か（帰宅可能か）どうかの判断が求められます．そこで，非専門医でも対応可能で頻度の高い中毒症例のマネジメントについて確認していきましょう．

最も多いのが，症例 9-3-1 のような抗精神病薬や抗不安薬の大量服用，その次に多いのが，症例 9-3-2 のような市販の総合感冒薬の大量服用です．経験的には，この2つをマスターすれば，非専門医でも対応が求められる中毒 ER1.5 の 90％以上がカバーできます．

1つ目の抗精神病薬や抗不安薬の大量服用の重症度は，意識障害の程度で判断します．精神科処方薬の大量服用では vital signs が意識障害→呼吸・循環の順で異常をきたします．そのため意識が保たれていれば，他の vital signs は正常で，帰宅も検討されます．一方，意識障害があれば入院を検討しつつ，呼吸・循環や合併症（肺炎，横紋筋融解）の評価を実践します（図 2）．

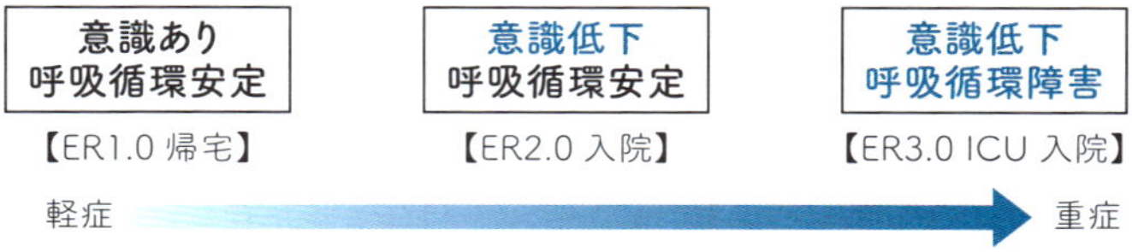

意識あり 呼吸循環安定	意識低下 呼吸循環安定	意識低下 呼吸循環障害
【ER1.0 帰宅】	【ER2.0 入院】	【ER3.0 ICU 入院】
軽症	→	重症

図 2 ｜ 抗精神病薬や抗不安薬の大量服用の評価と Disposition

9-3 急性薬物中毒

一般的には服薬量と意識レベルはある程度相関しますが，個人差もあります．同じ薬を 10 錠内服して昏睡となるケースもあれば，30 錠内服しても会話可能なケースもあります．そのため服薬量は参考値とし，意識状態から Disposition を判断していきます．

また，服薬してすぐに来院した場合はしばらくして意識低下が出現することもあるので，ER で 1 時間ほど経過観察して vital signs を再評価します．一方，服薬から半日以上経過しても意識が保たれていれば，結果的に軽症の中毒，または軽快したと判断してもよいでしょう．

総合感冒薬の大量服用の評価

次に市販の総合感冒薬の大量服用について解説します．まずは web 検索で商品名から成分・総量を計算します．特に介入する可能性があるアセトアミノフェン（150 mg/kg 以上は中毒量で N-アセチルシステイン投与の適応），カフェイン（中毒量は 1〜3 g），抗コリン薬（ジフェンヒドラミンで 300 mg 以上は中等症以上）の 3 つを中心に評価します．これら 3 つの成分のうちどれか 1 つでも中毒量または中等症以上なら入院，すべて軽症であれば帰宅を検討します．

今回の症例では，アセトアミノフェンとカフェインの 24 錠当たりの総量は介入必要量には満たないため軽症となります（表 1）．抗ヒスタミン薬（クレマスチンフマル酸塩）の中毒量は調べても不明ですが（ときどきこういうケースもあります），抗ヒスタミン薬だけを高濃度含有していることは考えにくく，他の成分が軽症であれば抗ヒスタミン薬も軽症と考えて，軽症の大量服用症例と判断しました（表 1）．

表 1 | 症例 9-3-2 のルルアタック® FXa 大量服薬の詳細と分析

	6 錠当たり	24 錠当たり	介入必要量
イソプロピルアンチピリン	300 mg	1200 mg	中毒は低リスクの成分
アセトアミノフェン	450 mg	1800 mg	≧7500 mg（50 kg で計算）
ショウキョウ末	200 mg	800 mg	中毒は低リスクの成分
クレマスチンフマル酸塩	1.34 mg	5.6 mg	本症例より多いはず
グリチルリチン酸	39 mg	156 mg	中毒は低リスクの成分
チペピジンヒベンズ酸塩	75 mg	300 mg	中毒は低リスクの成分
ノスカピン	48 mg	192 mg	中毒は低リスクの成分
dl-メチルエフェドリン塩酸塩	60 mg	240 mg	中毒は低リスクの成分
無水カフェイン	75 mg	350 mg	1〜3 g
アスコルビン酸	300 mg	1200 mg	中毒は低リスクの成分

では，2つ目の症例の続きをみておきましょう．

症例 9-3-2
24歳の女性が急性薬物中毒とリストカットで来院した．Vital signsは安定していた．大量服用した内服の詳細を確認分析し，急性薬物中毒としては軽症と判断した．リストカットの創は浅く縫合処置後に外来通院可能な状態であった．身体科の評価後に，精神科のマネジメントが必要な状態であった（次項へ続く）．

軽症か中等症かを迷う場合

> わからなければ，人に聞くことである．

今回は急性薬物中毒の症例について，「抗精神病薬・抗不安薬」のケース（症例9-3-1）と「総合感冒薬」のケース（症例9-3-2）をみてきました．これら以外の大量服用の患者が来院し，非専門医が判断に迷うケースもあるでしょう．こうした場合は，遠慮せずに近くの救急医にDispositionを相談しましょう．

実は救急医でもすべての薬物の中毒を把握しているわけでなく，相談後にいったん調べて返答することもあります．また経験したことない薬物中毒を迷いながら治療することもあります．しかし救急医には未知・未経験の急性薬物中毒でも自分たちの診療科の症例であるというのがコンセンサスです．非救急医が中毒診療でわからないことがあれば，救急医に遠慮なく聞くことが患者マネジメントでは重要です．

急性薬物中毒のER1.5

- ☑ まずはvital signs，次に服薬の詳細から中毒リスクを評価しDispositionを決める
- ☑ さらに合併症（胸部画像，CK），重症度（血液ガス，心電図）をチェック
- ☑ 非専門医でも，抗精神病薬や抗不安薬の大量服用と市販の総合感冒薬の大量服用の重症度評価，さらには軽症時のマネジメントができるのが理想的

9-3 急性薬物中毒

Advanced Lecture

急性薬物中毒の治療

　非外科医が手術をできなくてもよいように，非救急医は中毒の治療ができなくてもOKというのが私の意見です．しかし，非外科医でも手術適応や手術の概要を知っておくことで診療の質が上がるように，非救急医でも中毒治療の概要を知っておくことは有用です．ちょっと確認してみましょう．

　中毒の治療には大きく分けて①吸収阻害，②排泄促進，③解毒・拮抗の3つがあります．まずは①吸収阻害として有名なのが胃洗浄です．過去には胃洗浄を急性薬物中毒の患者さんに慣例的に行った時期もありましたが，合併症が多い一方で予後を改善するエビデンスがないとの報告が相次ぎ，ガイドラインでも「胃洗浄は慣例的に施行してはならない」と記載されています．胃洗浄は致死的な急性薬物中毒で服薬から短時間（1時間以内）に来院した症例に限定され，私も年に数回実施する程度です．中毒治療≒胃洗浄という認識があるとすれば，これは少し古い医療イメージですね．

　重症で，時間が経っていれば，次に②排泄促進（急性血液浄化法など）も検討しますが，血液浄化で対応できるのはカフェインやリチウムなど限定された薬剤のみです．多くの症例は血液浄化の適応から漏れ，最後に③解毒・拮抗の選択肢を考えるケースになります．ちなみに，大量輸液による強制利尿は有効性に乏しく，むしろ肺水腫や電解質異常のリスクが高いので，施行することは稀です．

　実際は中毒治療の選択は救急医によっても意見が分かれるケースが少なくありません．明らかな超重症例でコンセンサスのある治療があれば導入しますが，中等症〜重症では自然代謝を期待して経過観察する医師もいれば，積極的な介入治療を行う医師もいます．これは同じ救急医でも治療選択の意見が分かれるケースがあるのは他の科と同じです．

JCOPY 498-16674

367

9-4 自傷・自殺行為

> 大事な仕事は，人からは見えない方がいいんだ．
> 宗像草太（『すずめの戸締まり』）

次の症例は，前項の症例 9-3-2 の続きです．

症例 9-4-1	24 歳女性　急性薬物中毒とリストカット
現病歴	市販の総合感冒薬（ルルアタック® FXa）を 1 箱（24 錠）内服し友人にメールを送った．友人が驚いて本人宅に行き救急要請され搬送となる．
既往歴	精神科クリニックに通院歴あり．
Vital signs	GCS E4V5M6（会話は可能），BP 118/72 mmHg，HR 62 回/分，RR 18 回/分，SpO$_2$ 99%（room air），BT 35.8℃
身体所見	左手関節の切創は簡易的な縫合処置を行い外来通院可能な状況だった（今回の傷の周囲には過去のリストカット痕を認める）．
来院後の経過	急性薬物中毒としては軽症で身体科としては帰宅可能であるが，引き続き精神科のマネジメントが必要な状態であった．

Q ①Disposition（入院・帰宅）をどのように決めますか？
②入院（または帰宅）後の具体的マネジメントは？

精神科 ER 1.5 の Disposition

身体科の評価後に，精神科のマネジメントが求められています．今回の自殺行為の Disposition はリスク型で評価します．この場合のリスクは，今後の自殺再発リスクです．それを数値化するものとして，コロンビア自殺評価スケール[1]（感度 67%，特異度 76%[2]）やベック絶望感尺度[3]（感度 80%，特異度 46%[4]）などのスコアが報告されています．ただし，これらの精度は低く，参考程度となります

英国の NICE のガイドラインでも，自殺リスクは評価スケールのみでは判断せず，総合評価すべきだとされています[5]．この総合評価は精神科医に実践してもらう必要があります．そのため，自殺行為の患者さんは精神科へコンサルトし，一緒に Disposition を決めていくようにマネジメントします（図 1）．自殺行為は最も強力なリスク因子ですから，入院も念頭に置いてコンサルトしていきます．

精神科コンサルト前に確認すること

　精神科コンサルトの前に必ず確認してほしいことが3つあります（図1）．1つ目は行為に至った理由です．今回のような大量服薬の症例は発作的で準備もなく実施することが多いですが，縊頸，練炭自殺などで準備を周到にしていればハイリスクとなります．

　2つ目は自殺念慮が残っているかどうかです．診察の冒頭でいきなり自殺念慮を確認し，白黒をつけようとする研修医をときどきみかけますが，これはよくありません．まずは行為に至った事実を心配していることを真摯に伝え，その理由をていねいに傾聴し，最後に「まだ死にたい気持ちはありますか……？」と順を追って質問します．「死にたい……」とハッキリ答えればリスクが高いですが，あやふやな答えが返ってきた場合も高リスクと判断します．

　3つ目は既往歴と精神科の診断名です．自殺念慮患者の91～98％に精神疾患を認めるため[6,7]，既往歴があり，通院歴のある医療機関があればコンサルト先として選定します．それが無床診療所の場合でも，まずは電話相談してOKです．診療所受診後に帰宅するかもしれませんし，入院が必要と判断された場合も診療所医師が精神科病院へ転院を依頼するケースもあります（図1）．

　一方，クリニックでも予約のみ受診としており，電話しても自動音声で，直接相談できないケースもあります．精神科クリニックには様々な形態がありますが，連絡してみないと診療可能かどうかわからないので，まずは受話器を取るようにしましょう．

　通院歴がない場合は院内の精神科医へ，院内不在時は院外の精神科医へコンサルトします．我が国の自殺者の3/4には医療機関の受診がなかったという報告もあり[8]，通院歴がない場合の精神科のコンサルト先は事前に確認しておくようにしましょう．

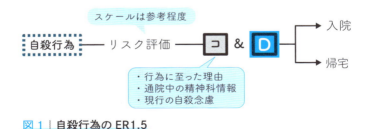

図1 | 自殺行為のER1.5

自傷行為の Disposition は？

今回は自殺行為（大量薬物服用）＋自傷行為（リストカット）の症例ですが，自傷行為のみの場合の Disposition はどのように判断すればよいのでしょう？　ガイドラインには「自傷行為とは，自殺以外の意図から非致死性の予測をもって，故意に身体へ直接的な損傷を加える行為である」と記載されています．この「自殺以外の意図」「非致死性の予測」という点で，自殺とは区別されます．

自傷行為は短期的には自殺リスクが低い精神科 ER1.0 として帰宅です．ただし自傷行為も長期的には自殺リスクがあるため[9]，帰宅後に紹介状を作成して精神科医の外来診察までつなげることは必須です（図 2）．

また，自傷行為の背景疾患として頻度が高いのが境界型人格障害です．初学者は境界型人格障害では自殺のリスクは低いと考えがちですが，これは正しくありません．境界型人格障害患者の 5.9％が自殺で死亡しており，一般集団と比較して平均余命が約 6～7 年短いという報告もあります[10]．

さらに，リストカット患者に対し「自己アピールで自傷行為をしているのでは？」と考えるのも間違いです．実際には自傷行為の 9 割が誰もみていないところで実施され，その後も誰にも告げられないのです[11]．自傷行為の患者さんはやっとの思いで病院へ受診している状況であることを理解して，必ず精神科医へつなげるようにしましょう．

なお，自傷行為に関する精神科的アプローチは難しく，非専門医の心療科アプローチが悪影響となるリスクもあります．私は自傷行為のケースでは身体科の問題はしっかり解決しつつ，精神科の問題は簡単な評価に留め，あとは専門医へ任せるようにしています．

では，今回のようにリストカット＋軽度の過量服薬症といった症例は自傷行為（ER1.0），自殺行為（ER1.5）のどちらなのでしょうか？　軽度の過量服薬が自傷か自殺かは専門医でも意見の分かれるところです．ただしリストカットに過量服薬が併発する場合は自殺既遂のリスクが高まるという意見もあり[11]，今回は自殺行為として扱います．

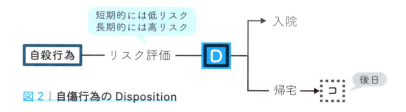

図 2 ｜ 自傷行為の Disposition

精神科コンサルトのタイミング

最後に，精神科コンサルトのタイミングについて確認しましょう．精神科医が診察するには，身体科の病態が安定し，患者と対話できることが条件です．そのため身体科の評価や治療を優先し，精神科の診察が可能であると判断した段階でコンサルトをします．

具体的には，重症外傷（飛び降り，腹部刺創など）やvital signsが不安定な重症中毒では身体科ER3.0とし，ICU入院後に病態が安定してから精神科コンサルトです．同様に自傷行為で一般病棟の外傷や，vital signsは安定しているが意識混濁が残存している中毒も身体科ER 2.0として入院し，会話が十分可能となったタイミングでコンサルトします．このように，重症〜中等症の自傷・自殺患者のDispositionは身体科で決定し，精神科コンサルトは主に入院中となります（図3）．

一方で，外来通院可能な外傷疾患や軽症中毒（身体科ER1.0）は，院内精神科医がいれば即日コンサルトして一緒にDispositionを決定します．院内に精神科医が不在のケースでは帰宅後すぐに精神科へ受診できるようにマネジメントします．精神科受診まで半日〜数日間隔があくようであれば，家族の監視のもと再発予防の協力を行い，可能な範囲で隙間を作らずに精神科医の診察までつなぐようにします（Advanced Lecture参照）．

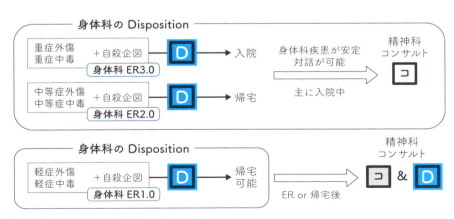

図3 | 精神科コンサルトのタイミング

では，症例の続きをみてみましょう．

症例 9-4-1

24歳の女性が急性薬物中毒とリストカットで来院した．身体科としては帰宅可能な状態であるが，精神科としてのDispositionを評価することにした．行為に至った理由を確認するも不明であり，自殺念慮の残存もはっきりとした回答は得られなかった．精神科コンサルト目的で，通院中のメンタルクリニックへ電話で相談し，1時間後に外来診察する方針となった．後日メンタルクリニックから，診察後に処方調整し帰宅となったが，慎重に外来フォローアップする方針と連絡があった．

精神科＋身体科の症例では身体科の評価から始まります．この身体科の診療は，精神科医には何をしているかがよく見えないものです．一方で身体科の対応をしている医師には，精神科医の診察内容がよく見えないものです．

> **大事な仕事は人からは見えない方がいいんだ．**

身体科と精神科の診療は互いに見えなくても，医師は決して手を抜いているわけではありません．大事な仕事は人から見えないものなのです．

自傷・自殺企図患者のER1.5

- まずは身体科の評価から開始する．身体科的に安定し，問診可能な状態になってから精神科のマネジメントを進める
- 自殺行為患者は診断前でも精神科医へコンサルトし，一緒にDispositionを決めていく
- 精神科コンサルト前に行為に至った理由，自殺念慮の残存，精神科既往について確認して伝えるべし

Advanced Lecture

並列モデルと縦列モデル

今回のように，精神科救急では身体科と精神科の問題が併発することが多いです．この場合に，身体科と精神科の両方を備えている病院で初期対応する「並列モデル」と，まずは身体科を評価し安定してから，精神科の病院で診療を開始する「縦列モデル」とがあります．

私がかつて勤務していた福井県では身体科単科の救急病院や精神科単科の医療機関は少なく，基幹病院となる大学病院や県立病院が「並列モデル」として主に精神科救急対応を行っていました．

一方，現在勤務している札幌市では「並列モデル」が可能な病院はあるものの，すべての精神科救急症例を担うキャパシティーを持ち合わせていません．市内には精神科単科病院が複数あるのですが，身体科の評価が難しいのが現状です．そのため精神科救急症例の多くは当院（精神科不在）のような救急病院で身体科の評価をし，安定化してから精神科へ診察依頼する「縦列モデル」のケースが多くなります．

このように精神科救急医療体制は地域によるばらつきが多く，これを整備すべく1995年に国と都道府県の共同事業として精神科救急医療システム整備事業が始まりました．その歴史はまだ浅く，いまだ発展途上です．各地の医療機関が独自に対応してきた文化を上手く吸収しつつ，日本国内で統一された精神科診療体制を作ることが求められています．

第 9 章　その他の救急疾患

2. アルコール関連疾患　文献

1) 東京消防庁ホームページ. 他人事ではない「急性アルコール中毒」. https://www.tfd.metro. tokyo.lg.jp/lfe/kyuu-adv/201312/chudoku/
2) Klein LR, et al. Unsuspected critical illness among emergency department patients presenting for acute alcohol intoxication. Ann Emerg Med. 2018; 71: 279-88. PMID: 28844504.
3) Verelst S, et al. Emergency department visits due to alcohol intoxication: characteristics of patients and impact on the emergency room. Alcohol Alcohol. 2012; 47: 433-8. PMID: 22493048.
4) Klein LR, et al. Emergency department length of stay for ethanol intoxication encounters. Am J Emerg Med. 2018; 36: 1209-14. PMID: 29305022.
5) Piccioni A, et al. Role of first aid in the management of acute alcohol intoxication: a narrative review. Eur Rev Med Pharmacol Sci. 2020; 24: 9121-8. PMID: 32965003.
6) Olson KN, et al. Relationship between blood alcohol concentration and observable symptoms of intoxication in patients presenting to an emergency department. Alcohol Alcohol. 2013; 48: 386-9. PMID: 23690233.
7) Whittington JE, et al. The osmolal gap: what has changed? Clin Chem. 2010; 56: 1353-5. PMID: 20530730.
8) Jones AW. Disappearance rate of ethanol from the blood of human subjects: implications in forensic toxicology. J Forensic Sci. 1993; 38: 104-18. PMID: 8426147.
9) Bogusz M, et al. Comparative studies on the rate of ethanol elimination in acute poisoning and in controlled conditions. J Forensic Sci. 1977; 22: 446-51. PMID: 618161.
10) Jones AW. Evidence-based survey of the elimination rates of ethanol from blood with applications in forensic casework. Forensic Sci Int. 2010; 200: 1-20. PMID: 20304569.
11) Elliott S, et al. The post-mortem relationship between beta-hydroxybutyrate (BHB), acetone and ethanol in ketoacidosis. Forensic Sci Int. 2010; 198: 53-7. PMID: 19954904.
12) Wrenn KD, et al. The syndrome of alcoholic ketoacidosis. Am J Med. 1991; 91: 119-28. PMID: 1867237.
13) Halperin ML, et al. Metabolic acidosis in the alcoholic: a pathophysiologic approach. Metabolism. 1983; 32: 308-15. PMID: 6828000.
14) McGuire LC, et al. Alcoholic ketoacidosis. Emerg Med J. 2006; 23: 417-20. PMID: 16714496.
15) Umpierrez GE, et al. Differences in metabolic and hormonal milieu in diabetic- and alcohol-induced ketoacidosis. J Crit Care. 2000; 15: 52-9. PMID: 10877365.
16) Rice M, et al. Approach to metabolic acidosis in the emergency department. Emerg Med Clin North Am. 2014; 32: 403-20. PMID: 24766940.
17) Hockenhull J, et al. Investigation of markers to indicate and distinguish death due to alcoholic ketoacidosis, diabetic ketoacidosis and hyperosmolar hyperglycemic state using post-mortem samples. Forensic Sci Int. 2012; 214: 142-7. PMID: 21840144.
18) Thomsen JL, et al. Alcoholic ketoacidosis as a cause of death in forensic cases. Forensic Sci Int. 1995; 75: 163-71. PMID: 8586340.
19) Iten PX, et al. Beta-hydroxybutyric acid--an indicator for an alcoholic ketoacidosis

文献

as cause of death in deceased alcohol abusers. J Forensic Sci. 2000; 45: 624-32. PMID: 10855969.

4. 自傷・自殺行為　文献

1) Posner K, et al. The Columbia-Suicide Severity Rating Scale: initial validity and internal consistency findings from three multisite studies with adolescents and adults. Am J Psychiatry. 2011; 168: 1266-77. PMID: 22193671.
2) Mundt JC, et al. Prediction of suicidal behavior in clinical research by lifetime suicidal ideation and behavior ascertained by the electronic Columbia-Suicide Severity Rating Scale. J Clin Psychiatry. 2013; 74: 887-93. PMID: 24107762.
3) Chan MK, et al. Predicting suicide following self-harm: systematic review of risk factors and risk scales. Br J Psychiatry. 2016; 209: 277-83. PMID: 27340111.
4) Beck AT, et al. The measurement of pessimism: the hopelessness scale. J Consult Clin Psychol. 1974; 42: 861-5. PMID: 4436473.
5) National Institute for Health Care Excellence (NICE). Suicide prevention. NICE guideline [QS189]. 2019 https://www.nice.org.uk/guidance/qs189 (2024 年 9 月 1 日閲覧)
6) Cavanagh JT, et al. Psychological autopsy studies of suicide: a systematic review. Psychol Med. 2003; 33: 395-405. PMID: 12701661.
7) Bertolote JM, et al. Psychiatric diagnoses and suicide: revisiting the evidence. Crisis. 2004; 25: 147-55. PMID: 15580849.
8) 関　健. うつ病・自殺対策への取り組み. 精神医学. 2009; 51: 347-54.
9) Owens D, et al. Fatal and non-fatal repetition of self-harm. Systematic review. Br J Psychiatry. 2002; 181: 193-9. PMID: 12204922.
10) Leichsenring F, et al. Borderline personality disorder: a review. JAMA. 2023; 329: 670-9. PMID: 36853245.
11) 日本精神科救急学会, 監修. 杉山直也, 他編. 精神科救急医療ガイドライン 2022 年版. 東京: 春恒社 ; 2022. p.211-5.

第 **10** 章

ER1.5 のトラブルシューティング

10-1 コンサルト医とDispositionが違う時

> 過去と他人は変えられない．あなたが変えられるのは未来と自分自身だ．
> エリック・バーン

　いよいよ『ER1.5』も最終章となりました．本章では，今まで決定したDispositionの後にぶつかることが多いトラブルの対応策を解説します．では，次の症例を考えてみましょう．

症例 10-1-1　X歳X性　XXX

現病歴など　これまで扱ってきたER1.5の症例のいずれか．
来院後の経過　初診医はDispositionを十分評価し，入院が必要と判断したが，当日の担当医に入院依頼でコンサルトすると帰宅を指示された．

Q ①その後の具体的マネジメントをどうしますか？

入院が必要な理由は？

　初診医が入院と判断したが，コンサルト医が帰宅と判断し，初診医が困っている状況と思われます．このケースのようにDispositionが異なった場合は，初診医が入院必要と判断した理由ごとに，対応方法を変えていくことがポイントです．
　まずは，初診医のDispositionが「A 医学的な入院依頼」なのか，医学的には帰宅可能だが「B 社会的な入院依頼」なのかを分類します（図1）．さらに「A 医学的な入院依頼」の場合は，「A-1 単独病態」と「A-2 複数病態」に分けて考えます．この3つのパターンごとに，マネジメントを変えながら対応していくのです．

A-1　単独病態で入院依頼

　最初は，単独の病態で医学的に入院が必要と判断したケースです．たとえば「喘息増悪で呼吸器内科に入院依頼したが帰宅を指示された」とか，「胸痛でACSの可能性が高く循環器内科へ入院・精査と思ってコンサルトしたが，帰宅可能と指示された」といった症例です．コンサルトのタイミングとしては，日中・平日に患者さんが受診し，即日コンサルトしているケースが多いです．

この単独の病態ではコンサルト医の判断に従えば OK です．帰宅となっても臓器専門医が翌日以降に外来でフォローアップするのであれば患者不利益になることは少ないからです．ただし，再診やフォローアップの予定が組まれていなければ，悪化時には再度コンサルト医へ相談する約束を取り付けておきましょう（図1）．

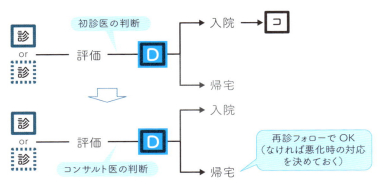

図1｜A-1 単独病態で入院のケース

A-2 複数病態で入院依頼

次は，患者さんが複数の病態を抱えているケースです．各々の病態は帰宅可能だが，総合的に入院が必要となる症例が該当します．たとえば，胃腸炎による脱水（診断a），それによる軽度の急性腎障害（診断b），電解質異常（診断c）があり，a～cの臓器専門医へコンサルトしたが帰宅可能と指示されたとしましょう．しかし初診医は総合的には入院が必要と判断しており，主治医不在で困っている状況が考えられます．

このように複数の病態を抱えたケースは，各臓器専門医が帰宅指示をしても，初診医が入院必要と判断したのであれば，Disposition は必ず入院とします．帰宅とすると患者不利益になる可能性があるからです．

この場合はまず初診医が主治医となり，必要に応じて各診断の各専門医には併診を依頼します．多くの臓器専門医の本音は「主治医は No だけど，併診は Yes」なので，初診医が主治医になるのであれば，自分の臓器問題についてはアドバイスしてもらえるはずです（図2）．

ただし院内ルールで初診医が主治医になれない，または初診医が研修医で主治医になれないケースなどでは，当該科のコンサルト医同士で協議してもらい，主治医

を決めてもらいます．この時はコンサルト医に入院主治医を押し付ける構図にならないような配慮が必要です．初診医は調整役として各科が感じている不安や問題点などを共有しながら解決するように努めます．

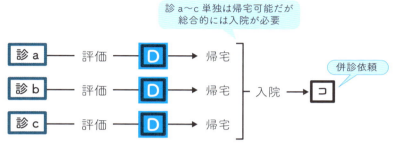

図2｜複数病態で入院が必要な時

医学的には帰宅可能だが社会的入院が必要な場合

3つ目は，医学的には帰宅可能だが社会的入院が必要なケースです．たとえば腰痛症で来院し，医学的には帰宅可能だが，患者希望もあり社会的入院を整形外科へ依頼するも入院主治医を応需してもらえない場合などです．

このケースは，無理な依頼であると心得ておいた方がスマートです．社会的入院の対応はしないと考えている臓器専門医の考えを変えることはできません．

この場合は初診医が社会的入院の主治医を継続していきます．臓器専門医が帰宅可能としている病態なら，非専門医が主治医として治療しても問題はありません．また院内や地域で社会的入院の主治医を依頼するルールが決まっていれば，その担当医に依頼してもOKです．

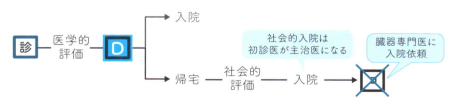

図3｜社会的入院が必要な時

> 過去と他人は変えられない．あなたが変えられるのは未来と自分自身だ．

　初診医はコンサルト医の Disposition を変えることはできません．他人（コンサルト医）が変えられないなら，あなた自身が主治医に変わる必要があります．

　近年の高齢化医療では初診医が入院主治医を継続せざるを得ないケースが増えています．結果的に初診医には時間外労働が積み重なり，医師の働き方改革に逆行する現状に直面します．一方，病院や地域によっては，転科や転院システムを用いて後方医へ患者を流すこともあるでしょう．でも，このシステムによって後方医の負担が増えれば，それは時間外業務を先送りしているだけです．

　うまい落としどころをみつけてやっていく必要がありそうです．そのためには仕組みづくりだけでなく，初診医とコンサルト医が常にコミュニケーションを取り合い，お互いの無理のないポイントを確認して協力していく必要があります．

初診医とコンサルト医で Disposition が違う時

- ☑ 単独病態で入院依頼，複数病態で入院依頼，社会的入院依頼の 3 つに分ける
- ☑ 単独病態で帰宅指示された場合はそれに従って OK．ただしフォローアップは具体的に決めておくこと
- ☑ 複数病態で帰宅指示されても，総合的に入院が必要なら初診医が主治医として入院継続し，コンサルト医は併診に入ってもらう
- ☑ 社会的入院の主治医は初診医の仕事を割り切って対応すべし

10-2 入院病床がない時

> 最善とは言えない状況でやった仕事に，いちばん誇りを感じる．
> スティーブ・ジョブズ

症例 10-2-1　X 歳 X 性　XXX
現病歴など　これまで扱ってきた ER1.5 の症例のいずれか．
来院後の経過　初診医は Disposition を十分評価し，入院が必要と判断した．しかし入院病床がない状態である．

Q ①その後の具体的マネジメントをどうしますか？

ER≧2.0 で入院ベッドがない場合

　最後のトラブルケースは，Disposition で入院と判断したものの，入院病床がない場合です．入院ベッドが埋まって満床状態の場合や，無床診療所でそもそも入院設備がない状況が該当します．こうした入院病床がないケースのマネジメントは，ER1.5 の場合複雑なので，まずは単純な ER≧2.0 の場合を解説します．たとえば脳出血や原因不明の意識障害などの ER≧2.0 で入院ベッドがなければ，転院病院を探して，他院へ入院とします（図 1）．

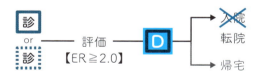

図 1 | ER≧2.0 で入院ベッドがない場合

ER1.5 で入院ベッドがない場合

　ER1.5 で初診医が入院が必要と判断した場合も，入院加療が可能な医療機関を探すところまでは同じです．ただし ER1.5 では後方医療機関で必ずしも入院になるわけではありません．ER≧2.0 なら後方医でも「確かに入院が必要！」と判断されるのですが，ER1.5 では後方医療機関の担当医が入院か帰宅かを再度判断するため，

初診医は入院でも，後方医は帰宅と Disposition が変化することもあります．

そこで初診医が後方医に相談する時には，Disposition が自分とは異なる可能性を念頭に置く必要があります．これは OPE 型や症候型で，臓器専門医にコンサルトと Disposition の両方を同時に相談するのに似ています（図2）．

転送依頼の電話コンサルトでは，まず症例が ER1.5 で，入院が必要と判断し，転院依頼したいことを伝えます．そして入院前提で転院としていくのか，転送後に後方医が再評価して Disposition を判断するのかを確認するようにしましょう．

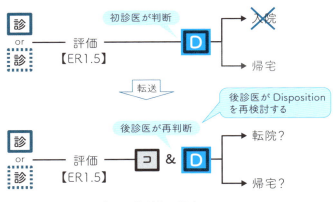

図2 | ER1.5 で入院ベッドがない場合

患者や家族の入院希望を確認する

満床時の ER1.5 では，コンサルト医だけでなく，患者・家族への配慮も必要となります．初診医との相談では入院の方針だったが，後方医が改めて診察した結果帰宅になる可能性があることを伝えます．この場合は患者・家族から後方医の Disposition に従うことに了解を得ておく必要があります．初診医は患者・家族の了解を得てから，転送先の後方医にそのことを伝えながら転送の相談をします（図2）．

一方，患者・家族が強く入院希望している場合は，入院前提で転送できる病院を探すようにします．後方病院には ER1.5 で入院適応があり，かつ患者・家族も入院を希望していることを伝え，初診医の Disposition に従って入院前提で転送依頼をします（図3）．

このように入院を前提とした転院のケースでは，入院の理由が医学的であれば転院できることが多いのですが，社会的入院の場合はなかなか転院が決まらないことがあります．前項で解説したように，「社会的入院は初診医の役目」という ER の暗黙のルールがあるためです．特に夜間・休日では転院が難しく，どうしても応需先がみつからなければ ER の観察ベッドでオーバーナイトするか，医学的には帰宅可能なので元の生活に戻る方法がないかを再検討します．

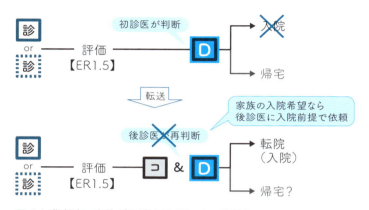

図 3 | 満床時に家族が入院を希望している場合

では，症例の続きをみてみましょう．

症例 10-2-1　X 歳 X 性　XXX

ER1.5 の症例で Disposition は（医学的な理由で）入院と判断しているが，満床のため自院に入院させることができなかった．そこで近隣医療機関へ転送する旨を家族に伝えた．後方医療機関で再評価した結果帰宅となる可能性も伝えたところ，家族から了解を得た．後方医療機関へ連絡し，後方医も入院の可能性が高いがまずは再評価して決める方針となり，同日転送となった．後日の診療情報提供書で転送後に入院となったと連絡があった．

入院病床がない時，Dispositionを入院と決めることには実は勇気が必要です．「ベッドがないなら，やっぱり帰宅にしようか……」，「転院調整するのはちょっと大変だしな……」．私も深夜で疲弊し，しかも病床がなくなってくれば，そんな邪な考えが頭をよぎることもあります．

> 最善とは言えない状況でやった仕事に，いちばん誇りを感じる．

でも，入院病床がない厳しい状況でDispositionを入院と決め，転床できた時は，「大変だったけど，患者さんにいいことができた！」とより強く思うことができます．ERは最善とは言えない状況でやった仕事に，いちばん誇りを感じられる，そんな場所なのです．

Dispositionは入院だが入院病床がない場合

- ☑ Dispositionが入院で満床の場合は転送となる
- ☑ 初診医は後方医のDispositionが自分と異なることも念頭に置いて転送を依頼すべし
- ☑ 患者や家族には，入院前提の転送希望があるか，後方医の入院・帰宅の判断に委ねてよいかを確認しておく
- ☑ 患者や家族の意向をもとに後方医への転送の交渉を進めていく

各症候・病態と格言のまとめ

項目	掲載ページ	Disposition の型
まえがき	iii	―
『ER1.5』のトリセツ	iv	―
1-1　アナフィラキシー	2	リスク型
2-1　喘息増悪	22	リスク型
2-2　COPD 増悪	36	リスク型
2-3　ACO 増悪	48	リスク型
2-4　気胸	52	OPE 型
2-5　呼吸不全	62	症候型
3-1　胸痛	84	症候型
3-2　失神	100	症候型
4-1　痙攣	132	症候型
4-2　めまい	148	症候型
5-1　急性虫垂炎	172	OPE 型

各症候・病態と格言のまとめ

格言
俺の財宝か？　欲しけりゃくれてやるぜ… 探してみろ　この世の全てをそこに置いてきた 　　　　　　　　　　　　　　　　　ゴール・D・ロジャー（『ONE PIECE』）
「未来のイメージ」は持っているか．持っていないなら，今からでも作ろう． それが人生の地図となって，窮地のあなたを助けてくれるだろう． 　　　　　　　　　　　　　　　　　　　　　　エウクレイデス（数学者）
小惑星群カラ抜ケ出セル確率ハ，オヨソ 3,720 分ノ 1 デス． 　　　　　　　　　　　C-3PO（『スター・ウォーズ／帝国の逆襲』）
生き残る種とは最も強いものではない．最も知的なものでもない． それは変化に最もよく適応したものである． 　　　　　　　　　　　　　　　　　　　　チャールズ・ダーウィン
大人になるということは，あいまいさを受け入れる能力を持つということである． 　　　　　　　　　　　　　　　ジークムント・フロイト
『任務は遂行する』『部下も守る』 「両方」やらなくっちゃあならないってのが「幹部」のつらいところだな． 　　　　　　　　　　　ブローノ・ブチャラティ（『ジョジョの奇妙な冒険』）
戦術は，自分で決めるものではなく，相手に対して作るものだ． 　　　　　　　　　イビチャ・オシム（元サッカー日本代表監督）
すべてを疑え． 　　　　　　　　　　　　　　　　　　　カール・マルクス
LOW RISK IS NOT NO RISK 　　　　　　　WHO／Europe（Twitter のコメントより）
不確実性の時代のプランニングは，未来を変えるものとして 何がすでに起こったかを考えることだ． 　　　　　　　　　　　　　　　　　　ピーター・ドラッカー
君の未来は過去にある． 　　　　　　　　　　　　　　　　　ニール（『TENET』）
あきらめたらそこで試合終了ですよ…？ 　　　　　　　　　　　安西監督（『SLAM DUNK』）
君がすべきことは，時間をかけて正しい鍵盤を叩くことだけさ． 　　　　　　　　　　　　　　　　　　レイ・チャールズ

項目	掲載ページ	Dispositionの型
5-2　大腸憩室炎・虚血性腸炎	178	OPE型
5-3　胆道系疾患	184	OPE型
5-4　消化管出血	188	OPE型
5-5　婦人科腹症	192	OPE型
5-6　腹痛	198	症候型
6-1　低Na血症	214	検査型
6-2　低K血症	220	検査型
6-3　高K血症・高Cr血症	226	検査型
6-4　高CK血症（横紋筋融解症）	232	検査型
6-5　貧血	236	検査型
7-1　外傷総論	250	リスク型
7-2　頭部外傷	254	リスク型
7-3　胸部外傷	261	リスク型

各症候・病態と格言のまとめ

格言
たまには休むのもひとつの仕事じゃない？ スナフキン（『ムーミン』）
自分たちのために商品をつくってはいけません. 人々が求めているものを知って，人々のために商品をつくりなさい. ウォルト・ディズニー
スピードこそが企業にとって最も重要になる. ビル・ゲイツ
人はそれぞれ……スッキリしないものをいくつか抱えたまま生きてる…… それが普通なんだと思う. エウメネス（『ヒストリエ』）
私は喜んでリスクを取るようにしている. リスクのないところには，利益も成長もない. 似鳥昭雄
思ったことが全部実現できたら危ない. 3回に1回くらいがちょうどいい. 松下幸之助
いいじゃないかおくれても，最後までがんばれ. ドラえもん（『ドラえもん』）
現実との戦いで，唯一の武器は想像力である. ルイス・キャロル
こだわりが過ぎて 君がコケないように 僕は祈るのだ. スピッツ（『子グマ！ 子グマ！』）
一人じゃどうにもならなくなったら誰かに頼れ. ──でないと実は，誰もお前にも頼れないんだ. 林田高志（『3月のライオン』）
郷に入っては郷に従う. 私の好きな言葉です. メフィラス（『シン・ウルトラマン』）
どんなふうに歌うのか，どんな気持ちで歌うのか， ある程度以上の細かいニュアンスを伝えるべきです. つんく♂
NGLとキメラアント…思いつく限り最悪の組み合わせ カイト（『HUNTER×HUNTER』）

項目	掲載ページ	Dispositionの型
7-4　腹部外傷	266	リスク型
7-5　四肢外傷	270	OPE型
7-6　脊椎外傷	276	リスク型
7-7　高齢者外傷	280	OPE型
7-8　小児外傷	288	リスク型
7-9　妊婦外傷	296	リスク型
8-1　感染症総論	312	混合型
8-2　肺炎	316	混合型
8-3　蜂窩織炎	324	混合型
8-4　偽痛風	330	混合型
8-5　尿路感染症	334	混合型
8-6　COVID-19	338	混合型
9-1　家族が入院希望の高齢者	348	症候型

各症候・病態と格言のまとめ

格言
自分一人でやるよりも他人の助けを借りる方がよいものができると悟った時， その人は偉大なる成長を遂げるのである． <div align="right">アンドリュー・カーネギー</div>
ごくわずかの例外を除き，原則と手順を理解していれば問題は実務的に解決できる． <div align="right">ピーター・ドラッカー（『経営者の条件』）</div>
世界を変えたいなら，まずは自分が変わりなさい． <div align="right">マハトマ・ガンジー</div>
わたしは「結果」だけを求めてはいない． 「結果」だけを求めていると人は近道をしたがるものだ…… 近道した時真実を見失うかもしれない． <div align="right">『ジョジョの奇妙な冒険 Parte5 黄金の風』</div>
職人は，仕事をうまく仕上げるためには，まずその道具に磨きをかける． <div align="right">孔子（『論語』）</div>
リスクを取らないことが最大のリスクだ． <div align="right">マーク・ザッカーバーグ</div>
仕事だもん．楽しいばかりじゃないわ． <div align="right">キキ（『魔女の宅急便』）</div>
人生はクローズアップで見れば悲劇．ロングショットで見れば喜劇． <div align="right">チャールズ・チャップリン</div>
みんなで力を合わせるって，同じことをすることよりも， じぶんの「できること」を探すってことなんじゃないか． <div align="right">糸井重里（『みっつめボールのようなことば。』）</div>
明日はなんとかなると思う馬鹿者．今日でさえ遅すぎるのだ． 賢者はもう昨日済ましている． <div align="right">チャールズ・クーリー</div>
不可能な物を除外していって残った物が…たとえどんなに信じられなくても… それが真相なんだ‼ <div align="right">江戸川コナン（『名探偵コナン』）</div>
成功は必ずしも約束されていないが，成長は必ず約束されている． <div align="right">アルベルト・ザッケローニ（元サッカー日本代表監督）</div>
僕は天才ではありません．それはどうしてヒットを打てるかを説明できるからです． <div align="right">イチロー</div>

項目	掲載ページ	Disposition の型
9-2　アルコール関連疾患	354	リスク型
9-3　急性薬物中毒	362	リスク型
9-4　自傷・自殺行為	368	リスク型
10-1　コンサルト医と Disposition が違う時	378	—
10-2　入院病床がない時	382	—
あとがき	395	—

各症候・病態と格言のまとめ

格言
自分をコントロールできなくて，ボールをコントロールできるか！ 野村克也
わからなければ，人に聞くことである． 松下幸之助（『道をひらく』）
大事な仕事は，人からは見えない方がいいんだ． 宗像草太（『すずめの戸締まり』）
過去と他人は変えられない．あなたが変えられるのは未来と自分自身だ． エリック・バーン
最善とは言えない状況でやった仕事に，いちばん誇りを感じる． スティーブ・ジョブズ
答えはこの本にはない．読んでいる君の中にある． トム・ストッパード（映画脚本家）

あとがき

2004〜2012 年の 8 年間で私は 6 回も病院が変わりました．Disposition は施設ごと，専門医ごとで判断基準が異なるケースも多いです．そのため病院やコンサルト医が変わるたびに Disposition の再調整が要求され，とても苦労しました．

2012 年に札幌で立ち上げた ER は入院病床のない救急部としてスタートしました．主治医になれないので，Disposition はコンサルト医に決定権があります．入院を勧めても帰宅を押し切られ，後日悪化した症例では悔しい思いもしました．しかし数年後には病院や市内の救急事情から救急部でも入院を持つことになりました．救急部のベッドはすぐにいっぱいになり，満床を解消するための転院作業に忙殺されるようになりました．

それと同時に 2014 年には国際医療支援室の室長として外国人患者の Disposition という難題に直面しました．医学的問題に加えて，医療費支払い問題，文化の違い，さらに帰宅や退院時には，緊急帰国支援というハードルを越える必要がありました．

2021 年にコロナ禍では未曽有の環境下での Disposition が強いられたことは言うまでもありません．これほど Disposition を取り巻く環境が変化した ER 医は稀有であり，「この経験にエビデンスを乗せて言語化することの意義は大きい！」と信じて，『ER1.5』を起稿しました．

2024 年から医師の働き方改革が本格稼働し，夜間・休日には専門医に時間外がつかないように休ませる必要が出てきました．現在は専門医コンサルトなしでの Disposition 決定，さらに必要なら入院主治医対応も実践しています．

Disposition は最も ER 医師の力量が試される場面です．本書を片手に若手医師や彼らを支える上級医やコメディカルが問題を解決できれば，著者冥利に尽きます．ただし残念ながら本書の情報でも Disposition を決められないケースもあるかもしれません．

> **答えはこの本にはない．読んでいる君の中にある．**
> トム・ストッパード（映画脚本家）

みなさんが疲れたときや，自分や病院の損得を考えたとき，Disposition に迷いが生じることもあるでしょう（かつての私がそうでした……）．そんなときには「患者さんにとっていちばんいい方法は何か？」「患者さんが自分の大切な家族だったらどうするか？」，そう考えてみてください．真摯に患者さんに向き合って決めたのであれば，それはきっと正しい Disposition です．答えは，読者のみなさんの清らかな心の中にあるはずです．

さくいん

▶ あ行

アスパラギン酸カリウム注	221
アスピリン喘息	30
アセトアミノフェン	365
アドバンス・ケア・プランニング	43
アドレナリン	9
アルコール関連性痙攣	136
アルコール性ケトアシドーシス	358
アルコール離脱痙攣	136
アレキサンダーの法則	150
アレルギー様反応	201
イオン性高浸透圧造影剤	201
縊頸	369
異所性妊娠	192
一過性意識消失	112
植込み式ループレコーダー	110
壊死性筋膜炎	326
壊死性軟部組織感染症	326
エピネフリン	9
エピペン®	15
黄体期	194
横突起骨折	277
横紋筋融解症	232

▶ か行

介護度	350
外傷性 SAH	258
外傷性気胸	56, 264
外傷性血胸	264
外傷性腸管損傷	267
開放骨折	270
解離性痙攣	142
カテーテル関連尿路感染症	334
化膿性関節炎	331
カフェイン	365

下部消化管出血	188
甘草	224
気胸サイズ	54
気胸率	54
起座呼吸	64
偽性アルドステロン症	224
偽性痙攣	142
急性アルコール中毒	355
急性症候性発作	136, 139, 140
急性大動脈解離	96
急性胆管炎	186
急性胆嚢炎	184
急性虫垂炎	172
急性腰痛症	277, 278
吸入ステロイド薬	35
胸腔ドレーン留置	53
虚血性腸炎	181, 188
緊張性気胸	61
クプラ結石	166
グルココルチコイド作用	28
経カテーテル的大動脈弁植込み術	120
経腟エコー	196
痙攣	132
痙攣後もうろう状態	115
血液浄化療法	231
血ガス	39
月経過多	237
血性腹水	194
血中エタノール濃度	355
腱損傷	272
高 CK 血症	232
高 Cr 血症	230
高 Na 血症	219
高感度心筋トロポニン	87
抗菌薬	313

抗精神病薬	364
抗てんかん薬	137
抗ヒスタミン薬	365
抗不安薬	364
誤嚥	321
誤嚥性肺炎	321
呼吸性アシドーシス	39
黒色便	188
骨幹部骨折	270
コハク酸エステル	30
コロンビア自殺評価スケール	368

▶ さ行

最終月経	194
痔核	188
試験切開	327
自殺行為	368
自殺念慮	369
自傷行為	370
自然気胸	56
失神心電図	104
シムビコート®	35
出血性黄体嚢胞	194
消化管出血	188
状況性失神	116
上腸間膜動脈塞栓症	182
上部消化管出血	188
食後低血圧	116
心因性多飲	217
心因性非てんかん発作	142
靱帯損傷	272
浸透圧性脱髄症候群	217
頭蓋骨骨折	290
ステロイド	28
脆弱性骨盤骨折	285
精神科救急	373
生理的障害	201
生理的腹水	194
赤外線フレンツェル眼鏡	151
脊損	276
脊椎圧迫骨折	277, 280

脊椎骨折	276
仙骨骨折	285
穿刺吸引	53
喘息増悪	22
造影剤	200
造影剤アレルギー	201
総合感冒薬の大量服用	365
ソル・コーテフ®	28
ソル・メドロール®	28

▶ た行

体外式ループレコーダー	110
大腿骨近位部骨折	283
大腸癌	188
大腸憩室炎	178
大腸憩室出血	188, 190
大動脈弁狭窄症	120
胎盤剝離	296
脱気処置	53
脱臼整復後	272
単純性尿路感染症	334
胆石発作	184
丹毒	324
恥坐骨骨折	285
遅発性腸管損傷	266
腸管損傷	267
長時間作用型 $\beta2$ 刺激薬	35
聴力低下	153
低 K 性周期性四肢麻痺	221
定量噴霧式吸入器	24
デカドロン®	28
鉄欠乏性貧血	237
デバイス近傍骨折	285
てんかん	132
―再発	134
―と自動車運転	147
―を扱う施設・専門医	146
電気生理学的検査	110

▶ な行

内視鏡的止血術	190

内転筋挫傷	283
二相性反応	2
尿中白血球	337
ニルマトレルビル・リトナビル	339
ネオフィリン	24
ネブライザー吸入	24
粘血便	182
脳震盪	255
膿尿	337
脳波	144

▶ は行

肺挫傷	264
肺塞栓	72, 97
パキロビッド®	339
バストバンド	265
半月板損傷	272
非 ST 上昇型急性冠症候群	85
非イオン性低浸透圧造影剤	201
ピークフロー値	24
ビグアナイド系糖尿病薬	205
非骨傷性頸髄損傷	277, 278
非閉塞性腸間膜虚血症	182
非誘発性の発作	139
フェリチン	237
フェロミア®	238
複雑性尿路感染症	334
プレドニン®	28
ベクルリー®	338
ベック絶望感尺度	368
ベネトリン®	24, 229
蜂窩織炎	324
発作時夜間呼吸困難	64
ホルター心電図	110

▶ ま行

松葉杖	272
ミオグロビン	234
水中毒	217
ミネラルコルチコイド作用	28
無症状胆石	185

メトホルミン	205
メプチンエアー®	24
めまいの処方	163
モルヌピラビル	338

▶ や行

誘発性の発作	139
ユナシン®	318
腰椎椎間板ヘルニア	277, 278

▶ ら行

ラゲブリオ®	338
卵巣出血	192, 194
卵巣腫瘍茎捻転	192
リン酸エステル	30
レムデシビル	338
練炭自殺	369
肋軟骨炎	98
ロケルマ®	229
肋骨骨折	262

▶ 数字

0/1 hr algorithm	88
1 秒量	24

▶ A

A-DROP	62, 316
ACO（asthma and COPD overlap）	48
alcoholic ketoacidosis（AKA）	358
Alvarado スコア	175
AS	120
AVS（acute vestibular syndrome）	148, 164

▶ B

bioavailability	313
biphasic reaction	2
BNP	65
BPPV	156

C

Ca 製剤	229
catheter-associated urinary tract infections（CAUTI）	334
ciTBI（clinical important Traumatic Brain Injury）	290
COPD 増悪	36
―の定義	44
COVID-19 の重症度分類	339
CPRs（clinical prediction rules）	102
crowned dens syndrome（CDS）	333
Ct（cycle threshold）値	340
CURB-65	62, 316

D

D-dimer	72, 96
Dix-Hallpike test	158

E

EDACS スコア	92
eGFR	200, 230
Epley 法	158
EPS	110

F

FAINT score	102
FEV_1	24
forest plot	6

G

genetic effect	29
Geneva スコア	72
GI 療法	229
GRACE	89
Gufoni 法	156

H

hCG	192, 202
Head Impulse test	152
HEART スコア	90
HINTS	149
HINTS plus	153
hs-cTn（high-sensitivity cardiac troponin）	87

I

ICS	35
ILR	110

J

Jónsson 分類	25

K

KCL 補正液	221

L

LABA	35
LRINEC score	326, 327

M

MACE（major adverse cardiac events）	90
MANTRELS スコア	175
McBurney 点	174
McMahon score	234
MDI（metered dose inhaler）	24
Modified LRINEC score	326, 327
mTBI(mild traumatic brain injury)	254

N

NOMI（non-occlusive mesenteric ischemia）	182
non-genomic effect	29
NSTE-ACS	85
NSTI	326
number needed to treat（NNT）	3

さくいん

▶ O

Oakland スコア	191
Obuturator sign	174
occult fracture	273, 283
osmotic demyelination syndrome (ODS)	217

▶ P

PC-AKI (post-contrast acute kidney injury)	200
PECARN	290, 291
PEF	24
persistent post-concussion syndrome (PPCS)	256
PID	192
PNES (psychogenic non-epileptic seizures)	142
Pneumonia Severity Index (PSI)	62, 316
postictal state	115, 134
Psoas sign	174

▶ R

Rh 不適合妊娠	299
RIG score	262
Rovsing sign	174

▶ S

SABA	24, 36
San Francisco Syncope Rule (SFSR)	102

SBT/ABPC	323
second impact syndrome (SIS)	255
SIADH	217
Skew deviation	151
SMART 療法	35
SMA 塞栓症	182
sodium zirconium cyclosilicate hydrate (SZC)	229
ST 上昇型心筋梗塞	85
STEMI	85
STUMBL score	262
supine roll test	156
SVEAT スコア	91
systematic review	6

▶ T

TAVI (transcatheter aortic valve implantation)	120
Thorax trauma severity score (TTSS)	262
TIA	112
TIMI	89
TLOC	112
trauma pan-scan	251
TTKG	222

▶ W

Wells スコア	72

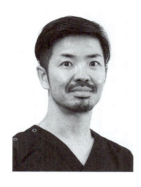

著者

増井伸高 ますいのぶたか

札幌東徳洲会病院
　救急センター　センター長
　国際医療支援室　室長

救急搬送台数年間約10000台のCrazy ERでも，研修医と笑顔で働くスマイル救急医．笑いと感動あるERで，患者を幸せにできる若手医師を大量量産中．「みんながHappyな世界を作るには，北海道のERをよりよくすることから」が持論．夢は北の大地のERからHappyを届け，めざすは世界平和!!

略歴
2004年	札幌東徳洲会病院
2007年	福井大学医学部附属病院　救急部
2008年	福井県立病院　救命救急科
2009年	沖縄県立南部医療センター・こどもセンター　救命救急科
2010年	川崎医科大学附属病院　救急部
2011年	福井大学医学部附属病院　救急部
2011年	OHSU Emergency Medicine Visiting Scientist（2011年10月〜2012年1月）
2012年	福井大学医学部附属病院　救急部　助教
2012年	現職（9月〜）

『ER1.5』ライブ講演のご案内

　コロナ禍もあけて，Face to Face で講演することが可能となりました．紙面で伝え切れないことも，講義であればたっぷりお話できます．現地開催，WEB 開催，内容，時間，いずれも主催者のご希望に応えます．ER1.5 はもちろん，ハンターシリーズも含めて，講演希望があればお気軽にお問い合わせください．

　＜お問い合わせ先＞　メールアドレス：　rock3051vo@yahoo.co.jp

　　　　　　　　　　件名：　出張 ER1.5

増井伸高

ER1.5　　　　　　　　　　　　　ⓒ

発　行	2025 年 4 月 1 日　1 版 1 刷
著　者	増　井　伸　高
発行者	株式会社　中 外 医 学 社
	代表取締役　青　木　　　滋
	〒 162-0805　東京都新宿区矢来町 62
	電　話　（03）3268-2701 （代）
	振替口座　00190-1-98814 番

印刷・製本/三報社印刷㈱　　　　　　〈MS・HU〉
ISBN978-4-498-16674-5　　　　　　Printed in Japan

JCOPY　＜（社）出版者著作権管理機構　委託出版物＞

本書の無断複製は著作権法上での例外を除き禁じられています．
複製される場合は，そのつど事前に，（社）出版者著作権管理機構
（電話 03-5244-5088，FAX 03-5244-5089，e-mail: info@jcopy.
or.jp）の許諾を得てください．

すべての果て

大人になるということは、あいまいさを受け入れる能力を持つということである。

人生はクローズアップで見れば悲劇。ロングショットで見れば喜劇。

小惑星群カラ抜ケ出セル確率ハ、オヨソ 3,720 分ノ 1 デス。

「未来のイメージ」は持っているか。
持っていないなら、今からでも作ろう。
それが人生の地図となって、
窮地のあなたを助けてくれるだろう。

たまには休むのも
ひとつの仕事じゃない？

NGLとキメラアント…
思いつく限り最悪の組み合わせ

現実との戦いで、唯一の武器は想像力である。

仕事だもん。楽しいばか

リスクを取らないことが最大のリスクだ。

私の好きな言葉です。

俺の財宝か？
欲しけりゃくれてやるぜ…
探してみろ
この世の全てを
そこに置いてきた。

世界を変えたいなら、
まずは自分が変わり
なさい。

成功は必ずしも
約束されていないが、
成長は必ず約束されている。

一人じゃどうにもならなくなったら
誰かに頼れ。
でないと実は、
誰もお前にも
頼れないんだ。

君がすべきことは、時間をかけて正し